DEPRESSÃO
Bipolar

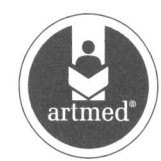
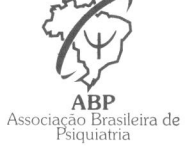

A Artmed é a editora oficial da ABP

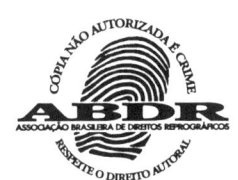

E37d El-Mallakh, Rif S.
      Depressão bipolar : um guia abrangente / Rif S. El-Mallakh, S. Nassir Ghaemi ; tradução Cristina Monteiro. – Porto Alegre: Artmed, 2008.
      250 p. : il. ; 23 cm.

      ISBN 978-85-363-1036-7

      1. Distúrbio Emocional. 2. Distúrbio do Comportamento. I. Ghaemi, S. Nassir. II. Título

CDU 616.89

Catalogação na publicação: Juliana Lagôas Coelho – CRB 10/1798

DEPRESSÃO Bipolar
Um guia abrangente

Rif S. El-Mallakh
S. Nassir Ghaemi

Tradução:
Cristina Monteiro

Consultoria, supervisão e revisão técnica desta edição:
Marcelo Pio de Almeida Fleck
Mestre e doutor em Medicina pela UFRGS.
Professor adjunto de Psiquiatria e Medicina Legal da UFRGS.
Coordenador do Programa de Transtornos do Humor (PROTHUM)
do Hospital de Clínicas de Porto Alegre.

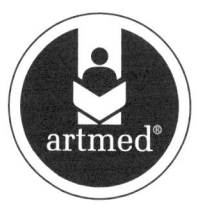

2008

Obra originalmente publicada sob o título *Bipolar Depression: A Comprehensive Guide*
ISBN 1-58562-171-4

First published in the United States by American Psychiatric Publishing Inc., Washington D.C. and London,UK.
Originalmente publicado nos Estados Unidos pela American Psychiatric Publishing Inc., Washington D.C. e Londres,RU.
Copyright 2006. All rights reserved. Todos os direitos reservados.

Capa
Mário Röhnelt

Preparação do original
Alessandra B. Flach

Leitura final
Ivaniza O. de Souza

Supervisão editorial
Cláudia Bittencourt

Projeto gráfico e editoração eletrônica
Armazém Digital Editoração Eletrônica – Roberto Vieira

Reservados todos os direitos de publicação, em língua portuguesa, à
ARTMED® EDITORA S.A.
Av. Jerônimo de Ornelas, 670 – Santana
90040-340 Porto Alegre RS
Fone: (51) 3027-7000 Fax: (51) 3027-7070

SÃO PAULO
Av. Angélica, 1091 – Higienópolis
01227-100 São Paulo SP
Fone: (11) 3665-1100 Fax: (11) 3667-1333

É proibida a duplicação ou reprodução deste volume, no todo ou em parte, sob quaisquer formas ou por quaisquer meios (eletrônico, mecânico, gravação, fotocópia, distribuição na Web e outros), sem permissão expressa da Editora.

SAC 0800 703-3444

IMPRESSO NO BRASIL
PRINTED IN BRAZIL

Autores

Rif S. El Mallakh, M.D.
Director, Mood Disorders Research Program; Associate Professor, Department of Psychiatry and Behavioral Sciences, University of Louisville School Medicine, Louisville, Kentucky

S. Nassir Ghaemi, M.D., M.P.H.
Associate Professor, Department of Psychiatry and Behavioral Sciences, Rollins School of Public Health; Director, Bipolar Disorder Research Program, Emory University, Atlanta, Georgia

---

COLABORADORES

Julia Appelbaum, M.D.
Stanley Research Center, Division of Psychiatry, Faculty of Health Sciences, Ben Gurion University oh the Negev, Beer Sheva, Israel

Robert H. Belmaker, M.D.
Professor of Psychiatry, Faculty of Health Sciences, Ben Gurion University of the Negev, Beer Sheva, Israel

Polina Eidelman, B.A.
Graduate Student, Massachusetts General Hospital, Boston, Massachusetts

Frederick K. Goodwin, M.D.
Center for Neuroscience, Medical Progress, and Society; Psychopharmacology Research Center; Research Professor, Department of Psychiatry and Behavioral Sciences, George Washington University, Washington, D.C.

Elizabeth P. Hayden, Ph.D.
Assistant Professor, Department of Psychology, University of Western Ontario, London, Ontario, Canada

Anoop Karippot, M.D.
Assistant Professor, Division of Child and Adolescent Psychiatry, Bingham Child Guidance Center, University of Louisville School of Medicine, Louisville, Kentucky

Joseph Levine, M.D.
Associate Professor of Psychiatry, Stanley Research Center, Division of Psychiatry, Faculty of Health Sciences, Ben Gurion University of the Negev, Beer Sheva, Israel

John I. Nurnberger Jr., M.D., Ph.D.
Joyce and Iver Small Professor of Psychiatry, Professor of Medical and Molecular Genetics, Institute of Psychiatric Research, Indiana University School of Medicine, Indianapolis, Indiana

Michael J. Ostacher, M.D., M.P.H.
Associate Medical Director, Bipolar Clinic and Research Program, Massachusetts General Hospital; Instructor, Harvard Medical School, Boston, Massachusetts

Jaclyn Saggese, B.A.
Center for Neuroscience, Medical Progress, and Society; Psychopharmacology Research Center; Department of Psychiatry and Behavioral Sciences, George Washington University, Washington, D.C.

Alan C. Swann, M.D.
Pat R. Rutherford Jr. Professor and Vice Chair of Research, Department of Psychiatry and Behavioral Sciences, University of Texas Medical School, Houston, Texas

Francesc Colom, Psy.D., M.Sc., Ph.D.
Head of Psychoeducation and Psychological Treatment Areas, Bipolar Disorders Program, Stanley Research Center, University of Barcelona, Barcelona, Spain

Eduard Vieta, M.D.
Director of the Bipolar Disorders Program, Stanley Research Center, University of Barcelona, Barcelona, Spain

Sumário

Diagnóstico de depressão bipolar

1. Diagnóstico de depressão bipolar 11
S. Nassir Ghaemi, M.D. M.P.H.
Jaclyn Saggese, B.A.
Frederick K. Goodwin, M.D.

Biologia da depressão bipolar

2. Neurobiologia da depressão bipolar 43
Alan C. Swann, M.D.

3. Genética do transtorno bipolar 71
Elizabeth P. Hayden, Ph.D.
John I. Nurnberger Jr., M.D., Ph.D.

Temas especiais na depressão bipolar

4. Depressão bipolar pediátrica 101
Anoop Karippot, M.D.

5. Suicídio na depressão bipolar 115
Michael J. Ostacher, M.D., M.P.H.
Polina Eidelman, B.A.

Tratamento e prevenção de depressão bipolar

6. Lítio e anticonvulsivantes na depressão bipolar 143
Rif S. El-Mallakh, M.D.

7. Antidepressivos na depressão bipolar 161
Rif S. El-Mallakh, M.D.
Anoop Karippot, M.D.
S. Nassir Ghaemi, M.D., M.P.H.

8. Antipsicóticos na depressão bipolar 177
Rif S. El-Mallakh, M.D.

9. Novos tratamentos na depressão bipolar 183
Joseph Levine, M.D.
Julia Appelbaum, M.D.
Robert H. Belmaker, M.D.

10. Intervenções psicológicas na depressão bipolar 205
Francesc Colom, Psy.D., M.Sc., Ph.D.
Eduard Vieta, M.D.

11. Orientações para prática e pesquisa futuras 215
S. Nassir Ghaemi, M.D., M.P.H.
Jaclyn Saggese, B.A.
Frederick K. Goodwin, M.D.

Índice 229

Diagnóstico de depressão bipolar

Diagnóstico de depressão bipolar | 1

S. NASSIR GHAEMI, M.D., M.P.H.
JACLYN SAGGESE, B.A.
FREDERICK K. GOODWIN, M.D.

AINDA QUE A DEPRESSÃO SEJA a apresentação mais comum de transtorno bipolar, uma história de mania ou hipomania é necessária para seu diagnóstico. A identificação desses dois comportamentos define o problema diagnóstico que a depressão bipolar representa: ao defrontar-se com um paciente deprimido, pode ser extremamente difícil para o médico validar a depressão como tendo origem em um transtorno bipolar.

De maneira geral, a determinação de que o paciente satisfaz os critérios para um episódio depressivo maior é direta. O que não é direto e, portanto, exige atenção, é indicar se a história do indivíduo é consistente com depressão unipolar ou bipolar. Sugere-se aqui um modelo hierárquico para esse tipo de avaliação, com base nos validadores de diagnóstico utilizados na nosologia psiquiátrica.

OS VALIDADORES DE DIAGNÓSTICO

Os validadores clássicos de diagnósticos psiquiátricos foram discutidos pela primeira vez por Eli Robins e Samuel Guze, em 1970, em relação à esquizofrenia. Eles identificaram cinco validadores: sinais e sintomas, delimitação de outros transtornos, estudo de acompanhamento (resultado), história familiar e testes laboratoriais. O racional básico para a existência de múltiplos validadores para um diagnóstico psiquiátrico é a ausência de um "padrão-ouro". Enquanto, na medicina, os médicos costumam discutir sobre um possível diagnóstico apenas para ouvirem do patologista a confirmação da resposta já prevista, na psiquiatria não há este tipo de resolução definitiva e instantânea – a psiquiatria não tem patologista. (Na verdade, visto que muitos patologistas passam toda a sua vida profissional buscando em vão anormalidades cerebrais simples em pacientes com esquizofrenia, tornou-se uma brincadeira um tanto lamentável dizer que a esquizofrenia é o "cemitério dos patologistas".) Na ausência de uma alteração específica de um órgão, nosologistas psiquiátricos como Robins e Guze retornaram ao trabalho clássico de Emil Kraepelin, que, notando as falhas da neuropatologia em revelar as causas de doença mental, enfatizava que "diagnóstico é prognóstico" (Ghaemi, 2003), querendo dizer que um diagnóstico psiquiátrico é estabelecido de forma mais clara pela avaliação do curso longitudinal da doença.

Essa perspectiva contrasta com a tradição psicanalítica desenvolvida nos Estados Unidos e, em alguma proporção, com o foco na fenomenologia desenvolvida entre alguns estudiosos europeus, tais como Kurt Schneider (Janzarik, 1998), para os quais o diagnóstico baseava-se, em grande parte, na avaliação dos sintomas correntes do paciente (Ghaemi, 2003). A abordagem de Kraepelin afirma que sintomas transversais, não importa o quanto sejam entendidos, são inadequados para diagnosticar um transtorno e que o curso da doença é tanto ou mais importante.

Nos Estados Unidos, Robins e Guze, naturalmente, acrescentaram o critério kraepeliniano à abordagem ao diagnóstico orientada ao sintoma padrão. Eles contribuíram, ainda, com os critérios de história familiar, a fim de incorporar a influência da genética, e testes laboratoriais, na expectativa de medidas de doença mais objetivas. Visto que não foram desenvolvidos testes laboratoriais diagnosticamente úteis, com o passar do tempo, aquele critério foi substituído, na prática, por uma alternativa mais fraca, embora ainda às vezes útil: resposta a tratamento. Na verdade, sugere-se que *ausência de resposta* a tratamento é um validador de diagnóstico mais forte do que resposta a tratamento, porque se tornou claro, nas últimas décadas, que medicações psicotrópicas (e outras) são, na maioria, inespecíficas. O paradigma neokraepeliniano que Robins e Guze propuseram levou rapidamente à revolução na nosologia psiquiátrica, que resultou no DSM-III (em 1980), em parte porque parecia que as categorias diagnósticas de Kraepelin eram, finalmente, úteis para os diagnósticos (Ghaemi, 2003). Sabia-se que lítio tratava mania, antidepressivos tricíclicos tratavam depressão e fenotiazinas tratavam equizofrenia. Contudo, experiência e pesquisa ensinaram que o lítio também pode tratar depressão, as fenotiazinas podem tratar mania e os antidepressivos muitas outras condições (incluindo depressão bipolar, sintomas depressivos na esquizofrenia e transtornos de ansiedade). Portanto, considerar a ausência de resposta ao tratamento pode levar a resultados mais específicos: ausência de resposta a antidepressivo levanta a suspeita de depressão não-unipolar (Ghaemi et al., 2004b), apenas antipsicóticos são, em grande parte, ineficazes na depressão (Dube et al., 2002; Tohen et al., 2003) e lítio é, na maioria das vezes, ineficaz na esquizofrenia (Leucht et al., 2003).

Hoje, os validadores originais de diagnóstico tendem a ser conceituados como apenas quatro: fenomenologia, curso da doença, genética e ausência de resposta a tratamento. A avaliação de depressão bipolar é melhor organizada em torno desses validadores.

FENOMENOLOGIA

Em um nível superficial, a fenomenologia da depressão bipolar pode ser descrita como dupla: hipomania (ou mania passada) e depressão atual.

O diagnóstico de episódios maníacos ou hipomaníacos passados é o ponto em que a abordagem-padrão da depressão bipolar, baseada no DSM-IV-TR, começa e termina. Esta é uma abordagem necessária, mas insuficiente para o diagnóstico de depressão bipolar. Ainda que a presença de episódios maníacos ou hipomaníacos passados nos pacientes deprimidos satisfaça os critérios diagnósticos para depressão bipolar, a aparente ausência desses episódios não exclui, de forma adequada, a depressão bipolar. Há, pelo menos, duas razões para isso: primeiro, transtorno bipolar Tipo I ou II ainda pode estar presente na ausência de relato de episódios maníacos/hipomaníacos passados, simplesmente porque o paciente pode não estar relatando de maneira precisa sintomas maníacos anteriores. A pesquisa mostra que cerca de metade dos pacientes com episódios maníacos demonstrou falta de *insight* de seus sintomas maníacos (Ghaemi e Rosenquist, 2004; Ghaemi et al., 1995). É importante entrevistar membros da família, que se sabe relatam mania de seus parentes com freqüência duas vezes maior do que os próprios pacientes (Keitner et al., 1996) (outros fatores como memória prejudicada para eventos passados durante um episódio agudo de depressão também são relevantes). Portanto, basear-se no auto-relato, mesmo com o entrevistador clínico mais experiente, levará a menos diagnóstico de transtorno bipolar. Segundo, o DSM-IV-TR não é a última palavra sobre a nosologia de transtorno bipolar. É possível que definições mais amplas possam ser válidas. Em outras palavras, conforme sugeriu Kraepelin, a pesquisa nosológica pode validar o diagnóstico de doença bipolar sem a presença de episódios maníacos ou hipomaníacos (Kraepelin, 1921).

Contudo, é útil começar com a questão de como identificar episódios maníacos ou hipomaníacos passados. Além de conversar com membros da família e contatar fontes de informação externas, os médicos também devem estar atentos a sua própria tendência a empregar o que os psicólogos sociais chamam de "diagnóstico baseado no protótipo" (Cantor et al., 1980; Western e Shedler, 2000). Na medicina, isso é tanto vantagem quanto desvantagem de ter experiência de trabalho: com o tempo, nota-se que muitos pacientes recebem o mesmo diagnóstico, por conta de alguns traços semelhantes, por exemplo, a maneira de falar, de vestir-se, o comportamento não-verbal. Em poucos minutos, médicos experientes começam a ter palpites intuitivos sobre o diagnóstico ou os sintomas do paciente. Em geral, esses palpites se revelam corretos, mas, se não forem acompanhados de avaliações mais sistemáticas, os médicos podem ser apanhados em um círculo vicioso de seus próprios hábitos auto-realizáveis: eles verão alguns pacientes como tendo determinados diagnósticos, e raramente será confirmado que eles estão certos ou errados. Todavia, os pacientes podem estar deprimidos, e não parecer deprimidos; estar psicóticos, e não demonstrar; e, no caso de transtorno bipolar, podem estar totalmente maníacos, e não parecer, sobretudo quando se possui um protótipo mental no qual pacientes maníacos devem ser eufóricos, grandiosamente psicóticos e bizarros.

A avaliação de sintomas maníacos não deve ser simplesmente intuitiva e impressionista, como costuma ocorrer na prática clínica real. Como na depressão, em que se focalizam determinados sintomas neurovegetativos, os médicos precisam avaliar com cuidado os sintomas centrais de mania. Todavia, muitos desses profissionais nem mesmo entendem com clareza quais são esses sintomas centrais (Sprock, 1988). Assim como o "SIGECAPS" (originalmente desenvolvido pelo Dr. Carey

Gross no Hospital Geral de Massachusetts [MGH]) revelou-se útil como mnemônico para depressão, o "DIGFAST" (originalmente desenvolvido pelo Dr. William Falk no MGH), em nossa opinião, é igualmente um recurso importante para mobilizar os médicos a avaliarem de forma sistemática os sintomas maníacos.

DIGFAST: Um Mnemônico para Mania

DIGFAST* é um auxílio mnemônico para os seguintes conceitos:

Distratibilidade – Incapacidade de manter a concentração, em oposição à concentração diminuída da depressão, na qual a pessoa é incapaz de concentrar-se. Na mania, isso leva à iniciação de múltiplas tarefas, nenhuma das quais é terminada.

Insônia – *Necessidade* diminuída de sono, em oposição ao sono diminuído da insônia depressiva. O paciente dorme menos, mas tem energia intacta ou aumentada no dia seguinte. Não se trata de mudança na quantidade de sono, mas de nível de energia aumentado.

Grandiosidade – Auto-estima inflada; não requer envolvimento de delírios.

Fuga de idéias – Experiência subjetiva de aceleração do pensamento.

Atividades – Aumento em atividades dirigidas ao objetivo (social, sexual, escola, trabalho, casa).

"Superfalange" – Sinal objetivo. Uma alternativa subjetiva é a loquacidade aumentada, determinada perguntando-se ao paciente se ele tem estado mais falante do que quando eutímico.

"Tudo sem pensar" – Em geral chamada de comportamento de risco – um aumento em atividades prazerosas com potencial para conseqüências dolorosas. Quatro desses comportamentos que devem ser avaliados de forma rotineira são indiscrições sexuais, gastos excessivos, viagem impulsiva e direção imprudente.

A mania é diagnosticada quando humor eufórico está presente por uma semana, com três dos sintomas do DIGFAST, ou humor irritável com quatro sintomas, e há disfunção social ou ocupacional significativa. Se o funcionamento estiver prejudicado e os sintomas maníacos durarem, pelo menos, quatro dias, é diagnosticado transtorno bipolar sem outra especificação.

Confiança estrita na euforia subestima os comportamentos na doença bipolar, uma vez que apenas irritabilidade é suficiente como alteração de humor primária na mania e que episódios mistos (nos quais o humor é deprimido) são quase tão comuns quanto episódios maníacos puros (Goodwin e Jamison, 1990). Irritabilidade, expressada como ataques de raiva, é mais comum na depressão bipolar do que na unipolar (Perlis et al., 2004), e sua ocorrência demanda um processo de

---

*N. de T.: No original, em inglês, DIGFAST = *Distractibility, insomnia, grandiosity, flight of ideas, activities, speech, toughtlessness.*

avaliação cuidadosa dos critérios do DIGFAST. Outros elementos associados ao mnemônico são os aspectos depressivos de doença bipolar mencionados a seguir.

De acordo com os critérios do DSM-IV-TR, hipomania diferencia-se de mania em relação à disfunção social ou ocupacional, não a sintomas maníacos específicos. Visto que os pacientes muitas vezes subestimam a disfunção interpessoal, os relatos da família são essenciais. Portanto, é difícil, ou mesmo impossível, excluir transtorno bipolar sem o relato da família ou de uma terceira pessoa.

Além do DSM-IV-TR

Se episódios maníacos ou hipomaníacos não estão presentes ou se a história destes é confusa e eles não podem ser excluídos ou confirmados de forma definitiva, então recomenda-se que os médicos passem a avaliar a probabilidade de doença bipolar usando os quatro validadores de diagnóstico psiquiátrico, começando com uma avaliação da fenomenologia depressiva, seguida por curso da doença, genética, e, por último, ausência de resposta ao tratamento. Nenhum dos conceitos a seguir será encontrado no DSM-IV-TR, que, de novo enfatizamos, devem ser considerados um avanço na história nosológica de transtorno bipolar, não o final dela. Portanto, os demais validadores de diagnóstico precisam ser vistos como tão relevantes quanto o validador único empregado no DSM-IV-TR (i.e., presença ou ausência de episódios maníacos ou hipomaníacos anteriores).

Fenomenologia depressiva

Os sintomas atuais de depressão bipolar têm sido considerados por muitos especialistas semelhantes aos observados na depressão unipolar. Contudo, parece que há diferenças entre um e outro tipo no que se refere à apresentação fenomenológica da depressão. Essas prováveis diferenças são destacadas na Tabela 1.1.

Sintomas depressivos atípicos parecem ser mais comuns na depressão bipolar do que na depressão unipolar (Agosti e Stewart, 2001; Benazzi, 1999, 2001a;

Tabela 1.1
Diferenças, na fenomenologia, entre depressão bipolar e depressão unipolar

Mais comum na depressão bipolar do que na depressão unipolar:
• Sintomas atípicos
• Psicose
• Estado misto depressivo
• Depressão ansiosa/agitada
• Depressão anérgica*
• Irritabilidade/ataques de raiva*

*Suspeitado, mas incerto.

Ghaemi et al., 2002; Mitchell et al., 2001). No Estudo Colaborativo de Depressão do National Institute of Mental Health, um estudo de coorte prospectivo de 20 anos com pacientes deprimidos, aspectos depressivos atípicos foram prognóstico de transtorno bipolar, em oposição à depressão unipolar (Akiskal et al., 1995). Os critérios do DSM-IV-TR para aspectos atípicos incluem sono aumentado, apetite aumentado, sensibilidade à rejeição, paralisia plúmbea e reatividade de humor. A definição do DSM-IV-TR para depressão atípica é mais estrita do que algumas definições clínicas, que se focalizam principalmente nos aspectos de sono e apetite. Uma observação clínica interessante é que a maioria dos pacientes bipolares tem apenas um dos sintomas neurovegetativos invertido; ou seja, muitos apresentam sono aumentado, mas apetite diminuído, ou vice-versa. Se depressão típica for definida como sono e apetite diminuídos, e depressão atípica como a presença de qualquer um dos aspectos atípicos citados anteriormente, então cerca de 90% dos episódios depressivos bipolares envolvem aspectos atípicos, em comparação com apenas cerca de metade dos episódios depressivos unipolares (Ghaemi et al., 2004a).

Depressão psicótica também parece ser mais comum na depressão bipolar do que na depressão unipolar (Mitchell et al., 1992, 2001; Parker et al., 2000). Com freqüência, pode ser difícil estabelecer a presença de sintomas psicóticos. Isso ocorre porque pacientes deprimidos psicóticos parecem ter mais *insight* de seus sintomas do que os maníacos ou esquizofrênicos e, portanto, têm mais probabilidade de ocultar esses sintomas (Dell'Osso et al., 2002). Os sintomas depressivos que podem ser mais proeminentes em pacientes deprimidos psicóticos, comparados com os deprimidos não-psicóticos, incluem culpa e agitação ou retardo psicomotor marcadamente aumentados (Schatzberg e Rothschild, 1992). Assim, no caso do paciente deprimido bipolar cauteloso, muito agitado, deve-se ter um alto índice de suspeita de psicose concomitante. A experiência clínica também sugere que depressão psicótica em uma pessoa jovem é uma apresentação inicial comum de doença bipolar. Se ela tiver história familiar de transtorno bipolar, deve-se considerar com cuidado o uso inicial de estabilizadores do humor, em vez de antidepressivos.

O "estado misto" depressivo indica depressão maior com sintomas maníacos que são subliminares para a definição do DSM-IV-TR de um episódio misto (Perugi et al., 1997). Essa apresentação é semelhante, embora não idêntica, à depressão agitada (Akiskal et al., 2005), porque a maioria das definições de estado misto depressivo requer a presença de dois ou três sintomas tipo maníacos, juntamente com o episódio depressivo maior (Benazzi 2004b). Os sintomas tipo maníacos são, muitas vezes, atividade psicomotora aumentada, pensamentos acelerados ou concomitantes e períodos de necessidade de sono diminuída. Inúmeros estudos demonstraram que tais definições de um estado misto depressivo são bastante comuns na depressão bipolar Tipo II em particular (Benazzi 2004a, 2004b) e muito mais recorrentes na doença bipolar do que na depressão unipolar (Akiskal et al., 2000; Benazzi, 2001b; Sato et al., 2003). Em um relato, Benazzi (2001b) verificou que depressão com dois sintomas tipo maníacos estava presente em 71,8% dos pacientes bipolares II, contra 41,5% unipolares, enquanto depressão com três desses sintomas estava presente em 46,6% dos pacientes bipolares II, contra 7,6% dos unipolares. Em um estudo de acompanhamento de 563 pacientes, Benazzi confirmou a prevalência de estado misto depressivo, definido pela presença de três sintomas tipo maníacos, conforme ocorreu em 49,5% daqueles com transtorno bipolar Tipo II (Benazzi, 2004b). (É importante notar que esses relatos podem confundir hiperatividade e agitação.)

Além de depressão psicomotora agitada, há também a questão sobre a depressão ansiosa estar relacionada a transtorno bipolar. A presença de ansiedade juntamente com o episódio depressivo maior é uma ocorrência comum. Ela não é considerada diagnosticamente informativa, embora, com freqüência, esses pacientes desenvolvam sintomas maníacos que podem representar um estado misto depressivo. Uma questão clínica interessante é determinar se a depressão ansiosa, na ausência de outros sintomas maníacos, é mais comum na depressão bipolar ou na depressão unipolar. Sintomas de ansiedade são bastante comuns no transtorno bipolar, de modo que, quando os critérios diagnósticos para ansiedade são aplicados, a co-morbidade ao longo da vida varia de 55 a 90% (Boylan et al., 2004); por essa razão, a co-morbidade com ansiedade foi relatada como mais freqüente do que com depressão unipolar. Com base na experiência clínica extensiva, Koukopoulos e Koukopoulos (1999) sugerem uma ligação entre ansiedade e transtorno bipolar, assim como Perugi (Perugi e Akiskal, 2002; Perugi et al., 1999). Talvez, no principal estudo para a relevância diagnóstica de ansiedade durante a depressão, Benazzi e colaboradores (2004) verificaram a presença de tensão psíquica e agitação em 15,4% de 336 pessoas com episódios depressivos maiores (tanto unipolares como bipolares Tipo II); essa tensão ansiosa prognosticou transtorno bipolar Tipo II em modelos de regressão de variáveis múltiplas.

Tem sido relatado com freqüência que a depressão anérgica costuma estar mais relacionada à doença bipolar do que à doença unipolar. Essa anergia representa, em parte, o retardo psicomotor acentuado visto na depressão melancólica. Ainda que depressão atípica e melancólica possam ser consideradas contrastantes (reatividade de humor preservada na primeira, anedonia marcada na segunda), alguns dados sugerem que são ambas mais freqüentes na depressão bipolar do que na depressão unipolar (Mitchell et al., 2001; Parker et al., 2000). Em algum grau, tal possibilidade é incompatível com a hipótese já referida de que depressão ansiosa ou agitada pode refletir bipolaridade. De fato, algumas pesquisas sugerem que retardo psicomotor pode ser mais comum na depressão unipolar, embora a agitação psicomotora apareça com mais freqüência na depressão bipolar (Mitchell et al., 1992). Apesar de depressão anérgica ser, muitas vezes, identificada com transtorno bipolar, a literatura que apóia essa visão é bastante limitada, em comparação com a crescente evidência de que o estado misto depressivo e as variações de depressão ansiosa e agitada podem ser mais característicos da depressão bipolar do que da unipolar.

Irritabilidade e ataques de raiva também foram relacionados à depressão bipolar. A irritabilidade pode representar um componente do estado misto depressivo, mas, como ocorre com a ansiedade, a questão clínica é se irritabilidade e raiva durante o episódio depressivo maior (na ausência de outros sintomas maníacos) são mais características de doença bipolar do que de doença unipolar. Benazzi e Akiskal (2005b) relatam ser este o caso; eles verificaram que episódios depressivos maiores com irritabilidade estavam presentes em 59,7% de 348 pacientes com transtorno bipolar Tipo II, contra 37,4% de 254 pacientes com depressão unipolar. Em uma grande amostra unipolar, a prevalência de irritabilidade com depressão também foi relatada como sendo de cerca de 40% (Perlis et al., 2005). Em 79 indivíduos bipolares e unipolares, ataques de raiva (que provavelmente representam um subtipo de irritabilidade marcada) foram relatados como muito mais comuns no grupo bipolar (62%) do que no grupo unipolar (26%) (Perlis et al., 2004). Em síntese, a irritabilidade *per se*, vista como um sintoma separado de outros sintomas maníacos, também pode ser mais comum na depressão bipolar do que na depressão unipolar, mas deve-se observar que pode ser difícil definir irritabilidade de forma operacional, e ela pode ser relativamente inespecífica no que diz respeito ao diagnóstico.

Em geral, a fenomenologia da depressão maior parece diferir entre depressão bipolar e unipolar. Apresentações atípicas, psicóticas e de estado misto depressivo parecem estar bastante bem-estabelecidas como mais comuns na bipolar do que na unipolar. Apresentações anérgicas, melancólicas, ansiosas e irritáveis também podem diferir entre os grupos, embora mais pesquisa seja necessária para estabelecer tais associações.

Curso da doença

Há, ainda, diferenças entre depressão bipolar e unipolar no curso de determinadas condições (Tabela 1.2). Kraepelin (1921) considerava o curso da doença um validador diagnóstico fundamental que diferenciava as doenças. No caso de transtorno bipolar, sua idade de início precoce o diferencia de depressão unipolar, que tem uma variação etária de início mais tardio, geralmente no final da segunda década e no início da terceira. Estudos de acompanhamento de pacientes deprimidos com idade de início inferior a 25 ou 30 anos indicam que aqueles que têm início precoce desenvolvem transtorno bipolar. Em um estudo com 72 crianças que entraram em experiências clínicas de depressão unipolar com uma média de idade de 12,3 anos, 48,6% tinham desenvolvido episódios maníacos ou hipomaníacos nos 10 anos de acompanhamento (Geller et al., 2001). Em outro estudo de 74 adultos jovens (idade média de 23 anos) inicialmente hospitalizados por episódios depressivos maiores unipolares, um número semelhante (46%) tinha desenvolvido episódios maníacos ou hipomaníacos nos 15 anos de acompanhamento (Goldberg et al., 2001). Em comparação, estudos de acompanhamento de amostras com idade média inicial de 30 anos relatam taxas muito mais baixas de mu-

Tabela 1.2
Diferenças no curso entre depressão bipolar e depressão unipolar

Mais comum na depressão bipolar do que na depressão unipolar:
- Idade de início precoce
- Recorrência
- Pós-parto
- Ciclagem rápida
- Duração breve de episódios depressivos
- Personalidade basal hipertímica

---

dança de mania para doença bipolar (12,5% em 559 pacientes acompanhados por 11 anos) (Akiskal et al., 1995).

É importante perceber que o primeiro episódio de humor mais comum no transtorno bipolar parece ser um episódio depressivo maior, mais do que um episódio maníaco (Goodwin e Jamison, 1990). Portanto, conforme demonstrado, depressão com início na infância ou na idade adulta jovem tem alta probabilidade (estimada em torno de 50%) de tornar-se doença bipolar.

A recorrência de episódios de humor é muito mais comum na depressão bipolar do que na depressão unipolar. Cerca de um quarto dos pacientes com depressão unipolar não apresentou episódios de humor em um acompanhamento de 13,5 anos (Stephens e McHugh, 1991), e é muito provável que aqueles com um primeiro episódio depressivo recuperem-se e estejam livres de sintomas nos 12 anos de acompanhamento (Judd et al., 1998). Em comparação, quase todos os pacientes bipolares vivenciaram um episódio de humor recorrente dentro de quatro anos de acompanhamento (Tohen et al., 1990), com a história natural usual de cerca de um episódio de humor por ano (Kessing et al., 1998).

Início de episódio depressivo no pós-parto é, provavelmente, mais freqüente na depressão bipolar do que na depressão unipolar (Freeman et al., 2001), embora seja bastante prevalente em ambas as condições. Ciclagem rápida (quatro ou mais episódios em um ano) é muito incomum na depressão unipolar, em comparação ao transtorno bipolar (Wolpert et al., 1990). Isso se soma à observação de que episódios depressivos bipolares são mais breves do que episódios depressivos unipolares. Ainda que as estimativas variem entre os estudos (Goodwin e Jamison, 1990), um episódio depressivo maior não-tratado dura, em média, de 6 a 12 meses na depressão unipolar, contra 3 a 6 meses na depressão bipolar.

Personalidade basal hipertímica é outro aspecto importante do curso a ser observado (Cassano et al., 1992; Perugi et al., 2001). Obviamente, quando se está avaliando episódios de humor, é importante compará-los aos estados de humor basais dos pacientes, que, de fato, representam sua personalidade. A personalidade hipertímica é um estado no qual a pessoa é cronicamente hipomaníaca, com personalidade efervescente, expansiva e muito extrovertida. Em geral, essas pessoas necessitam de menos sono do que a maioria dos indivíduos (seis horas ou menos), e têm grande quantidade de energia, que é gasta no trabalho (vício de trabalho) e em atividades sociais. Elas também costumam ter uma grande quantidade de libido, e podem ter mais conflitos conjugais interpessoais devido a indiscrições sexuais do que a população em geral. Foi relatado que personalidade hipertímica é mais freqüente em famílias de pessoas com transtorno bipolar (Chiaroni et al., 2004), sendo um preditor de mania induzida por antidepressivo (Henry et al., 2001b). Muitas vezes, o diagnóstico de transtorno bipolar Tipo II é difícil de ser feito em pacientes com episódios depressivos graves, recorrentes e em personalidades hipertímicas, mais do que naqueles com episódios hipomaníacos discretos, ocasionais, alternando-se com estados eutímicos.

Genética

É um fato pouco reconhecido que a base científica primária para a diferenciação entre depressão bipolar e depressão unipolar, em oposição ao conceito mais amplo de doença depressiva maníaca, está relacionada a estudos genéticos. A pesquisa clássica de Perris, na década de 1960, sugeria que pacientes com transtorno bipolar tinham membros da família que podiam ser diagnosticados com a mesma condição, enquanto aqueles com depressão unipolar tinham membros da família que podiam ser diagnosticados com depressão unipolar, mas não com transtorno bipolar (Perris, 1966).

A literatura sobre estudos genéticos tem importância clínica significativa: se um indivíduo com episódios depressivos unipolares puros também tem história familiar de transtorno bipolar, isso talvez esteja em conflito com a base científica mais importante para a distinção bipolar/unipolar. Na verdade, pacientes deprimidos com história familiar de transtorno bipolar, que não apresentaram episódios maníacos ou hipomaníacos espontâneos, têm risco aumentado de mania induzida por antidepressivo. Com freqüência, a aparente falta de doença bipolar espontânea é apenas um reflexo da idade do paciente: crianças ou adultos jovens sofrendo do que parece ser depressão unipolar, mas que têm história familiar de transtorno bipolar, apresentam risco muito alto (mais de 50%) de desenvolver, de forma espontânea, episódios maníacos aos 30 anos de idade (Geller et al., 2001; Goldberg et al., 2001). Portanto, precisa ser dado um grande peso diagnóstico a uma história familiar de transtorno bipolar.

Visto que o transtorno bipolar continua sendo muitas vezes mal diagnosticado, assim como, provavelmente, o era, com mais freqüência, em gerações anteriores (i.e., histórias familiares falso-negativas), alguma atenção deve ser dada a histórias familiares de depressão grave, abuso de substâncias, suicídio, hospitalizações passadas por doença mental e eletroconvulsoterapia (ECT). Essas histórias sugerem doença mental grave, com transtorno bipolar sendo uma condição comum, que pode ter estado presente com tais apresentações no passado.

Ausência de resposta a tratamento

Mais detalhes relativos a resposta a tratamento são encontrados no Capítulo 7, "Antidepressivos na Depressão Bipolar". Nele, são fornecidas evidências em apoio às associações listadas na Tabela 1.3. Aqui, precisamos apenas observar que mania induzida por antidepressivo é bem mais comum na depressão bipolar do que na depressão unipolar, ocorrendo em cerca de 20 a 50% das pessoas com transtorno bipolar, contra menos de 1% daquelas com depressão unipolar (Akiskal et al., 2003; Ghaemi et al., 2004b).

Uma questão clínica interessante é se há variações na mania induzida por antidepressivo que podem não satisfazer as definições clássicas dessa condição. Por exemplo, antidepressivos podem induzir estados hipomaníacos, subliminares, em geral caracterizados principalmente por irritabilidade (Goldberg e Truman, 2003), que poderiam, então, tornar-se crônicos (El-Mallakh e Karippot, 2005). Os antidepressivos têm, ainda, potencial para levar a estados depressivos ou maníacos subsindrômicos (o que foi denominado de *asperação* [*roughening*]; Sachs, 1996).

Sintomas maníacos induzidos por antidepressivos são, em sua maioria, estados mistos. Visto que estes estão associados a risco de suicídio, existe a possibilidade de que muitos casos de suicídio induzido por antidepressivos em crianças e adultos (Khan et al., 2000; Murray et al., 2005; van Praag, 2002) podem representar a indução de estados mistos em pessoas com doença bipolar não-detectada ou com uma variante de doença bipolar.

Novas pesquisas também sugerem que pacientes com transtorno bipolar podem ter menos probabilidade de responder a antidepressivos para o episódio depressivo maior agudo do que aqueles com depressão unipolar (Ghaemi et al., 2004b), embora outros dados sejam conflitantes (Moller e Grunze, 2000).

Um estudo examinou a freqüência de tolerância (resposta inicial seguida de posterior recaída para depressão, apesar da manutenção do tratamento com antidepressivos) e encontrou taxas muito mais altas de tolerância na depressão bipolar do que na depressão unipolar (58 *versus* 18%) (Ghaemi et al., 2004b). Mais recentemente, uma literatura crescente, mas ainda um pouco controvertida (revista em Ghaemi et al., 2003) sugere que antidepressivos podem induzir ciclagem

Tabela 1.3
Diferenças na resposta a tratamento com antidepressivos entre depressão bipolar e depressão unipolar

Mais comum na depressão bipolar do que na depressão unipolar:
- Mania induzida por antidepressivos
- Psicose induzida por antidepressivos, estados mistos ou risco de suicídio
- Ausência de resposta aguda
- Tolerância
- Ciclagem rápida

rápida e causar aumento de episódios de humor com o passar do tempo na doença bipolar, mas não na depressão unipolar (Ghaemi et al., 2004b).

O ESPECTRO BIPOLAR

A discussão anterior sobre formas de diferenciar depressão bipolar de depressão unipolar também é relevante para o conceito geral do espectro bipolar. Tal noção origina-se do fato de que muitos pacientes não satisfazem as definições clássicas de depressão unipolar ou transtorno bipolar Tipo I ou II. Conforme mostrado na Figura 1.1, muitos parecem demonstrar aspectos de bipolaridade, como a fenomenologia depressiva ou o curso de doença mencionados anteriormente, porém a incapacidade de diagnosticar episódios maníacos ou hipomaníacos espontâneos impede o diagnóstico de transtorno bipolar Tipo I ou II.

É importante perceber que o conceito de espectro bipolar, embora relativamente novo (revitalizado nos últimos anos por Akiskal; Akiskal, 1996), deriva do conceito original de doença maníaco-depressiva de Kraepelin (Figura 1.2) (Kraepelin, 1921). Em sua visão, o aspecto fundamental de doença maníaco-depressiva – tanto a forma bipolar como a unipolar recorrente – era a recaída ou a recorrência. Isso contrasta com a nosologia atual (desde o DSM-III, em 1980), que considera polaridade a base primária para diagnosticar esses transtornos do humor. Em outras palavras, o número de episódios de humor que o paciente apresentava, não o seu tipo, era o que importava para Kraepelin. Do DSM-III em dian-

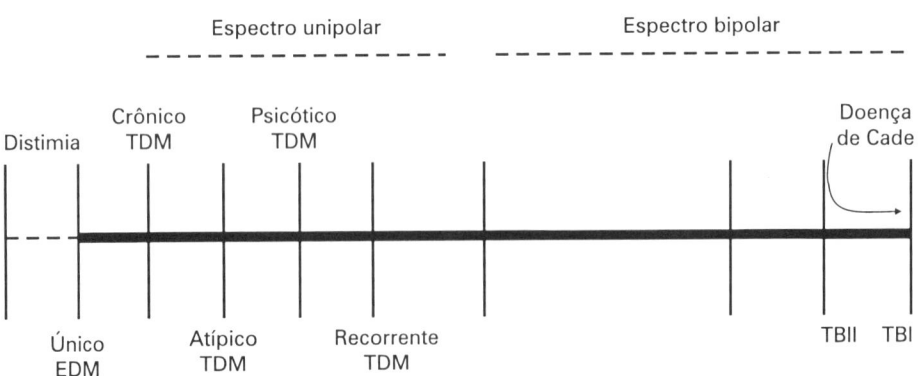

Figura 1.1 O espectro maníaco-depressivo.
Nota. Doença de Cade é um termo sugerido pela primeira vez pelo Dr. Terrence Ketter para identificar transtorno bipolar clássico, Tipo I (descoberto em 1949 por John Cade), que costuma ser altamente responsivo a lítio (comunicação pessoal, julho de 2001). TBI, transtorno bipolar Tipo I; TBII, transtorno bipolar Tipo II; TDM, transtorno depressivo maior; EDM, episódio depressivo maior.
Fonte. Reimpressa, com permissão, de Ghaemi SN, Ko JY, Goodwin FK: "Cade's Disease and Beyond: Misdiagnosis, Antidepressant Use, and a Proposed Definition for Bipolar Spectrum Disorder". *Canadian Journal of Psychiatry*, 47:125-134, 2002.

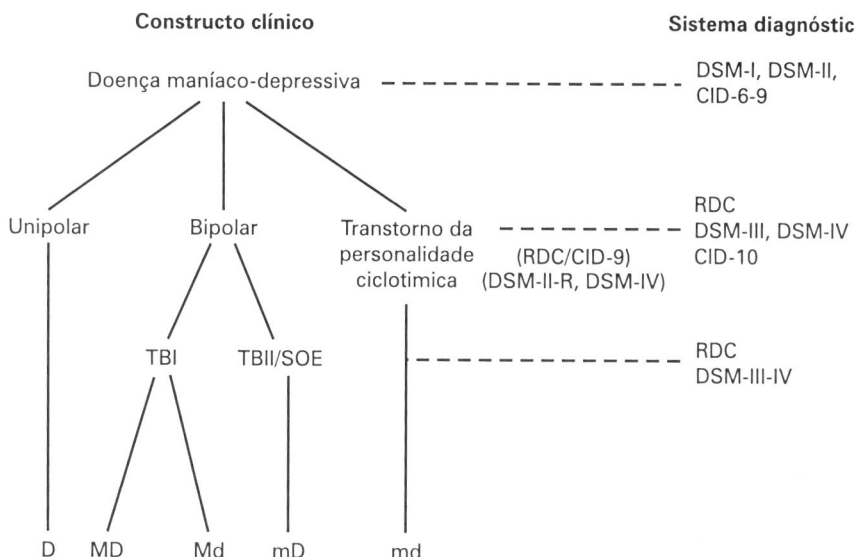

Figura 1.2 A evolução da distinção bipolar/unipolar de doença maníaco-depressiva.
Nota. TBI, transtorno bipolar Tipo I; TBII, transtorno bipolar Tipo II; D, depressão maior; d, depresão subsindrômica; M, mania; m, hipomania; SOE, sem outra especificação; RDC, Critérios Diagnósticos de Pesquisa.
Fonte: Reimpressa, com permissão, de Goodwin FK, Ghaemi SN: "An introduction and history of affective disorders", in *Oxford Textbook of Psychiatry,* Vol. 1. Gelder MG, Lopez-Ibor JJ Jr, Andreasen NC. Oxford, England, Oxford University Press, 2000, p. 677-680.

te, o que importa é a polaridade do episódio (maníaco ou depressivo) e pouca coisa mais.

Vários métodos para classificar este espectro bipolar foram propostos. Uma abordagem tem sido fornecer subtipos adicionais de doença bipolar (Tipos III, IV, e assim por diante) (Akiskal, 2002). Sugere-se aqui, outra abordagem, que é a de combinar todos os subtipos adicionais do espectro bipolar em uma categoria geral chamada "transtorno de espectro bipolar" (TEB) (Ghaemi et al., 2002). Uma definição heurística de TEB é fornecida na Tabela 1.4. Pesquisas anteriores sugerem que ele pode ser um diagnóstico útil, que inclui muitos pacientes com transtornos depressivos que atualmente são apenas rotulados como deprimidos unipolares. Em um estudo de 87 adultos jovens encaminhados consecutivamente a uma clínica ambulatorial, 83,9% foram diagnosticados com depressão unipolar de acordo com o DSM-IV-TR. Quando foram usados critérios de transtorno de espectro bipolar, 47,1% da coorte total podiam ser diagnosticados com TEB (Smith et al., 2005). Em um estudo de 61 pacientes com depressão unipolar refratária a tratamento, 52% do grupo unipolar do DSM-IV-TR podiam ser diagnosticados sob a definição de TEB (Sharma et al., 2005).

Pesquisas clínicas futuras serão necessárias para esclarecer se faz sentido manter uma definição tão ampla e heterogênea de depressão unipolar, em compa-

Tabela 1.4
Proposta de definição de transtorno de espectro bipolar

A. Pelo menos um episódio depressivo maior
B. Sem episódios hipomaníacos ou maníacos espontâneos
C. Qualquer um dos seguintes, mais pelo menos dois itens do Critério D, ou ambos os seguintes, mais um item do Critério D:
   1. História familiar de transtorno bipolar em um parente de primeiro grau
   2. Mania ou hipomania induzida por antidepressivos
D. Se nenhum item do Critério C estiver presente, seis dos seguintes critérios são necessários:
   1. Personalidade hipertímica (no basal, estado não-deprimido)
   2. Episódios depressivos maiores recorrentes (> 3)
   3. Episódios depressivos maiores breves (em média, < 3 meses)
   4. Sintomas depressivos atípicos (critérios do DSM-IV-TR)
   5. Episódios depressivos maiores psicóticos
   6. Idade de início de episódio depressivo maior precoce (< 25 anos)
   7. Depressão pós-parto
   8. Desgaste ("*wear off*") de antidepressivo (resposta aguda, mas não profilática)
   9. Ausência de resposta a ≥ 3 tentativas de tratamento com antidepressivo

---

Fonte: Reimpressa, com permissão, de Ghaemi SN, Ko JY, Goodwin FK: "The Bipolar Spectrum and the Antidepressant View of the World". *Journal of Psychiatric Practice* 7:287-297, 2001.

ração com uma definição tão estreita e homogênea de transtorno bipolar. Esses estudos sugerem que alguma ampliação adicional do conceito de bipolar faz sentido científico e clínico.

CONTROVÉRSIAS DIAGNÓSTICAS

Erro de diagnóstico

Inúmeros estudos clínicos confirmam, agora, que cerca de 40% das pessoas com transtorno bipolar são, primeiramente, diagnosticadas de forma equivocada com depressão unipolar (Ghaemi et al., 2001). Em alguns casos, o problema não é tanto o diagnóstico errôneo como a história natural da doença: se episódios depressivos precedem episódios maníacos, então a nosologia atual, corretamente aplicada, leva a diagnóstico errôneo. Às vezes, isso é chamado de *depressão pseudo-unipolar*. Entretanto, em torno de 90% dos pacientes com transtorno bipolar terão um episódio maníaco na época em que apresentam três episódios depressivos maiores (Goodwin e Jamison, 1990), de modo que, em algum momento, os médicos têm a oportunidade de observar e diagnosticar episódios maníacos. Além disso, pelo menos um estudo clínico corrige o problema de história natural pseudo-unipolar e encontra uma taxa de diagnóstico errôneo de 37% (Ghaemi et al., 2000).

Além dos estudos clínicos mencionados, levantamentos de pacientes com transtorno bipolar apóiam uma taxa de 50% ou mais alta de diagnóstico errôneo (Hirschfeld et al., 2003b; Lish et al., 1994). Tanto um levantamento como estudos clínicos indicam que é preciso cerca de uma década após o paciente procurar ajuda de profissionais da saúde mental para que a doença bipolar seja diagnosticada de forma correta (menos tempo para a doença Tipo I; mais tempo para a Tipo II) (Ghaemi et al., 2000).

Outra razão que leva a erro de diagnóstico pode ser que muitos pacientes preferem procurar psicólogos ou assistentes sociais antes de concordarem em ver um psiquiatra. No único estudo comparando os grupos, duas vezes mais profissionais da saúde mental não-médicos do que médicos (ou seja, psiquiatras) foram contatados antes que o diagnóstico de transtorno bipolar fosse feito (Ghaemi et al., 2000). O estudo revelou que os profissionais da saúde mental não-médicos levaram, em média, 8,9 anos para diagnosticar transtorno bipolar, enquanto os psiquiatras, em média, fizeram o diagnóstico em 6,5 anos (uma comparação entre ruim e pior).

Atualmente, muitos pacientes com doença depressiva são tratados por seus médicos de cuidados primários, e a freqüência de diagnóstico errôneo nessas situações não é conhecida. Escalas de auto-relato (como o Questionário de Transtorno do Humor [MDQ – Mood Disorder Questionnaire]) foram usadas para estudar tal questão, embora elas não sejam medidas diagnósticas necessariamente precisas em tais cenários e sejam melhor consideradas substitutos limitados para diagnóstico clínico. Com essas advertências, um estudo sugere uma taxa de diagnóstico errôneo de transtorno bipolar de 91% na situação de cuidados primários (Das et al., 2005). Outro relata que apenas 80,2% de 85.358 pacientes na comunidade que tiveram MDQ positivo para possível transtorno do humor foram realmente diagnosticados e tratados para ele (Hirschfeld et al., 2003a). Isso é interessante – embora se possa supor que alguns desses pacientes possam ter sido identificados de forma equivocada pelo MDQ, sendo improvável que uma ampla maioria deles tenha sido.

Portanto, é razoável concluir que, em cenários clínicos de saúde mental, em torno de metade das pessoas com transtorno bipolar será, inicialmente, diagnosticada de forma errônea por cerca de uma década. Em situações de cuidados primários, a taxa de diagnóstico errôneo pode ser pior.

Por fim, os próprios critérios diagnósticos podem predispor ao diagnóstico errôneo de transtorno bipolar. Amin e colaboradores (1999) verificaram que um diagnóstico de transtorno bipolar foi mantido em um acompanhamento de três anos em 91% de pacientes diagnosticados de acordo com os critérios da CID-10, mas em apenas 78% daqueles diagnosticados de acordo com os critérios do DSM-IV. Essas discrepâncias podem decorrer do fato de que o esquema do DSM-IV define o episódio de forma mais fidedigna do que o transtorno. Esse método, portanto, exclui as importantes características de curso natural, padrões longitudinais ou história de recorrência da doença.

Em síntese, o estado de diagnóstico de transtorno bipolar dificilmente é recomendável. É um tanto desanimador notar que, na década de 1990, apesar de um aumento na pesquisa, na literatura e na discussão e de atividades educativas contínuas sobre transtorno bipolar, a taxa de diagnóstico errôneo manteve-se constante, sem sinal de melhora (Hirschfeld et al., 2003b).

As razões importantes para diagnóstico errôneo estão resumidas na Tabela 1.5. Talvez o fator mais importante que leve a tal equívoco seja a falta de *insight*: conforme descrito anteriormente, cerca de metade de pacientes muito maníacos não percebem que estão vivendo um episódio maníaco. Em conseqüência, quando um indivíduo se apresenta com depressão e o médico treinado pelo DSM busca identificar episódios anteriores de mania ou hipomania, o paciente negará esses sintomas na metade das vezes.

Assim, a estrutura do DSM-IV-TR torna o diagnóstico errôneo de transtorno bipolar provável, devido ao requisito de que mania seja identificada, ainda que os pacientes, muitas vezes, não tenham o entendimento de que estiveram maníacos no passado. Conforme visto na Figura 1.3, os pacientes apresentam depressão, e os médicos podem ou não obter uma história precisa de mania, ou, com freqüen-

Tabela 1.5
Razões para o diagnóstico errôneo de transtorno bipolar

- Abordagem à nosologia baseada na polaridade
- Ausência de *insight* para mania por parte dos pacientes
- Falta de conhecimento dos médicos em relação a sintomas maníacos
- Abordagem prototípica ao diagnóstico clínico
- Memória prejudicada durante episódios depressivos agudos
- Atitude de evitação do médico em relação aos membros da família e outros cuidadores

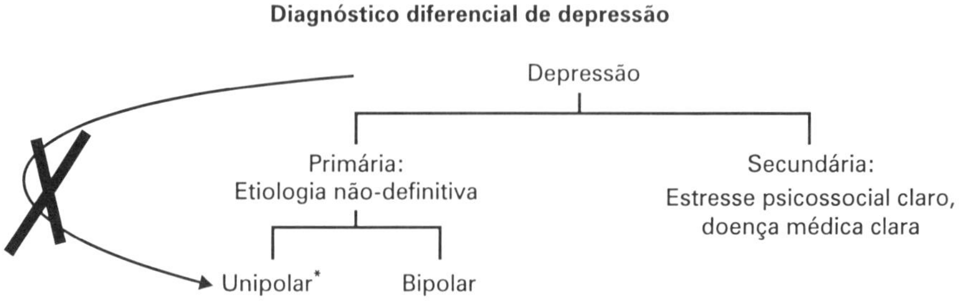

Figura 1.3 Como a abordagem ao transtorno bipolar baseada na polaridade no DSM-IV-TR pode levar a erro de diagnóstico.
*Um diagnóstico de exclusão.
Fonte. De Goodwin FK, Ghaemi SN: "An Introduction and History of Affective Disorders", in *Oxford Textbook of Psychiatry*, Vol 1. Editado por Gelder MG, Lopez-Ibor JJ Jr, Andreasen NC. Oxford, England, Oxford University Press, 2000, p. 677-680.

cia, simplesmente não perguntam sobre sintomas maníacos. Isso leva ao diagnóstico de depressão unipolar. Em vez disso, depressão secundária e bipolar precisa ser excluída *antes* que depressão unipolar seja diagnosticada. No paciente deprimido, depressão unipolar deveria ser um diagnóstico de exclusão – o último diagnóstico a ser feito, não o primeiro.

Excesso de diagnóstico

Apesar da evidência de que o diagnóstico errôneo de transtorno bipolar não diminuiu na década de 1990, alguns médicos e pesquisadores expressam preocupação em relação a possível excesso de diagnóstico de transtorno bipolar. Tal preocupação é especialmente significativa em relação à discussão sobre a ampliação da definição do espectro bipolar.

Ao contrário da extensa literatura descrita anteriormente que apóia a noção de subdiagnóstico de transtorno bipolar, há um corpo de literatura muito mais limitado fornecendo evidência empírica de diagnóstico excessivo de transtorno bipolar. Uma busca no MEDLINE de "excesso de diagnóstico" e "subdiagnóstico" identifica apenas três relatos de possível excesso de diagnósticos de transtorno bipolar, dois dos quais são relatos de caso em cartas ao editor. No único estudo publicado (Krasa e Tolbert, 1994), de 53 adolescentes internados com o diagnóstico clínico de transtorno bipolar, 72% satisfaziam os critérios do DSM-III-R, sugerindo que 28% foram erroneamente diagnosticados. Conforme observado a seguir, entretanto, é discutível se os critérios do DSM para transtorno bipolar, desenvolvidos por meio de estudos de adultos, são igualmente aplicáveis a populações pediátricas. Nos casos relatados como possíveis diagnósticos excessivos, não se fica convencido de que aqueles pacientes, de fato, não têm transtorno bipolar. Por exemplo, parece que a principal razão para o autor de uma carta ao editor acreditar que o paciente não tinha transtorno bipolar era a ausência de resposta a divalproex e uma boa resposta a antidepressivos (Hutto, 2001). Naturalmente, a resposta à medicação é bastante inespecífica e, embora informativa, não é útil como única fonte de dados para a validade diagnóstica.

Conforme observado em todo este capítulo, múltiplas fontes de dados são necessárias para estabelecer a validade diagnóstica. Outros estudos, ainda que com uma abordagem mais ampla do diagnóstico bipolar do que no DSM-IV-TR (i.e., excluindo os requisitos de duração), relatam taxas muito mais altas de subdiagnóstico do transtorno em crianças. Em um estudo com 82 crianças (idade média de 10,6 anos) diagnosticadas com os critérios do DSM-IV-TR, mas excluindo os requisitos de duração, 90% não tinham sido diagnosticadas anteriormente com transtorno bipolar (Faedda et al., 2004a).

Na busca por possíveis dados não-publicados relativos ao diagnóstico de transtorno bipolar, identificou-se um impresso apresentado em uma conferência de transtorno bipolar no qual 70 pacientes adultos internados com diagnósticos clínicos de transtorno bipolar foram diagnosticados novamente usando uma entrevista clínica estruturada para o DSM-IV-TR (SCID), em preparação para um estudo de pesquisa (Berns et al., 2003). Apenas 78% foram diagnosticados, com base nos critérios do DSM-IV-TR, com qualquer forma de transtorno bipolar. É curioso notar que os pesquisadores também observaram que alguns pacientes hospitalizados com diagnósticos não-bipolares pareciam ter transtorno bipolar. Em sete casos nos quais havia suspeita de subdiagnóstico, cinco de fato satisfaziam os critérios para transtorno bipolar com uma entrevista SCID. Como conseqüência, os autores encontraram evidência tanto de excesso de subdiagnóstico como de baixo diagnóstico. Este último estudo confirma, em parte, o estudo anterior com adolescentes, sugerindo que alguns pacientes são diagnosticados com transtorno bipolar de forma equivocada. Se essas estimativas estiverem corretas, pode-se concluir que cerca de 25% dos pacientes hospitalizados diagnosticados com transtorno bipolar podem não ter a condição, de acordo com os critérios atuais do DSM-IV-TR. Por outro lado, quando os critérios do DSM-IV-TR são usados, em torno de 40% dos pacientes com transtorno bipolar são inicialmente diagnosticados de maneira errônea com outras condições. Portanto, o subdiagnóstico ainda parece ser um problema maior do que o excesso de diagnóstico.

É evidente que, além da questão do subdiagnóstico ou excesso de diagnóstico usando os critérios atuais, há a questão maior sobre se os critérios do DSM-IV-TR para transtorno bipolar são válidos. Este é o problema do espectro bipolar, cuja solução exigirá melhores pesquisas clínicas e epidemiológicas, bem como pesquisas genéticas e neurobiológicas de orientação nosológica mais aprofundadas.

Crianças e adolescentes

A questão do diagnóstico de depressão bipolar em crianças é bastante complexa e, ao mesmo tempo, bastante simples. Para começar com o aspecto simples do problema, o transtorno bipolar, conforme já mencionado, tem uma idade de início mais precoce do que depressão unipolar. Como referido, dados de um estudo de crianças com idade média de 12,3 anos apresentando depressão sugerem que cerca de metade desenvolve transtorno bipolar aos 21 anos (Geller et al., 2001). Portanto, a questão de transtorno bipolar em crianças é simplesmente a questão de depressão: se crianças estão deprimidas, a probabilidade de transtorno bipolar é alta, talvez em torno de 50%. Se uma criança deprimida também tem história familiar de transtorno bipolar, então a probabilidade de transtorno bipolar é ainda mais alta. Assim, no caso de crianças deprimidas, os médicos devem ter um alto índice de suspeita de que a doença seja transtorno bipolar, mesmo se episódios maníacos ou hipomaníacos ainda não foram demonstrados.

A parte complexa do problema é se os critérios do DSM-IV-TR para mania, desenvolvidos para adultos, são aplicáveis a crianças. Em certo nível, parece lógico que critérios adultos não se aplicam da mesma maneira a crianças. A fim de estabelecer os critérios da infância para transtorno bipolar, é necessário que se façam pesquisas com crianças, com acompanhamento até a idade adulta. Essa pesquisa começou, e a evidência desenvolvida parece enquadrar-se em duas categorias: em uma linha de achados, foi sugerido que transtorno bipolar em crianças é melhor estabelecido com a presença de exaltação, grandiosidade, necessidade de sono diminuída, pensamentos acelerados e hipersexualidade (Geller et al., 2002). Ainda que a maioria dos médicos pudesse concordar com tal definição, a questão mais controvertida é se outras crianças poderiam ter apresentações maníacas sem exaltação e grandiosidade, mas, antes, com irritabilidade de humor e comportamento agressivo (Wozniak et al., 1995). A experiência clínica, remontando a Kraepelin (Trede et al., 2005), e a pesquisa recente com adultos (Cassidy e Carroll, 2001) sugerem que irritabilidade e comportamento agressivo são, de fato, componentes importantes de episódios maníacos em muitos pacientes; além disso, parece que mania eufórica representa uma minoria de episódios maníacos em adultos, com humores mistos e irritáveis predominando (Cassidy e Carroll, 2001). Na verdade, crianças podem ser especialmente sensíveis ao desenvolvimento de mania induzida por inibidores da recaptação de serotonina (IRS), talvez mais do que adultos (Baldessarini et al., 2005). Como conseqüência, não seria surpreendente se episódios maníacos em crianças também pudessem apresentar-se, inicialmente, mais com irritabilidade do que com euforia. Entretanto, a menos que outros critérios de mania estejam presentes, a definição do DSM-IV-TR não seria satisfeita, levando à atual controvérsia. Acompanhar essas crianças até a idade adulta fornecerá a melhor evidência de se tais apresentações realmente indicam uma variação infantil de transtorno bipolar.

Transtorno de déficit de atenção/hiperatividade em crianças e adultos

Em crianças, uma questão diagnóstica importante é diferenciar transtorno de déficit de atenção/hiperatividade (TDAH) de transtorno bipolar, o que é um desafio, devido, em grande parte, aos sintomas sobrepostos de distratibilidade e hiperatividade. Em um estudo, cerca de 90% das crianças que satisfaziam os critérios do DSM-III-R para transtorno bipolar também satisfaziam os critérios para TDAH. Em comparação, apenas uma média de 25% daquelas que se apresentavam com TDAH satisfaziam os critérios para transtorno bipolar (Wozniak et al., 1995). Portanto, parece que muitas crianças são diagnosticadas apenas com TDAH e parecem responder bem a estimulantes, enquanto algumas que parecem ter TDAH podem, de fato, ter transtorno bipolar. Tal observação é apoiada por pesquisa indicando que aproximadamente 9,5% dos adultos com transtorno bipolar podiam ter sido diagnosticados com TDAH na infância (Nierenberg et al., 2005). O uso de estimulantes, embora não diagnóstico, pode ser informativo no cenário de outros possíveis sintomas maníacos e de história familiar de transtorno bipolar. Nesses casos, os estimulantes costumam ser ineficientes, apresentam eficácia limitada ou podem desencadear episódios maníacos associados a irritabilidade e agressão acentuadas. Em um estudo com 82 crianças (idade média de 10,6 anos), 18% pareceram desenvolver mania com anfetaminas, embora a taxa dessa condição com outros antidepressivos fosse mais alta (44%) (Faedda et al., 2004b). Um estudo revelou que crianças com transtorno bipolar tratadas com estimulantes tinham idade de início mais precoce para sua doença bipolar do que aquelas com transtorno bipolar que nunca tinham recebido estimulantes (DelBello et al., 2001). Ainda que este resultado possa ter sido influenciado por outros fatores, uma possibilidade é que estimulantes aceleram o início de doença bipolar, piorando, essencialmente, o curso da doença. Os riscos ao neurodesenvolvimento decorrentes do uso de estimulantes em tratamento de longo prazo de animais jovens também foram relatados (Bolanos et al., 2003) e precisam ser considerados em relação aos benefícios limitados em crianças com fatores de risco de transtorno bipolar (Volkow e Insel, 2003).

Portanto, recomenda-se cautela no diagnóstico de TDAH em crianças e, especialmente, no uso de estimulantes para o tratamento desse transtorno. No primeiro levantamento de diagnósticos de TDAH em nível nacional nos Estados Unidos, com base na comunidade (Centers for Disease Control and Prevention, 2005), foi verificado que 7,8% das crianças entre 4 e 17 anos foram diagnosticadas com TDAH em 2003. O transtorno foi diagnosticado em homens com muito mais freqüência do que em mulheres (11 *versus* 4,4%), e diagnosticado em crianças entre 9 e 17 anos duas vezes mais do que naquelas entre 4 e 8 anos (9,7 *versus* 4,1%). As crianças também tinham mais probabilidade de receber o diagnóstico se fossem brancas, seguradas e estivessem abaixo do nível federal de pobreza. Cerca de metade daquelas que receberam o diagnóstico de TDAH foi tratada com estimulantes (4,3%); mais uma vez, muito mais homens do que mulheres (6,2 *versus* 2,4%). A evidência de excesso de diagnóstico de TDAH apresentada em outros estudos é relativamente apoiada pelo achado de notáveis diferenças regionais nos diagnósticos. Sua indicação era mais provável em estados americanos com os mais altos níveis de pobreza (as mais altas taxas de diagnóstico, de 10 a 11%, foram no Alabama, na Louisiana e em West Virginia), em comparação com estados mais ricos (as taxas mais baixas de diagnóstico, de 5 a 5,5%, foram no Colorado e na Califórnia). Visto que não há, obviamente, nenhuma razão biológica que explique por que viver no Alabama deveria predispor alguém a TDAH mais do que viver no Colorado, fatores sociais e econômicos que levam a diagnóstico e a tratamento parecem ser relevantes.

Apesar das limitações no diagnóstico e no tratamento de crianças, a evidência para a validade do diagnóstico e a utilidade do tratamento, naquelas adequadamente diagnosticadas, é muito mais extensiva do que em adultos. Contudo, o diagnóstico de TDAH em adultos tornou-se bastante popular, coincidindo com a comercialização da primeira medicação para a forma adulta do transtorno, Strattera (atomoxiteno), pela indústria farmacêutica, em 2002. Ainda que exista alguma pesquisa sobre a possível validade de TDAH em adultos, tal pesquisa é muito mais limitada do que o TDAH da infância e aguarda reprodução por grupos de pesquisa independentes.

No passado, costumava-se considerar que o transtorno não persistia até a idade adulta. Apesar da atual onda de interesse no TDAH adulto, uma revisão recente apoiando suas manifestações em adultos citou apenas dois estudos (Wilens et al., 2004). Um foi o estudo de 1985 com 63 crianças acompanhadas por 15 anos que relatou que uma minoria continuou a ter sintomas até a idade adulta jovem (Weiss et al., 1985). O outro estudo envolveu um acompanhamento de seis anos de adolescentes e relatou melhora na hiperatividade, mas alguma persistência nos déficits de atenção (Achenbach et al., 1998). Comparados com a literatura extensiva do século passado sobre transtorno bipolar (Trede et al., 2005), esses dados sobre o curso da doença que apóiam a validade do conceito de TDAH adulto parecem longe de convencer, sugerindo mais cautela no diagnóstico e no tratamento desse transtorno em adultos.

Vale a pena observar que pacientes adultos que com freqüência buscam estimulantes anfetamínicos para TDAH podem estar iniciando um comportamento de abuso de substâncias. Além de obter uma história adequada do uso de substâncias passado, os médicos podem precisar discutir com todos os pacientes o fato de que a melhora na atenção em resposta ao tratamento com estimulante anfetamínico não valida o diagnóstico de TDAH. Conforme observado anteriormente, a resposta ao tratamento é apenas um de quatro validadores de diagnóstico, sendo o mais fraco e o mais inespecífico deles. Este é o caso específico quando a pessoa se defronta com uma droga de abuso. A razão para o abuso de anfetaminas é seu potencial de melhora da atenção em pessoas normais, seja qual for o diagnóstico (Miller et al., 1989). Portanto, a melhora não é relevante para o diagnóstico.

Transtornos da personalidade

Outro tema de inflamada controvérsia é se o transtorno bipolar é excessivamente diagnosticado à custa de transtornos da personalidade, como transtorno da personalidade *borderline* (Akiskal, 2004; Birnbaum, 2004; Magill, 2004; Paris, 2004; Smith et al., 2004). Ainda que esse argumento tenha surgido com base em relatos de caso (Bolton e Gunderson, 1996), nenhuma evidência empírica foi publicada nesse sentido. No entanto, há pesquisa extensiva indicando que transtorno da personalidade *borderline* é excessivamente diagnosticado em pacientes com humores anormais e/ou instáveis, com freqüente resolução de traços "*borderline*" quando o episódio de humor se resolve com antidepressivos ou estabilizadores do humor (Frankenburg e Zanarini, 2002; Preston et al., 2004). Portanto, mais uma vez a evidência empírica parece sugerir a necessidade de os médicos absterem-se de diagnosticar transtorno da personalidade *borderline* em indivíduos com episódios depressivos maiores e maníacos ou hipomaníacos. Em vez disso, faz sentido tratar clinicamente seus episódios de humor. Se tais episódios se resolverem e o indivíduo continuar apresentando traços de transtorno da personalidade *borderline* no estado eutímico, então pode existir uma co-morbidade genuína.

Todavia, certamente há indivíduos sem episódios hipomaníacos ou maníacos, mas que têm traços de personalidade *borderline* duradouros e invariáveis. Tais pessoas são melhor diagnosticadas e tratadas primeiro com psicoterapias para transtorno da personalidade *borderline*. Labilidade de humor neste cenário, não satisfazendo as definições sindrômicas de hipomania ou mania, costuma ser um aspecto da condição de personalidade *borderline*. Mesmo que alguns dados sugiram que labilidade de humor, em geral, seja um prognosticador de transtorno bipolar (Benazzi e Akiskal, 2005a), parece razoável enfatizar a abordagem clássica de requerer outros sintomas para satisfazer as definições sindrômicas de episódios de humor (seja no modelo estreito do DSM-IV-TR, seja no modelo mais amplo de transtorno de espectro bipolar).

Nossa perspectiva é de que precisamos reconhecer a sobreposição das duas síndromes onde tal sobreposição existe, e, ao mesmo tempo, esforçar-nos diagnosticamente para identificar aqueles em que há predomínio de transtorno bipolar ou transtorno da personalidade *borderline*. Tal abordagem é apoiada por algumas das evidências empíricas, limitadas sobre a questão *borderline*/bipolar. Em pacientes com transtorno bipolar tipo II, Benazzi verificou que havia sobreposição extensiva de traços *borderline* de instabilidade afetiva, mas não com critérios *borderline* para impulsividade (Benazzi, 2005). Resultados semelhantes foram encontrados em um estudo anterior realizado por outro grupo (Henry et al., 2001a). Portanto, labilidade de humor não é um aspecto diagnóstico útil para diferenciar as duas condições, mas comportamentos impulsivos tipo *borderline* (tal como cortar-se) são muito menos comuns no transtorno bipolar. Quando os médicos simplesmente prestam atenção em definições padrão de mania e hipomania, a maioria dos pacientes com transtorno bipolar, mesmo do Tipo II, pode ser razoavelmente diferenciada daqueles com transtorno da personalidade *borderline* (Benazzi, 2000).

Mais uma vez, a chave é ir além da simples sobreposição de sintomas, tal como labilidade de humor, e usar outros validadores de diagnóstico, em especial curso da doença e história familiar, conforme descrito em todo este capítulo (Paris, 2004).

Estados mistos e suicídio

A associação entre risco de suicídio potencial aumentado e tratamento com antidepressivos levanta a questão de se os pacientes deprimidos poderiam ter, em vez disso, apresentado estados mistos. Se uma definição mais ampla de estados mistos, conforme descrito anteriormente, é válida, então muitos indivíduos hoje diagnosticados com episódios depressivos maiores poderiam estar vivenciando, na verdade, estados mistos depressivos. Antidepressivos podem causar estados mistos depressivos (Dilsaver e Swann, 1995) ou mesmo piorá-los, e os dados limitados disponíveis indicam que esses agentes não melhoram sintomas depressivos em episódios mistos (Prien et al., 1984). É sabido que episódios mistos estão associados a um alto grau de risco de suicídio, talvez mesmo mais do que depressão anérgica pura (Dilsaver et al., 1994).

Portanto, não é improvável que muitas das crianças deprimidas que entraram em experiências clínicas com antidepressivos IRS tivessem, de fato, transtorno bipolar, considerando-se os dados de que cerca de metade provavelmente desenvolverá episódios maníacos ou hipomaníacos (Geller et al., 2001). É possível que estejam predispostas a episódios mistos induzidos por antidepressivos, com risco de suicídio concomitante (Berk e Dodd, 2005). Conforme já discutido, riscos semelhantes podem manter-se para adultos jovens na faixa dos 20 anos (Goldberg et al., 2001).

Uma questão relacionada é o fato de que muitos médicos parecem diagnosticar de forma errônea episódios mistos como episódios depressivos puros, e então fornecer tratamento com antidepressivos. Os dados que apóiam o uso de antidepressivos para episódios mistos depressivos são muito limitados (Brown et al., 1994; Rihmer et al., 1998), mas isso não pareceu dissuadir os médicos de sua prática. Por outro lado, agentes anticonvulsivantes e antipsicóticos são muito mais efetivos (Bowden et al., 1994; Sachs et al., 2002) e precisam ser considerados com mais seriedade para estados mistos depressivos, na proporção em que pode ser demonstrado que eles são diferentes de depressão maior pura. Em síntese, o problema de risco de suicídio induzido por antidepressivo, ser, na realidade, a ponta de um *iceberg* de depressão bipolar e estados mistos depressivos tratados de maneira inadequada.

RESUMO

Depressão bipolar é a "outra" depressão bastante comum, muitas vezes confundida com depressão unipolar. Há importantes diferenças nosológicas entre as apresentações de depressão bipolar e unipolar, e o diagnóstico errôneo de depressão bipolar como unipolar é um problema clínico importante, que necessita de atenção. Neste capítulo, foram focalizadas tais diferenças – particularmente em relação a fenomenologia depressiva, curso, história familiar e ausência de resposta a antidepressivos. O conceito do espectro bipolar também é importante heuristicamente e pode ser validado por novas pesquisas nosológicas. Inúmeras controvérsias diagnósticas importantes precisam ser esclarecidas com a realização de novas pesquisas.

REFERÊNCIAS

Achenbach TM, Howell CT, McConaughy SH, et al: Six-year predictors of problems in a national sample: IV. Young adult signs of disturbance. J Am Acad Child Adolesc Psychiatry 37:718-727, 1998

Agosti V, Stewart JW: Atypical and non-atypical subtypes of depression: comparison of social functioning, symptoms, course of illness, co-morbidity, and demographic features. J Affect Disord 65:75-79, 2001

Akiskal HS: The prevalent clinical spectrum of bipolar disorders: beyond DSM-IV. J Clin Psychopharmacol 16 (suppl 1):4S-14S, 1996

Akiskal HS: Classification, diagnosis and boundaries of bipolar disorders, in Bipolar Disorder. Edited by Maj M, Akiskal H, Lopez-Ibor J, et al. London, Wiley, 2002, pp 1-52

Akiskal HS: Demystifying borderline personality: critique of the concept and unorthodox reflections on its natural kinship with the bipolar spectrum. Acta Psychiatr Scand 110:401-407, 2004

Akiskal HS, Benazzi F, Perugi G, et al: Agitated "unipolar" depression reconceptualized as a depressive mixed state: implications for the antidepressant-suicide controversy. J Affect Disord 85:245-258, 2005

Akiskal HS, Bourgeois ML, Angst J, et al: Re-evaluating the prevalence of and diagnostic composition within the broad clinical spectrum of bipolar disorders. J Affect Disord 59 (suppl 1):S5-S30, 2000

Akiskal HS, Hantouche EG, Allilaire IF, et al: Validating antidepressant-associated hypomania (bipolar III): a systematic comparison with spontaneous hypomania (bipolar II). J Affect Disord 73:65-74, 2003

Akiskal HS, Maser JD, Zeller PJ, et al: Switching from "unipolar" to bipolar II. An 11-year prospective study of clinical and temperamental predictors in 559 patients. Arch Gen Psychiatry 52:114-123, 1995

Amin S, Singh SP, Brewin J, et al: Diagnostic stability of first-episode psychosis. Comparison of ICD-10 and DSM-III-R systems. Br J Psychiatry 175:537-543, 1999

Baldessarini RJ, Faedda GL, Hennen J: Risk of mania with antidepressants. Arch Pediatr Adolesc Med 159:298, 2005

Benazzi F: Prevalence and clinical features of atypical depression in depressed outpatients: a 467-case study. Psychiatry Res 86:259-265, 1999

Benazzi F: Borderline personality disorder and bipolar II disorder in private practice depressed outpatients. Compr Psychiatry 41:106-110, 2000

Benazzi F: The clinical picture of bipolar II outpatient depression in private practice. Psychopathology 34:81-84, 2001a

Benazzi F: Depressive mixed state: testing different definitions. Psychiatry Clin Neurosci 55:647-652, 2001b

Benazzi F: Depressive mixed state: a feature of the natural course of bipolar II (and major depressive) disorder? Psychopathology 37:207-212, 2004a

Benazzi F: Is depressive mixed state a transition between depression and hypomania? Eur Arch Psychiatry Clin Neurosci 254:69-75, 2004b

Benazzi F: Borderline personality-bipolar spectrum relationship. Prog Neuropsychopharmacol Biol Psychiatry, 2005

Benazzi F, Akiskal HS: A downscaled practical measure of mood lability as a screening tool for bipolar II. J Affect Disord 84:225-232, 2005a

Benazzi F, Akiskal HS: Irritable-hostile depression: further validation as a bipolar depressive mixed state. J Affect Disord 84:197-207, 2005b

Benazzi F, Koukopoulos A, Akiskal HS: Toward a validation of a new definition of agitated depression as a bipolar mixed state (mixed depression). Eur Psychiatry 19:85-90, 2004

Berk M, Dodd S: Are treatment emergent suicidality and decreased response to antidepressants in younger patients due to bipolar disorder being misdiagnosed as unipolar depression? Med Hypotheses 65:39-43, 2005

Berns S, Jaeger J, Iannuzzo R, et al: A comparison of medical chart diagnosis with SCID consensus diagnosis among bipolar disorder patients (abstract), in Fifth International Conference on Bipolar Disorder. Edited by Soares JC, Gershon S. Pittsburgh, PA, Blackwell Munksgaard, 2003, p. 33

Birnbaum RJ: Borderline, bipolar, or both? Harv Rev Psychiatry 12:146-149, 2004

Bolanos CA, Barrot M, Berton O, et al. Methylphenidate treatment during pre- and periadolescence alters behavioral responses to emotional stimuli at adulthood. Biol Psychiatry 54:1317-1329, 2003

Bolton S, Gunderson JG: Distinguishing borderline personality disorder from bipolar disorder: differential diagnosis and implications. Am J Psychiatry 153:1202-1207, 1996

Bowden C, Brugger A, Swann A, et al: Efficacy of divalproex vs lithium and placebo in the treatment of mania. JAMA 271:918-924, 1994

Boylan KR, Bieling PJ, Marriott M, et al: Impact of comorbid anxiety disorders on outcome in a cohort of patients with bipolar disorder. J Clin Psychiatry 65:1106-1113, 2004

Brown ES, Dilsaver SC, Shoaib AM, et al: Depressive mania: response of residual depression to bupropion. Biol Psychiatry 35:493-494, 1994

Cantor N, Smith EE, French RS, et al: Psychiatric diagnosis as prototype categorization. J Abnorm Psychol 89:181-193, 1980

Cassano GB, Akiskal HS, Savino M, et al: Proposed subtypes of bipolar II and related disorders: with hypomanic episodes (or cyclothymia) and with hyperthymic temperament. J Affect Disord 26:127-140, 1992

Cassidy F, Carroll BJ: Frequencies of signs and symptoms in mixed and pure episodes of mania: implications for the study of manic episodes. Prog Neuropsychopharmacol Biol Psychiatry 25:659-665, 2001

Centers for Disease Control and Prevention: Prevalence of diagnosis and medication treatment for attention-deficit/hyperactivity disorder – United States, 2003. MMWR Morb Mortal Wkly Rep 54:842-847, 2005

Chiaroni P, Hantouche EG, Gouvernet J, et al: Hyperthymic and depressive temperaments study in controls, as a function of their familial loading for mood disorders. Encephale 30:509-515, 2004

Das AK, Olfson M, Gameroff MI, et al: Screening for bipolar disorder in a primary care practice. JAMA 293:956-963, 2005

DelBello MP, Soutullo CA, Hendricks W, et al: Prior stimulant treatment in adolescents with bipolar disorder: association with age at onset. Bipolar Disord 3:53-57, 2001

Dell'Osso L, Pini S, Cassano GB, et al: Insight into illness in patients with mania, mixed mania, bipolar depression and major depression with psychotic features. Bipolar Disord 4:315-322, 2002

Dilsaver SC, Swann AC: Mixed mania: apparent induction by a tricyclic antidepressant in five consecutively treated patients with bipolar depression. Biol Psychiatry 37:60-62, 1995

Dilsaver S, Chen Y, Swann A, et al: Suicidality in patients with pure and depressive mania. Am J Psychiatry 151:1312-1315, 1994

Dube S, Andersen SW, Sofia P, et al: Meta-analysis of olanzapine-fluoxetine in treatment-resistant depression (abstract). Presented at the annual meeting of the American Psychiatric Association (May 8-13). Philadelphia, PA, 2002

El-Mallakh RS, Karippot A: Antidepressant-associated chronic irritable dysphoria (acid) in bipolar disorder: a case series. J Affect Disord 84:267-272, 2005

Faedda GL, Baldessarini RJ, Glovinsky IP, et al: Pediatric bipolar disorder: phenomenology and course of illness. Bipolar Disord 6:305-313, 2004a

Faedda GL, Baldessarini RJ, Glovinsky IP, et al: Treatment-emergent mania in pediatric bipolar disorder: a retrospective case review. J Affect Disord 82:149-158, 2004b

Frankenburg FR, Zanarini MC: Divalproex sodium treatment of women with borderline personality disorder and bipolar II disorder: a double-blind placebo-controlled pilot study. J Clin Psychiatry 63:442-446, 2002

Freeman MP, Keck PE Jr, McElroy SL: Postpartum depression with bipolar disorder. Am J Psychiatry 158:52, 2001

Geller B, Zimerman B, Williams M, et al: Bipolar disorder at prospective follow-up of adults who had prepubertal major depressive disorder. Am J Psychiatry 158:125-127, 2001

Geller B, Zimerman B, Williams M, et al: Phenomenology of prepubertal and early adolescent bipolar disorder: examples of elated mood, grandiose behaviors, decreased need for sleep, racing thoughts and hypersexuality. J Child Adolesc Psychopharmacol 12:3-9, 2002

Ghaemi SN: The Concepts of Psychiatry. Baltimore, MD, Johns Hopkins University Press, 2003

Ghaemi SN, Rosenquist KJ: Is insight in mania state-dependent? Ameta-analysis. J Nerv Ment Dis 192:771-775, 2004

Ghaemi SN, Stoll AL, Pope HG: Lack of insight in bipolar disorder: The acute manic episode. J Nerv Ment Dis 183:464-467, 1995

Ghaemi SN, Boiman EE, Goodwin FK: Diagnosing bipolar disorder and the effect of antidepressants: a naturalistic study. J Clin Psychiatry 61:804-808, 2000

Ghaemi SN, Ko JY, Goodwin FK: The bipolar spectrum and the antidepressant view of the world. J Psychiatr Pract 7:287-297, 2001

Ghaemi SN, Ko JY, Goodwin FK: "Cade's disease" and beyond: misdiagnosis, antidepressant use, and a proposed definition for bipolar spectrum disorder. Can J Psychiatry 47:125-134, 2002

Ghaemi SN, Hsu DJ, Soldani F, et al: Antidepressants in bipolar disorder: the case for caution. Bipolar Disord 5:421-433, 2003

Ghaemi SN, Hsu DJ, Ko JY, et al: Bipolar spectrum disorder: a pilot study. Psychopathology 37:222-226, 2004a

Ghaemi SN, Rosenquist KJ, Ko JY, et al: Antidepressant treatment in bipolar versus unipolar depression. Am J Psychiatry 161:163-165, 2004b

Goldberg JF, Truman CJ: Antidepressant-induced mania: an overview of current controversies. Bipolar Disord 5:407-420, 2003

Goldberg JF, Harrow M, Whiteside JE: Risk for bipolar illness in patients initially hospitalized for unipolar depression. Am J Psychiatry 158:1265-1270, 2001

Goodwin F, Jamison K: Manic Depressive Illness. New York, Oxford University Press, 1990

Henry C, Mitropoulou V, New AS, et al: Affective instability and impulsivity in borderline personality and bipolar II disorders: similarities and differences. J Psychiatr Res 35:307-312, 2001a

Henry C, Sorbara F, Lacoste J, et al: Antidepressant-induced mania in bipolar patients: identification of risk factors. J Clin Psychiatry 62:249-255, 2001b

Hirschfeld RM, Calabrese JR, Weissman MM, et al: Screening for bipolar disorder in the community. J Clin Psychiatry 64:53-59, 2003a

Hirschfeld RM, Lewis L, Vornik LA: Perceptions and impact of bipolar disorder: how far have we really come? Results of the National Depressive and Manic-Depressive Association 2000 survey of individuals with bipolar disorder. J Clin Psychiatry 64:161-174, 2003b

Hutto B: Potential overdiagnosis of bipolar disorder. Psychiatr Serv 52:687-688, 2001

Janzarik W: Jaspers, Kurt Schneider and the Heidelberg school of psychiatry. Hist Psychiatry 9:241-252, 1998

Judd LL, Akiskal HS, Maser JD, et al: A prospective 12-year study of subsyndromal and syndromal depressive symptoms in unipolar major depressive disorders. Arch Gen Psychiatry 55:694-700, 1998

Keitner GI, Solomon DA, Ryan CE, et al: Prodromal and residual symptoms in bipolar I disorder. Compr Psychiatry 37:362-367, 1996

Kessing LV, Andersen PK, Mortensen PB: Recurrence in affective disorder, I: case register study. Br J Psychiatry 172:23-28, 1998

Khan A, Warne HA, Brown WA: Symptom reduction and suicide risk in patients treated with placebo in antidepressant clinical trials: an analysis of the Food and Drug Administration database. Arch Gen Psychiatry 57:311-317, 2000

Koukopoulos A, Koukopoulos A: Agitated depression as a mixed state and the problem of melancholia. Psychiatr Clin North Am 22:547-564, 1999

Kraepelin E: Manic-Depressive Insanity and Paranoia. Translated by Barclay RM and edited by Robertson GM. Edinburgh, Scotland, Livingstone, 1921 [Reprinted New York, Arno Press, 1976]

Krasa NR, Tolbert HA: Adolescent bipolar disorder: a nine-year experience. J Affect Disord 30:175-184, 1994

Leucht S, McGrath J, Kissling W: Lithium for schizophrenia. Cochrane Database Syst Rev, CD003834, 2003

Lish J, Dime-Meenan S, Whybrow P, et al: The National Depressive and Manic-Depressive Association (DMDA) survey of bipolar members. J Affect Disord 31:281-294, 1994

Magill CA: The boundary between borderline personality disorder and bipolar disorder: current concepts and challenges. Can J Psychiatry 49:551-556, 2004

Miller NS, Millman RB, Gold MS: Amphetamines: pharmacology, abuse and addiction. Adv Alcohol Subst Abuse 8:53-69, 1989

Mitchell P, Parker G, Jamieson K, et al: Are there any differences between bipolar and unipolar melancholia? J Affect Disord 25:97-105, 1992

Mitchell PB, Wilhelm K, Parker G, et al: The clinical features of bipolar depression: a comparison with matched major depressive disorder patients. J Clin Psychiatry 62:212-216, 2001

Moller HJ, Grunze H: Have some guidelines for the treatment of acute bipolar depression gone too far in the restriction of antidepressants? Eur Arch Psychiatry Clin Neurosci 250:57-68, 2000

Murray ML, Wong IC, Thompson M: Do selective serotonin reuptake inhibitors cause suicide? Antidepressant prescribing to children and adolescents by GPs has fallen since CSM advice. BMJ 330:1151, 2005

Nierenberg AA, Miyahara S, Spencer T, et al: Clinical and diagnostic implications of lifetime attention-deficit/hyperactivity disorder comorbidity in adults with bipolar disorder: data from the first 1,000 STEP-BD participants. Biol Psychiatry 57:1467-1473, 2005

Paris J: Borderline or bipolar? Distinguishing borderline personality disorder from bipolar spectrum disorders. Harv Rev Psychiatry 12:140-145, 2004

Parker G, Roy K, Wilhelm K, et al: The nature of bipolar depression: implications for the definition of melancholia. J Affect Disord 59:217-224, 2000

Perlis RH, Fraguas R, Fava M, et al: The prevalence and clinical correlates of anger attacks during depressive episodes in bipolar disorder. J Affect Disord 79:291-295, 2004

Perlis RH, Fraguas R, Fava M, et al: Prevalence and clinical correlates of irritability in major depressive disorder: a preliminary report from the Sequenced Treatment Alternatives to Relieve Depression study. J Clin Psychiatry 66:159-166; quiz 147; 273-274, 2005

Perris C: A study of bipolar (manic-depressive) and unipolar recurrent depressive psychoses. Acta Psychiatr Scand Suppl 194:15-152, 1966

Perugi G, Akiskal HS: The soft bipolar spectrum redefined: focus on the cyclothymic, anxious-sensitive, impulse-dyscontrol, and binge-eating connection in bipolar II and related conditions. Psychiatr Clin North Am 25:713-737, 2002

Perugi G, Akiskal HS, Micheli C, et al: Clinical subtypes of bipolar mixed states: validating a broader European definition in 143 cases. J Affect Disord 43:169-180, 1997

Perugi G, Toni C, Akiskal HS: Anxious-bipolar comorbidity. Diagnostic and treatment challenges. Psychiatr Clin North Am 22:565-583, viii, 1999

Perugi G, Maremmani I, Toni C, et al: The contrasting influence of depressive and hyperthymic temperaments on psychometrically derived manic subtypes. Psychiatry Res 101:249-258, 2001

Preston GA, Marchant BK, Reimherr FW, et al: Borderline personality disorder in patients with bipolar disorder and response to lamotrigine. J Affect Disord 79:297-303, 2004

Prien RF, Kupfer DJ, Mansky PA, et al: Drug therapy in the prevention of recurrences in unipolar and bipolar affective disorders. Report of the NIMH Collaborative Study Group comparing lithium carbonate, imipramine, and a lithium carbonate-imipramine combination. Arch Gen Psychiatry 41:1096-1104, 1984

Rihmer Z, Kiss GH, Kecskes I, et al: SSRI supplementation of antimanic medication in dysphoric mania. Pharmacopsychiatry 31:30-31, 1998

Robins E, Guze SB: Establishment of diagnostic validity in psychiatric illness: its application to schizophrenia. Am J Psychiatry 126:983-987, 1970

Sachs GS: Bipolar mood disorder: practical strategies for acute and maintenance phase treatment. J Clin Psychopharmacol 16:32S-47S, 1996

Sachs GS, Grossman F, Ghaemi SN, et al: Combination of a mood stabilizer with risperidone or haloperidol for treatment of acute mania: a double-blind, placebo-controlled comparison of efficacy and safety. Am J Psychiatry 159:1146-1154, 2002

Sato T, Bottlender R, Schroter A, et al: Frequency of manic symptoms during a depressive episode and unipolar 'depressive mixed state' as bipolar spectrum. Acta Psychiatr Scand 107:268-274, 2003

Schatzberg AF, Rothschild AJ: Psychotic (delusional) major depression: should it be included as a distinct syndrome in DSM-IV? Am J Psychiatry 149:733-745, 1992

Sharma V, Khan M, Smith A: A closer look at treatment resistant depression: is it due to a bipolar diathesis? J Affect Disord 84:251-257, 2005

Smith DJ, Muir WJ, Blackwood DH: Is borderline personality disorder part of the bipolar spectrum? Harv Rev Psychiatry 12:133-139, 2004

Smith DJ, Harrison N, Muir W, et al: The high prevalence of bipolar spectrum disorders in young adults with recurrent depression: toward an innovative diagnostic framework. J Affect Disord 84:167-178, 2005

Sprock J: Classification of schizoaffective disorder. Compr Psychiatry 29:55-71, 1988

Stephens JH, McHugh PR: Characteristics and long-term follow-up of patients hospitalized for mood disorders in the Phipps Clinic, 1913-1940. J Nerv Ment Disord 179:64-73, 1991

Tohen M, Waternaux CM, Tsuang M: Outcome in mania: a 4-year prospective follow-up of 75 patients utilizing survival analysis. Arch Gen Psychiatry 47:1106-1111, 1990

Tohen M, Vieta E, Calabrese J, et al: Efficacy of olanzapine and olanzapine-fluoxetine combination in the treatment of bipolar I depression. Arch Gen Psychiatry 60:1079-1088, 2003

Trede K, Salvatore P, Baethge C, et al: Manic-depressive illness: evolution in Kraepelin's Textbook, 1883-1926. Harv Rev Psychiatry 13:155-178, 2005

van Praag HM: Why has the antidepressant era not shown a significant drop in suicide rates? Crisis 23:77-82, 2002

Volkow ND, Insel TR: What are the long-term effects of methylphenidate treatment? Biol Psychiatry 54:1307-1309, 2003

Weiss G, Hechtman L, Milroy T: Psychiatric status of hyperactives as adults: a controlled prospective 15-year follow-up of 63 hyperactive children. J Am Acad Child Psychiatry 24:211-220, 1985

Westen D, Shedler J: A prototype matching approach to diagnosing personality disorders: toward DSM-V. J Personal Disord 14:109-126, 2000

Wilens TE, Faraone SV, Biederman J: Attention-deficit/hyperactivity disorder in adults. JAMA 292:619-623, 2004

Wolpert EA, Goldberg JF, Harrow M: Rapid cycling in unipolar and bipolar affective disorders. Am J Psychiatry 147:725-728, 1990

Wozniak J, Biederman J, Kiely K, et al: Mania-like symptoms suggestive of childhood-onset bipolar disorder in clinically referred children. J Am Acad Child Adolesc Psychiatry 34:867-876, 1995

Biologia da depressão bipolar

Neurobiologia da depressão bipolar | 2

ALAN C. SWANN, M.D.

ESPECIFICIDADE DA DEPRESSÃO BIPOLAR

A biologia da depressão bipolar inclui episódios depressivos de transtorno bipolar e a biologia da doença subjacente que dá origem aos episódios depressivos. O entendimento da biologia da depressão bipolar deverá aumentar a efetividade de seu diagnóstico e tratamento. Na atual nosologia, mania e hipomania são necessárias para o diagnóstico de transtorno bipolar (First et al., 1996). Contudo, para a maioria dos pacientes, depressão é o aspecto mais notável da doença: o paciente médio com transtorno bipolar passa três vezes mais tempo deprimido do que maníaco (Post et al., 2003), e os episódios depressivos estão associados, em sua maioria, ao prejuízo psicossocial do transtorno bipolar e à mortalidade por suicídio (MacQueen et al., 2000). O transtorno bipolar, em geral, começa com depressão, mais do que com mania ou hipomania, com freqüência resultando em um período substancial de doença mal diagnosticada e em um curso de doença pior do que quando mania é o primeiro episódio (Perugi et al., 2000). Portanto, o objetivo deve ser identificar o transtorno bipolar antes do primeiro episódio maníaco.

A Figura 2.1 mostra quatro possíveis modelos para especificidade de depressão bipolar:

1. depressões bipolar e unipolar podem ser síndromes clínicas e biológicas distintas;
2. depressões bipolar e unipolar biologicamente diferentes podem parecer semelhantes do ponto de vista clínico;
3. a depressão pode ser uma síndrome biológica e clínica, inespecífica, sobreposta a transtorno bipolar ou a transtorno unipolar, ou
4. os chamados transtornos bipolares e unipolares podem ser formas da mesma doença.

A biologia de depressão bipolar será abordada no contexto dessas possibilidades. Para simplificar, depressões não-bipolares, recorrentes e primárias serão referidas como depressões unipolares.

Definimos *biologia* amplamente para incluir características genéticas e fisiológicas, e discutiremos as características clínicas que podem ser consideradas evidências de mecanismos biológicos subjacentes. O desafio básico é indicar se há

1. Clínica e biologicamente específica: B → BD; U → UD

2. Clinicamente semelhante, biologicamente específica: B → BD; U → UD

3. Síndrome depressiva inespecífica, sobreposta: B, U → D

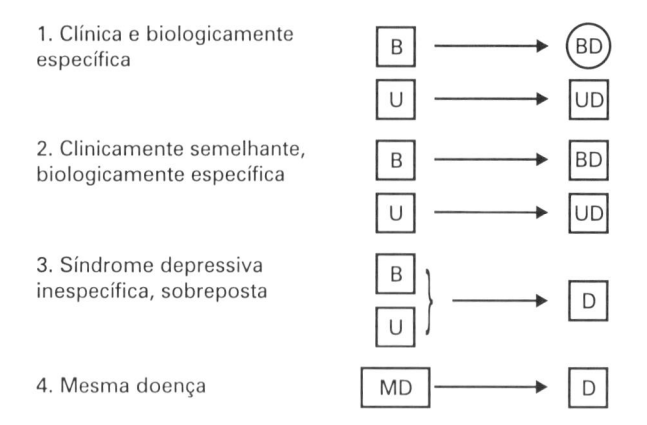

4. Mesma doença: MD → D

Figura 2.1 Modelos para especificidade de depressão bipolar.
Nota. Quatro modelos para especificidade de relacionamentos entre episódios depressivos e transtorno bipolar. B, bipolar; D, depressão; M, mania; U, unipolar.

características biológicas que possam identificar transtorno bipolar sem contar com uma história de mania.

EPISÓDIOS DEPRESSIVOS NO TRANSTORNO BIPOLAR

Especificidade clínica

A síndrome depressiva básica consiste da inibição de atividade dirigida ao objetivo e relacionada à recompensa, experimentada como anedonia e pessimismo ansioso. Os modelos biológicos para depressão focalizaram-se, basicamente, nos efeitos de estressores incontroláveis. Esses modelos têm validade farmacológica moderada, mas carecem de evidência de especificidade para transtorno bipolar (Machado-Vieira et al., 2004; Nestler et al., 2002).

A síndrome depressiva ou melancólica central parece essencialmente idêntica no transtorno unipolar e no bipolar (Mitchell et al., 1992). Em média, os episódios depressivos bipolares podem ter mais retardo motor e anergia do que os episódios depressivos unipolares (Katz et al., 1982; Kupfer et al., 1974), embora nem todos os relatos concordem com isso (Mitchell et al., 1992). Devido à substancial sobreposição com depressão unipolar, essa característica está longe de ser diagnóstica (Katz et al., 1982). O mesmo é verdadeiro para outras diferenças relatadas entre depressões unipolar e bipolar, incluindo a incidência aumentada, ainda que não uniforme, de aspectos atípicos, incluindo hipersonia, apetite aumentado e sensibilidade à rejeição nas depressões bipolares (Benazzi, 2003b).

Depressões mistas

Toda a gama de sintomas depressivos e maníacos, isolados ou combinados, pode estar presente durante uma exacerbação de transtorno bipolar. Mania mista, na qual um episódio maníaco é combinado com características depressivas proeminentes, foi estudada extensivamente e é reconhecida no DSM-IV-TR. Há também uma quantidade crescente de literatura descrevendo depressões mistas, nas quais um episódio depressivo maior costuma ser acompanhado por dois ou mais sintomas de mania (Benazzi, 2003a). Dois sintomas maníacos foram considerados excessivamente inclusivos em termos de diagnóstico, presentes em 78,1% das depressões bipolares e em 41,5% das depressões unipolares, enquanto três sintomas maníacos estavam presentes em 46,6% das depressões bipolares e em 7,6% das depressões unipolares (Benazzi 2001). Pode ser possível melhorar a definição de depressão mista priorizando os sintomas maníacos com base em sua especificidade para mania, conforme McElroy e colaboradores (1992) fizeram para sintomas depressivos em sua definição operacional de mania mista. Visto que ansiedade e tensão interna são ubíquas em episódios depressivos, a própria depressão agitada pode ocorrer como um estado misto no transtorno bipolar (Benazzi et al., 2004) ou como um episódio de depressão unipolar (Katz et al., 1982; Wolff et al., 1985). A diferenciação clínica requer:

1. identificação de outros sintomas de mania, tais como atividade dirigida ao objetivo aumentada, grandiosidade, hipersexualidade ou pensamentos acelerados genuínos que não ruminações depressivas ou ansiosas ou obsessões (First et al., 1996); e
2. caracterização da própria agitação, em relação a se ela consiste de tensão interna grave que não é diagnóstica (Frank et al., 2002) ou tem um componente de hiperatividade impulsiva dirigida ao objetivo que possa sugerir transtorno bipolar (Swann et al., 1993).

A identificação de depressões mistas pode exigir discernimento clínico substancial, e o papel de depressões mistas, em oposição a manias mistas, não foi bem estudado. Ao contrário do caso com mania mista *versus* não-mista (Swann et al., 1992, 1994), há pouca informação comparando características biológicas de um e de outro tipo. Relatou-se função de norepinefrina aumentada em estados mistos predominantemente maníacos em comparação com episódios depressivos puros (Swann et al., 1994). Esta revisão se focaliza em depressões que não têm aspectos predominantemente mistos, uma vez que eles constituem, de forma controversa, um desafio diagnóstico maior.

Em resumo, depressões bipolares, em média, têm mais retardamento motor grave e aspectos atípicos do que depressões não-bipolares, mas há uma sobreposição substancial. Algumas depressões bipolares têm aspectos maníacos evidentes, mas, a menos que esses aspectos estejam presentes, é impossível fazer o diagnóstico de transtorno bipolar com base nas características clínicas de um episódio depressivo (Abrams e Taylor, 1980; Benazzi, 1999; Dorz et al., 2003).

ESTUDOS DE ESPECIFICIDADE BIOLÓGICA

Estudos da função dos neurotransmissores

A função dos neurotransmissores nas depressões bipolar e não-bipolar foi investigada usando níveis de metabólito de transmissor em líquidos corporais, receptores em células periféricas e função de receptor com base em técnicas de provocação agonista ou neuroendócrina. Os estudos foram orientados por uma série de hipóteses simples e heuristicamente úteis, resumidas na Tabela 2.1. Apesar dos dados de apoio para cada hipótese, cada uma delas teve achados contraditórios. Em um estágio razoavelmente precoce, foi possível rejeitar hipóteses de que depressão maior, bipolar ou outra derivavam ou muito ou pouco de qualquer transmissor (Maas et al., 1991). A segunda geração de hipóteses sustentava que o equilíbrio entre transmissores, tais como norepinefrina *versus* serotonina (Prange et al., 1974) ou norepinefrina (NE) *versus* acetilcolina (Janowsky et al., 1972), era anormal. A terceira geração de hipóteses, logicamente muito próxima da primeira, afirmava que a função do segundo mensageiro associada a receptores de

Tabela 2.1
Hipóteses clássicas de transmissor no transtorno bipolar

Hipótese	Dados de apoio	Referências
Norepinefrina alta na mania, baixa na depressão	Níveis de metabólitos nos líquidos corporais, respostas a tratamentos, precipitação de episódios, modelos animais	Bunney et al., 1972
Norepinefrina alta na mania e baixa na depressão, sobreposta a serotonina baixa em ambas	Níveis de metabólitos nos líquidos corporais, respostas a L-triptofano	Prange et al., 1974
Norepinefrina alta e acetilcolina baixa na mania; o oposto na depressão	Efeitos de drogas colinomiméticas sobre afeto, sensibilidade fisiológica a drogas colinomiméticas	Janowsky et al., 1972
GABA baixo	Níveis de GABA nos líquidos corporais, respostas a tratamentos, modelos animais	Brambilla et al., 2003

neurotransmissor era anormal, em geral com atividade aumentada na mania (Lachman e Papolos, 1995; Stewart et al., 2001).

A maioria dos estudos sobre neurotransmissores focalizou-se na norepinefrina. Há uma elevação dependente de estado de sua função em estados maníacos e mistos (Swann et al., 1987), mas não há alterações confiáveis na NE ou nos níveis de seus metabólitos durante a depressão (Koslow et al., 1983). Entretanto, ela parece ser metabolizada de forma anormal durante a depressão, com concentrações relativas mais baixas de metabólitos intracelulares, interpretadas como consistentes com liberação aumentada, pulsátil de NE (Maas et al., 1987). Isso também ocorre na mania (Swann et al., 1987). Uma análise discriminante de padrões de excreção de NE e de metabólito de epinefrina resultou no escore D, que tende a ser mais baixo na depressão bipolar I, mais alto na depressão bipolar II e mais alto ainda em outras depressões (Grossman e Potter, 1999; Schatzberg et al., 1989). (O escore D é um cálculo matemático de diferentes níveis de metabólito de amina que "discriminam" entre diferentes tipos de depressão [Schatzberg et al., 1989].) O achado interessante é difícil de interpretar fisiologicamente. A proporção de NE que é metabolizada por via intracelular em vez de excretada inalterada, pode ser mais fácil de interpretar fisiologicamente, mas é reduzida tanto na depressão unipolar como na bipolar (Maas et al., 1987).

Independentemente de diferenças nas quantidades de NE e de seus metabólitos, pacientes com transtorno bipolar parecem ter reatividade aumentada a NE. Mais na depressão bipolar do que na depressão unipolar, a função noradrenérgica está bastante relacionada a humor e prejuízo psicomotor (Swann et al., 1999), resposta a tratamento (Maas et al., 1984) e relacionamento a eventos estressantes (Swann et al., 1990). Indivíduos com transtorno bipolar têm sensibilidade aumentada a efeitos subjetivos de estimulantes (Anand et al., 2000). Norepinefrina farmacologicamente aumentada precipita mania naqueles com transtorno bipolar (Price et al., 1984) e pode melhorar seletivamente a depressão bipolar (Osman et al., 1989). Indivíduos com transtorno bipolar têm resposta noradrenérgica maior à ortostasia (Rudorfer et al., 1985), em comparação com aqueles com transtorno unipolar ou com controles. Um estudo cerebral com necropsia mostrou que pacientes com transtorno bipolar tinham mais neurônios noradrenérgicos no *locus ceruleus* do que indivíduos unipolares ou controles (Baumann e Bogerts, 2001).

Estudos de função serotonérgica, em geral avaliada usando respostas neuroendócrinas ou outras a infusões de antagonista, agonista ou precursor, foram, em sua maioria, consistentes com capacidade funcional reduzida, mas produziram pouca evidência de especificidade entre transtornos bipolar e unipolar (Price et al., 1991; Sher et al., 2003; Sobczak et al., 2002). Função serotonérgica baixa pode estar relacionada a risco de suicídio potencial de uma maneira independente de afeto ou diagnóstico (Goodwin e Post, 1983; Mann, 1999), ou a relação pode ser mais forte em indivíduos com depressão unipolar do que naqueles com depressão bipolar (Åsberg, 1997). Talvez a evidência mais interessante de que possa haver uma relação específica entre função serotonérgica e transtorno bipolar é um estudo que comparou parentes de indivíduos com transtorno bipolar com controles, revelando que depleção de triptofano rebaixou o humor e aumentou a impulsividade em parentes de pacientes com transtorno bipolar (Quintin et al., 2001).

Outros achados relacionados a transmissor na depressão bipolar incluem sensibilidade aumentada à acetilcolina (Sitaram et al., 1982) e ácido γ-aminobutírico (GABA) reduzido nos líquidos corporais (Brambilla et al., 2003; Petty et al., 1993). Os níveis de GABA do líquido cerebrospinal (LCS) em indivíduos eutímicos com transtorno bipolar eram os mesmos que em indivíduos de controle (Berrettini et al., 1982, 1986). Portanto, níveis de GABA baixos podem ser uma característica de episódios depressivos em geral. Há também uma série complexa de achados endócrinos, a maioria envolvendo o eixo hipotalâmico-hipofisário-adrenocortical (HHA). As anormalidades do eixo HHA relatadas incluem excreção de cortisol aumentada, com sensibilidade reduzida à regulação de *feedback* negativo, resultando em incidência aumentada de não-supressão de dexametasona tanto na depressão bipolar como na depressão unipolar (Stokes et al., 1984). Apesar de sugestões originais de que a disfunção de HHA estava relacionada a um tipo específico de episódio depressivo em resposta a tratamento, não há diferenças clínicas confiáveis ou específicas além de ansiedade aumentada entre episódios depressivos maiores com e sem disfunção do eixo HHA (Kocsis et al., 1985). No transtorno bipolar, concentrações de cortisol do LCS e grau de não-supressão no teste de supressão de dexametasona (DST – *dexamethasone supression test*) estão relacionados a humor deprimido, em especial em estados mistos (Swann et al., 1992). Em geral, a complexidade e a especificidade variáveis desses achados de transmissor e endócrinos sugerem que sejam secundários a algum outro processo subjacente.

A Tabela 2.2 resume a relação entre achados biológicos e especificidade de depressão bipolar em relação a depressão unipolar e condição de controle bipolar eutímico. Acredita-se que a maior parte dos efeitos está relacionada mais à presença de depressão do que ao diagnóstico, mas há exceções interessantes. Alterações em NE parecem dependentes de estado, mas sensibilidade a NE parece anormal, seja qual for o estado, e diferencia transtorno bipolar de unipolar. A maioria das anormalidades serotonérgicas são semelhantes no transtorno bipolar e no unipolar, mas resposta embotada a 5-hidroxitriptofano em indivíduos eutímicos e respostas comportamentais anormais à depleção de triptofano em parentes de pacientes com transtorno bipolar sugerem que pode haver anormalidades dependente de traço na função serotonérgica com algum grau de especificidade a transtorno bipolar. Há relativamente pouca informação sobre outros sistemas de transmissor, em grande parte porque eles são mais difíceis de estudar do ponto de vista neuroquímico, carecendo de metabólitos estáveis convenientes ou procedimentos de infusão de ligando bem-definidos.

Dados mais recentes sugerem que a fisiopatologia pode envolver sistemas relacionados a adaptações neuronais a alterações na atividade, ou sistemas de segundo-mensageiro subjacentes à aparente complexidade da maioria dos dados biológicos. O sistema de óxido nítrico é um candidato estratégico (Akyol et al.,

Tabela 2.2
Especificidade de dados relacionados a transmissor no transtorno bipolar

Especificidade	Transmissor	Achado	Referência
Bipolar, unipolar	Norepinefrina	Metabolismo (escore-D)	Schatzberg et al., 1989; Grossman e Potter, 1999
		Adrenomedular bipolar < unipolar	Maas et al., 1994
		Resposta à ortostase, bipolar > unipolar	Rudorfer et al., 1985
		Sensibilidade à NE	Swann et al., 1999
		Células do *locus ceruleus* aumentadas	Baumann e Bogerts, 2001
	Serotonina	Distribuição de receptores no cérebro pós-morte	Lopez-Figueroa et al., 2004
Bipolar = unipolar	Dopamina	Gânglios basais pequenos no cérebro pós-morte	Baumann e Bogerts, 2001
	GABA	Plasma baixo, GABA do LCS	Petty et al., 1993; Brambilla et al., 2003
	Norepinefrina	Metabolismo de NE intracelular reduzido	Maas et al., 1987
		Níveis de metabólito	Koslow et al., 1983
		Resposta à apomorfina	McPherson et al., 2003
		Resposta à metoclopramida	Joyce et al., 1987
	Serotonina	Resposta de PET à fenfluramina	Kegeles et al., 2003
		Influxo de Ca^{++} induzido por 5-HT	Kusumi et al., 1994
		Resposta endócrina a triptofano IV	Price et al., 1991
		Resposta endócrina à fenfluramina	Sher et al., 2003
Controles bipolar eutímicos	Serotonina	Resposta de cortisol achatada a 5-HTP	Sobczak et al., 2002; Meltzer et al., 1983
		Resposta comportamental à depleção de triptofano (parentes não-afetados)	Quintin et al., 2001

Nota: LCS, líquido cerebrospinal; NE, norepinefrina; PET, tomografia por emissão de pósitrons.

2004), com um estudo direto mostrando níveis de arginase plasmática mais baixos e níveis de nitrito mais altos em indivíduos com transtorno bipolar, comparado com indivíduos de controle (Van Calker e Belmaker, 2000; Yanik et al., 2004). Sistemas sinalizadores celulares, particularmente envolvendo inositol e proteína quinase C, podem estar envolvidos nos efeitos das chamadas drogas estabilizadoras do humor (Harwood e Agam, 2003). Sistemas envolvendo lípides de membrana, tais como a cascata de ácido araquidônico, podem ser importantes e são potencialmente acessíveis a estudos de imagem cerebral (Rapoport, 2001). As investigações biológicas no transtorno bipolar estão passando por uma transição de estudos impulsionados por efeitos farmacológicos e dados descritivos para estudos visando a sistemas fisiológicos que podem estar envolvidos na depressão ou na suscetibilidade a sua recorrência.

Estudos fisiológicos

Neurofisiologia

Quando estudos de imagem cerebral direta não estavam disponíveis, a depressão bipolar era estudada com a utilização de eletroencefalogramas, potenciais evocados e testes neuropsicológicos. Conforme resumido na Tabela 2.3, esses experimentos produziram indícios interessantes consistentes com anormalidades sutis na excitação, lateralização e na suscetibilidade à impulsividade em episódios depressivos bipolares. Por exemplo, aumento de N1-P2 foi relacionado a risco de comportamento suicida, independentemente de diagnóstico (Buchsbaum et al., 1977), sendo inversamente proporcional à função serotonérgica (Brocke et al., 2000; Hegerl et al., 2001). Amplitude diminuída e início tardio de P300 estavam associados à anedonia (Dubal et al., 2000). Um problema na identificação desses resultados é que alguns dos pacientes deprimidos bipolares podiam estar vivendo episódios mistos, com aspectos maníacos respondendo por alguns dos achados que os diferenciavam de pacientes deprimidos não-bipolares.

Tabela 2.3
Alguns estudos neurofisiológicos no transtorno bipolar

Característica	Grupos comparados	Resultados	Referências
Filtro sensorial (P50)	Esquizofrenia, mania, depressão, controle	Prejuízo relacionado à norepinefrina na mania, não na esquizofrenia	Adler et al., 1990
Inibição pré-pulso	Transtorno bipolar eutímico, esquizofrenia	Prejuízos semelhantes	Perry et al., 2001
Aumento de N1-P2	Bipolar *versus* unipolar	Bipolar > unipolar	Brocke et al., 2000
	Bipolar *versus* irmão não-afetado	Bipolar > irmão	Knott et al., 1985
P300 após estímulo estranho	Esquizofrenia, transtorno bipolar, controle	Amplitude diminuída na esquizofrenia e transtorno bipolar	O'Donnell et al., 2004; Salisbury et al., 1999; Souza et al., 1995
		Latência prolongada no transtorno bipolar	Souza et al., 1995
	Transtorno bipolar, parentes não-afetados	Latência prolongada no transtorno bipolar em parentes	Pierson et al., 2000
	Esquizofrenia, bipolar, unipolar	Amplitude diminuída em indivíduos com translocação *DISC-1*, independentemente do diagnóstico	Blackwood e Muir, 2004
Lateralidade	Bipolar, unipolar, controle	Perda de dominância hemisférica direita	Bruder et al., 1992
	Bipolar, controle	Mudança inter-hemisférica prejudicada	Pettigrew e Miller, 1998

Balanço de cátions

Anormalidades na excitação ou na sensibilidade a neurotransmissores podem estar relacionadas à regulação anormal de distribuição iônica (Whybrow e Mendels, 1969). O transporte ativo é reduzido por local de bomba de sódio em células linfoblastóides cultivadas de indivíduos da antiga ordem Amish com transtorno bipolar, em comparação com parentes ou controles não-afetados (Cherry e Swann, 1994). A resposta do transporte ativo de sódio a influxo de sódio aumentado mantém o potencial de membrana com o passar do tempo em células excitáveis, fornece o gradiente de cátion que estimula processos de captação para neurotransmissores e outros compostos e é a principal causa de utilização de energia dependente de atividade (Stahl, 1986) – a variável que é medida indiretamente por imagem cerebral funcional. Tal processo é diminuído em células de indivíduos com transtorno bipolar (Li e El-Mallakh, 2004). A inibição do transporte ativo de sódio por ouabaína leva a excitabilidade de célula hipocampal anormal (El-Mallakh et al., 2000) e a atividade motora aumentada em ratos (El-Mallakh et al., 1995, 2003). Estudos genéticos com genes para subunidades de Na, K-ATPase, entretanto, foram, até agora, negativos (Li et al., 2000), com exceção de um estudo sugerindo que um polimorfismo de nucleotídeo único pode estar excessivamente representado nas isoformas alfa$_3$ da subunidade alfa em pacientes bipolares (Mynett-Johnson et al., 1998).

Anormalidades gliais

Células gliais são fundamentais no metabolismo de energia cerebral (Schurr et al., 1997b) e são responsáveis por *clearance* de glutamato. Se a função glial estiver diminuída, um aumento de glutamato pode resultar em hiperexcitação de neurônios (Schurr, 2002; Schurr et al., 1997a), com conseqüente excitotoxicidade (Lipton, 2004). Diversos estudos encontraram alterações na densidade glial em tecido de cérebro de indivíduos bipolares, quando comparado com controles normais: Ongur e colaboradores (1998) encontraram uma diminuição substancial na densidade glial em pacientes com transtorno bipolar na parte subgenual do córtex cingulado anterior e na parte subgenual do córtex pré-frontal. Chana e colaboradores (2003) demonstraram um aumento na densidade neuronal no ACC no transtorno bipolar. Rajkowska e colaboradores (2001) encontraram uma perda de neurônios na camada III do córtex pré-frontal dorsolateral. Bowley e colaboradores (2002) relataram que perda de célula glial na amígdala era evidente apenas em pacientes que não tinham recebido nem lítio nem valproato. Por fim, Rose e colaboradores (1998) evidenciaram que uma proteína específica da glia, a subunidade alfa$_2$ da bomba de sódio/potássio ATPase, encontrava-se reduzida no córtex temporal de indivíduos bipolares. Um estudo subseqüente de tecido temporal revelou que o tamanho da glia era reduzido em cérebros de bipolares, em comparação com os de controles normais ou depressivos (Brauch et al., no prelo).

Relações entre características biológicas e clínicas

Depressões bipolares e não-bipolares podem ter características clínicas semelhantes, mas com mecanismos biológicos diferentes. Por exemplo, os prejuízos da função motora fina podem ser idênticos em depressões bipolares e unipolares, mas na depressão bipolar estão mais estritamente relacionados à função noradrenérgica e à gravidade da depressão (Swann et al., 1999). De maneira similar, resposta a tratamento (Maas et al., 1984) e sensibilidade a eventos estressantes (Swann et al., 1990) estão mais fortemente relacionadas à norepinefrina na depressão bipolar do que na depressão unipolar. Nos termos da Figura 2.1, esses resultados sugerem que síndromes clinicamente semelhantes têm diferentes correlatos biológicos nos transtornos bipolar e unipolar.

ESTUDOS DE IMAGEM CEREBRAL NO TRANSTORNO BIPOLAR

O advento de técnicas que podem ser usadas para estudar padrões de atividade neural ou de função de receptor proporcionou um avanço potencial sobre estudos anteriores largamente indiretos de função cerebral (Dager e Swann, 1996). Ainda que nem sempre praticáveis como técnicas diagnósticas gerais, devido ao custo e à necessidade de equipamentos sofisticados e análise de dados, elas estão cada vez mais acessíveis e fornecem informações que podem ser usadas para validar marcadores periféricos ou indiretos, capazes de serem usados com maior facilidade. Estudos usando tomografia de emissão de pósitrons (PET), tomografia computadorizada de emissão de fóton único (SPECT), imagem de ressonância magnética funcional (RMF) e estrutural, e espectroscopia de ressonância magnética (RM) foram realizados em indivíduos deprimidos bipolares, com várias comparações com controles, indivíduos bipolares em remissão e indivíduos deprimidos unipolares (Ketter e Wang, 2002).

Imagem estrutural

Os resultados de estudos de ressonância magnética estrutural sugeriram que indivíduos com transtorno bipolar em geral tinham mais probabilidade do que controles de terem hiperintensidades de substância branca, tamanho diminuído do cerebelo e volumes sulcal e de terceiro ventrículo aumentados (Stoll et al., 2000). Outros estudos não confirmaram qualquer relacionamento específico entre transtorno bipolar e hiperintensidades (Brown et al., 1992; Sassi et al., 2003). Drevets e colaboradores (1998) relataram que indivíduos com transtorno depressivo maior ou transtorno bipolar tinham volume de substância cinzenta do córtex pré-frontal reduzido, aparentemente independente de estado de humor ou do tratamento. Redução no volume cortical total e no volume da amígdala foi relatada em adolescentes com transtorno bipolar, sugerindo que as reduções estavam presentes no início do curso da doença e não eram alterações degenerativas secundárias (DelBello et al., 2004). O volume hipocampal foi relatado como sendo diminuído na depressão unipolar, mas não na depressão bipolar (Geuze et al., 2004). De fato, foi referido que volume hipocampal direito aumentado estava correlacionado a função cognitiva deficiente em indivíduos deprimidos bipolares (Ali et al., 2000). A intensidade de sinal no corpo caloso era reduzida em indivíduos com transtorno bipolar, em comparação com transtorno unipolar ou controles (Brambilla et al., 2004), que é consistente com relatos neuropsicológicos de déficits na mudança inter-hemisférica (Pettigrew e Miller, 1998). No total, esses estudos sugerem que há anormalidades anatômicas que podem manifestar-se relativamente cedo no curso do transtorno bipolar, ainda que seus significados funcional e diagnóstico não sejam totalmente entendidos (Kanner, 2004).

Imagem funcional

Tomografia de emissão de pósitrons e imagem de ressonância magnética funcional (RMf) podem fornecer medidas relacionadas a atividade cerebral regional (Strakowski et al., 2000). Estudos de PET sobre metabolismo de glicose produziram resultados consistentes com atividade reduzida no córtex pré-frontal, consistentes com resultados de indivíduos deprimidos não-bipolares (Ketter et al., 2001). Estudos de indução de humor em indivíduos com transtorno bipolar (Kruger et al., 2003) encontraram mudanças na atividade ventral cingulada-cortical-límbica semelhantes àquelas encontradas em controles, em especial com temperamentos depressivos (Keightley et al., 2003). Um estudo de anedonia em indivíduos deprimidos bipolares e unipolares revelou que, em ambos, a anedonia estava negativamente correlacionada à captação de 2-desoxiglicose na ínsula e no claustro e positivamente correlacionada à captação no córtex cingulado anterior. Aqueles com transtorno bipolar tinham correlações negativas entre anedonia e captação no córtex pré-frontal dorsolateral e no giro cingulado supracaloso, enquanto em indivíduos deprimidos unipolares, a anedonia correlacionava-se de forma negativa com captação nos pólos frontais (Dunn et al., 2002). Esses estudos sugerem três níveis de especificidade: indivíduos com estados afetivos negativos independentemente de diagnóstico (Keightley et al., 2003), indivíduos depressivos independentemente de polaridade (Dunn et al., 2002; Ketter et al., 2001) e indivíduos bipolares independentemente de estado afetivo (Ketter et al., 2001).

A imagem por ressonância magnética funcional também foi utilizada para estudar responsividade afetiva e cognitiva no transtorno bipolar. Tanto o transtorno bipolar como o unipolar parecem estar associados à ativação do córtex pré-frontal dorsolateral e ventromedial anormal (Blumberg et al., 2003; Marvel e Paradiso, 2004). Os indivíduos deprimidos tinham maior ativação do córtex pré-frontal ventral esquerdo do que os eutímicos, e indivíduos bipolares tinham maior ativação cortical pré-frontal ventral esquerda rostral do que controles em um teste de Stroop, emocional, cor-palavra (Blumberg et al., 2003). A especificidade afetiva dessas respostas pode ser diferente entre os diagnósticos. Em um estudo sobre emoções evocadas, pessoas com transtorno bipolar tiveram respostas corticais, pré-frontais subcorticais e ventrais aumentadas a estímulos positivos e negativos, comparadas com aquelas com transtorno unipolar e com controles (Lawrence et al., 2004). Outro estudo confirmou que indivíduos com transtorno bipolar diferiam de controles nas respostas a estímulos positivos e negativos, aparentemente mobilizando áreas subcorticais e límbicas adicionais (Malhi et al., 2004).

ESPECTROSCOPIA *IN VIVO*

A neuroquímica pode ser estudada *in vivo* usando MRS (Moore e Galloway, 2002). A MRS de próton mostrou que indivíduos com transtorno bipolar tinham metabolismo de colina anormal, principalmente nos gânglios basais (Strakowski et al., 2000) e no córtex cingulado anterior (Moore et al., 2000). Estudos de metabolismo de inositol, um possível sítio de ação para o lítio, produziram resultados positivos (Stoll et al., 2000) e negativos (Moore et al., 2000). O achado de níveis de N-acetilaspartato reduzidos no córtex pré-frontal dorsolateral reflete integridade neuronal reduzida nessa região (Winsberg et al., 2000). A MRS de fósforo sugeriu a presença de metabolismo de fosfolipídeo frontal anormal, consistente com estudos metabólicos e de fluxo sangüíneo anteriores (Strakowski et al., 2000).

Conclusões

O quadro de depressão bipolar que está surgindo a partir dos estudos de imagem cerebral é de respostas afetivas reguladas de forma eficiente, possivelmente resultando de falha do córtex pré-frontal em modular sinais subcorticais e temporais (Strakowski et al., 2004, 2005). Ainda que algumas anormalidades estejam presentes cedo no curso da doença (DelBello et al., 2004), outras podem desenvolver-se à medida que a doença progride (Strakowski et al., 2004). Estudos de imagem revelam uma interação complexa de respostas afetivas, diagnosticamente não-específicas, sobrepostas a características mais específicas para transtorno bipolar. A caracterização melhorada dessas alterações estruturais, funcionais e metabólicas será útil no desenvolvimento e na necessidade de um modelo fisiológico para o início e o curso do transtorno bipolar.

BIOLOGIA DO TRANSTORNO BIPOLAR EM PACIENTES COM DEPRESSÕES RECORRENTES

Curso da doença

Visto que o primeiro episódio de transtorno bipolar costuma ser depressivo, é importante identificar diferenças entre pacientes com depressões recorrentes que, em situações eventuais, tinham episódios maníacos e aqueles que continuavam sem episódios maníacos. Comparações entre essas coortes de pacientes unipolares e bipolares identificados, bem como comparações entre aqueles com depressões recorrentes que desenvolveram ou não episódios maníacos ou hipomaníacos, mostraram, de maneira consistente, que o transtorno bipolar tem um curso mais recorrente (Angst et al., 2003; Kessing e Andersen, 1999) com início mais precoce (Akiskal et al., 1994; Benazzi, 2002, 2004; Kessing, 1999) e episódios mais freqüentes (Angst et al., 2003; Goldberg e Harrow, 2004; Kessing, 1999; Kessing e Andersen, 1999; Winokur e Wesner, 1987). De maneira similar, a ciclagem rápida pode ocorrer em qualquer uma das doenças, mas é muito mais comum no transtorno bipolar (Wolpert et al., 1990).

Tais resultados, combinados com a ausência de diferenças clínicas consistentes entre episódios depressivos bipolares e unipolares, apóiam a conclusão de que o aspecto clínico mais proeminente de transtorno bipolar é seu curso, mais do que as características de episódios individuais. De fato, existe um subgrupo dos chamados indivíduos deprimidos unipolares, que, com alta recorrência, sensibilidade ao lítio e história familiar, lembram mais pacientes com transtorno bipolar do que com transtorno unipolar (Benazzi, 2002, 2003b; Kupfer et al., 1975).

Modelos de excitação e sensibilização foram propostos para explicar o curso recorrente de transtorno bipolar (Antelman et al., 1998). Estes sugerem que episódios anteriores têm mais probabilidade de estarem associados a estressores ambientais ou fisiológicos, com episódios posteriores tornando-se progressivamente mais autônomos, e que a freqüência de episódios acelera (Post et al., 1986). É importante notar que os cursos de transtornos depressivos tanto bipolares como maiores, em média, têm essas características gerais – por exemplo, ambos são caracterizados por episódios anteriores associados a eventos estressantes e episódios posteriores tornando-se autônomos (Swann et al., 1990). Dois grandes estudos de recorrência em pacientes bem-caracterizados revelaram que transtorno bipolar apresentava taxa de recorrência mais alta (Angst et al., 2003; Kessing e Andersen, 1999), mas que tanto o transtorno unipolar como o transtorno bipolar tinham taxas de recorrência aumentadas por episódio (9 e 15%, respectivamente) (Kessing e Andersen, 1999). Esses dados sugerem que mecanismos semelhantes de recorrência podem existir na doença depressiva bipolar e maior, mas que, no transtorno bipolar, tais mecanismos são, em geral, mais proeminentes.

Genética

Estudos familiares

O transtorno bipolar é altamente familiar (Gershon et al., 1982). A taxa de concordância em gêmeos monozigóticos foi relatada como variando de 47 a 70%, e de 5 a 10% dos parentes de primeiro grau de probandos com transtorno bipolar também têm a condição (Craddock e Jones, 1999). Entre os filhos de um pai com transtorno bipolar, foi verificado que 51% apresentavam um transtorno psiquiátrico; o risco de transtorno bipolar nos filhos era maior com doença parental de início precoce (Chang et al., 2000). O Estudo Colaborativo Clínico sobre Psicobiologia da Depressão do National Institute of Mental Health (NIMH) entrevistou 2.225 parentes de primeiro grau de 612 probandos, confirmando que o início precoce aumentava o risco de transtorno unipolar ou bipolar nos parentes e que a idade de início parecia tornar-se mais precoce em gerações sucessivas (Rice et al., 1987). O transtorno unipolar é aumentado em famílias de indivíduos com transtorno bipolar, de modo que o grau de especificidade genética não é claro (Gershon et al., 1982). Estudos de famílias e de gêmeos não foram uniformemente bem-sucedidos em demonstrar transmissão familiar distinta de transtornos unipolares e bipolares. Um estudo de uma amostra epidemiológica encontrou uma associação entre mania e depressão maior em gêmeos, e apenas um pequeno efeito sobre a hereditariedade de episódios depressivos maiores se a história de mania fosse removida, consistente com um modelo de herança para transtornos unipolares e bipolares (Karkowski e Kendler, 1997). Entretanto, em um estudo de 67 pares de gêmeos bipolares (30 monozigóticos) e 176 pares de gêmeos unipolares (68 homozigóticos), foi relatada uma hereditariedade de transtorno bipolar de 85%, com 71% do risco genético para mania não compartilhado com depressão (McGuffin et al., 2003). Um estudo de 1.578 parentes de primeiro grau de probandos com esquizofrenia, transtorno bipolar ou transtorno unipolar verificou que a hereditariedade de transtorno afetivo podia ser diferenciada de esquizofrenia, mas que transtorno unipolar não podia ser claramente diferenciado de transtorno bipolar.

Estudos de genes candidatos

O papel aparente de sistemas de neurotransmissores em sintomas de transtorno bipolar e nos mecanismos de tratamento levou à investigação de alelos de genes regulando estes sistemas em indivíduos com transtorno bipolar. Os resultados desses estudos foram, em sua maioria, negativos.

Serotonina

O sistema serotonérgico foi o mais extensivamente estudado. Uma forma do transportador de serotonina parece estar relacionada à resposta a inibidores seletivos da recaptação de serotonina (ISRSs) no transtorno bipolar ou no transtorno unipolar (Lerer e Macciardi, 2002; Serretti et al., 2004). Nem alelos de receptor de triptofano hidroxilase, nem de serotonina 1A, 2A ou 2C estavam relacionados com resposta a lítio (Serretti et al., 1999, 2000). Foi relatado que a incidência de uma forma de receptor de 5-HT$_{2C}$ era elevada no transtorno unipolar ou no transtorno bipolar (Lerer et al., 2001). Além disso, constatou-se que alelos dos genes de 5-HT$_{1B}$ (Huang et al., 2003), 5-HT$_{2A}$ (Massat et al., 2000; Ni et al., 2002) e 5-HT$_{5A}$

(Arias et al., 2001), de transportador de serotonina (Cusin et al., 2001; Mansour et al., 2005) e de triptofano hidroxilase (Cusin et al., 2001) não diferenciam transtorno bipolar de transtorno unipolar ou de controles.

Catecolaminas

Não há relatos de que algum receptor de catecolamina ou polimorfismo de enzima metabólica diferencie transtorno bipolar de transtorno unipolar ou de controles saudáveis. Foi relatado que o alelo LL do gene catecol O-metiltransferase (COMT) (que tem baixa atividade, levando ao potencial para decomposição extracelular reduzida de catecolaminas) estava associado à ciclagem ultra-rápida em um estudo (Papolos et al., 1998). Segundo relatos, o alelo A1 do gene de receptor de dopamina D_2 estava associado a risco de abuso de substâncias (Noble, 2000), e uma forma do receptor de D_4 estava associada a risco de delírios nos transtornos unipolar e bipolar (Serretti et al., 1998b). Estudos do transportador de NE (Hadley et al., 1995), do receptor noradrenérgico alfa$_2$ (Ohara et al., 1998), do receptor de D_3 (Chiaroni et al., 2000) e da monoaminoxidase A (MAO-A) (Syagailo et al., 2001) foram todos negativos.

Outros transmissores

Após um trabalho teórico inicial, a pesquisa foi frustrada por alguns relatos negativos recentes a respeito de receptores GABA-A (Coon et al., 1994; Serretti et al., 1998a), síntese de hormônio liberador de corticotropina (Stratakis et al., 1997), e síntese de pró-neurotensina (Austin et al., 2000).

Sistemas fisiológicos

O fator neurotrófico derivado do cérebro (BDNF – *brain-derived neurotrophic factor*) é importante nas adaptações neurais ao estresse e tem propriedades antidepressivas em modelos animais de depressão (Hashimoto et al., 2004). Uma repetição dinucleotídea do gene de BDNF estava associada a risco de transtornos do humor de início na infância (Wood et al., 2003). Os resultados com o alelo val66met foram mistos em termos de sua capacidade de diferenciar o transtorno unipolar do bipolar, possivelmente dependendo de etnia (Hong et al., 2003) ou de métodos. Ele não diferenciou indivíduos com transtorno bipolar de controles em estudos de controle de caso (Nakata et al., 2003; Neves-Pereira et al., 2002; Oswald et al., 2004) nem identificou indivíduos com transtorno do humor de início na infância (Wood et al., 2003) em estudos de controle de caso. Em estudos familiares, entretanto, o alelo val66met estava associado a transtorno bipolar (Neves-Pereira et al., 2002; Sklar et al., 2002) e a transtorno bipolar de início na infância (Gelle et al., 2004). Essa forma de BDNF também estava associada a transtorno obsessivo-compulsivo de início precoce (Hall et al., 2003), que pode, ele próprio, estar relacionado a risco de transtorno bipolar (Chen e Dilsaver, 1995; Thomsen, 1992).

Segundo relatos, genes-relógio estão associados à recorrência aumentada no transtorno bipolar (Benedetti et al., 2003) e à idade de início (Benedetti et al., 2004). Uma forma de GSK-3-beta pode ser protetora, mas tem baixa freqüência (Benedetti et al., 2004).

Estudos de tecido cerebral

Sistemas de interesse podem ser estudados em tecido cerebral de necropsia, por meio de auto-radiografia quantitativa e de hibridização *in situ*. Há evidências apoiando regulação anormal de sinalização de receptor segundo-mensageiro, mas não nos próprios sítios de ligação de receptor para sistemas glutamatérgicos talâmicos (Clinton et al., 2004). Estudos provocativos revelam reduções em um grupo de proteínas sinápticas, chamadas *complexinas*, nas áreas límbicas na esquizofrenia e no transtorno bipolar, mas não no transtorno unipolar (Eastwood e Harrison, 2000). A expressão do gene CREB era aumentada na amígdala de vítimas de suicídio, independentemente do diagnóstico (Young et al., 2004). Uma translocação do gene DISC-1 está associada a amplitude de P300 reduzida na esquizofrenia e no transtorno bipolar (Blackwood et al., 2001, 2004). Nem a expressão genética de COMT (Tunbridge et al., 2004), nem a do neuropetídeo Y (Caberloto e Hurd, 2001) diferiam entre amostras de esquizofrenia, transtorno bipolar, transtorno unipolar e controles.

Resumo

O número relativamente pequeno de alelos de gene candidato que foram estudados não forneceu muita evidência de diferenças específicas entre transtorno bipolar e transtorno unipolar ou esquizofrenia. Algumas características parecem ser compartilhadas entre todos. Talvez os estudos mais instigantes sejam aqueles relacionados ao curso da doença e a propriedades neurofisiológicas. Esses achados sugerem um padrão dimensional de fisiopatologia, no qual o transtorno bipolar pode compartilhar algumas características com esquizofrenia e outras com transtorno unipolar.

Estudos do genoma

Muitos *loci* de suscetibilidade potencial foram encontrados, mas relativamente poucos achados foram reproduzidos de forma consistente (Craddock e Jones, 1999). Parece haver diferentes *loci* de suscetibilidade associados a transmissão paterna e materna (Cichon et al., 2001a). A importância depende da definição de casos, que varia de uma ampla definição, a qual inclui desde todos os transtornos afetivos até definições limitadas, restritas a transtorno bipolar I (Cichon et al., 2001b; Segurado et al., 2003). Uma metanálise de 18 conjuntos de dados encontrou "regiões não fortemente significativas", mas identificou sítios promissores nos cromossomos 9, 10 e 14 (Segurado et al., 2003). De maneira similar, estudos recentes usando linhagens do NIMH encontraram "genes suscetíveis de efeito modesto" (Willour et al., 2003; Zandi et al., 2003). Uma discussão mais completa de estudos do genoma é apresentada no Capítulo 3, "Genética do Transtorno Bipolar".

Resumo

A pesquisa genética no transtorno bipolar está confirmando o quadro complexo que surge da pesquisa clínica. Parece não haver um gene para transtorno bipolar, ao contrário de doenças como a de Huntington. Os resultados de estudos anteriores foram obscurecidos por suposições inadequadas de herança dominante, de gene único e por problemas na identificação de casos e controles (Gershon, 2000). O modelo mais convincente é aquele de um transtorno oligogenético, no qual características clínicas são determinadas pela combinação de diversos genes de suscetibilidade, cada um deles podendo ser relativamente comum (Gershon, 2000). Possíveis domínios de genes de suscetibilidade, com base na evidência disponível até o momento, incluem início da doença (Wood et al., 2003), ciclicidade (Benedetti et al., 2003), propensão à psicose (Blackwood e Muir, 2004) e relativa suscetibilidade à depressão ou mania (Quitkin et al., 1986).

RESUMO

Apesar do progresso substancial com o uso de imagem cerebral e técnicas genéticas, nossa capacidade de estudar a biologia da depressão bipolar é limitada pela capacidade imperfeita de descrever o fenótipo de transtorno bipolar. A presença de mania ou hipomania passada não é sensível o suficiente, uma vez que depressão costuma preceder mania. Esse problema pode ser tratado pelo estudo de endofenótipos ou de características como amplitude de P300 ou resposta a estimulantes que podem representar a expressão de genes de suscetibilidade subjacentes (Lenox et al., 2002). O transtorno bipolar pode compartilhar características com esquizofrenia ou com transtorno unipolar, enquanto outros aspectos podem diferenciá-lo das duas doenças. Isso explicaria a sobreposição genética e clínica entre transtorno bipolar e esquizofrenia ou transtorno unipolar, bem como a apresentação do tipo espectro de transtornos afetivos e esquizofrenia.

Há indícios significativos em relação à especificidade, mas poucos achados absolutos. Episódios depressivos associados a transtornos bipolares ou unipolares podem ser clinicamente idênticos, mas a depressão no transtorno bipolar está associada a uma inter-relação mais forte entre estado afetivo, função motora e função noradrenérgica (Swann et al., 1999). O curso da doença no transtorno bipolar parece ser seu aspecto mais característico, com início mais precoce, mais labilidade afetiva e maior suscetibilidade à recorrência do que no transtorno unipolar. Contudo, essas características podem representar um *continuum* no qual transtornos bipolares e unipolares diferem mais do ponto quantitativo do que qualitativo (Angst et al., 2003; Kessing e Andersen, 1999; Swann et al., 1990). Sugeriu-se, há alguns anos, que a ocorrência aleatória de episódios maníacos poderia levar a alterações no curso da doença que pareciam diferenciar transtornos unipolares de bipolares (Swann, 1997), mas há evidência substancial de que a freqüência de episódios depressivos tende a ser aumentada antes do primeiro episódio maníaco (Akiskal et al., 1994; Winokur e Wesner, 1987). Portanto, mais do que provocar alterações subseqüentes no curso da doença, os episódios maníacos podem ser um resultado aleatório de suscetibilidade aumentada à recorrência da doença, com os pacientes diferindo em sua suscetibilidade à depressão e à mania (Quitkin et al., 1986). Por fim, a suscetibilidade aumentada a estimulantes (Anand et al., 2000) e sensibilidade aumentada a catecolaminas (Price et al., 1984; Swann et al., 1990, 1999) indica um papel para a sensibilização comportamental no transtorno bipolar (Post et al., 1986) e a necessidade de um melhor entendimento dos fatores que podem aumentar a suscetibilidade à sensibilização.

Em resumo, a convergência de estudos genéticos, fisiológicos e de imagem funcional é na direção de um entendimento dos mecanismos pelos quais propriedades determinantes do curso da doença podem interagir com propriedades da síndrome depressiva para produzir a entidade clínica de depressão bipolar. Tal ponto ainda não foi alcançado. Transtornos bipolares e unipolares podem ser o resultado de processos subjacentes semelhantes, mas parecem ser substancialmente diferentes em curso aparente e resposta a tratamento. O instrumento mais prático para identificar transtorno bipolar ainda é a caracterização cuidadosa do curso da doença.

REFERÊNCIAS

Abrams R, Taylor MA: A comparison of unipolar and bipolar depressive illness. Am J Psychiatry 137:1084-1087, 1980

Adler LE, Gerhardt GA, Franks R, et al: Sensory physiology and catecholamines in schizophrenia and mania. Psychiatry Res 31:297-309, 1990

Akiskal HS, Maser JD, Zeller PJ, et al: Switching from 'unipolar' to bipolar II. An 11-year prospective study of clinical and temperamental predictors in 559 patients. Arch Gen Psychiatry 52:114-123, 1994

Akyol O, Zoroglu SS, Armutcu F, et al: Nitric oxide as a physiopathological factor in neuropsychiatric disorders. In Vivo 18:377-390, 2004

Ali SO, Denicoff KD, Altshuler LL, et al: A preliminary study of the relation of neuropsychological performance to neuroanatomic structures in bipolar disorder. Neuropsychiatry Neuropsychol Behav Neurol 13:20-28, 2000

Anand A, Verhoeff P, Seneca N, et al: Brain SPECT imaging of amphetamine-induced dopamine release in euthymic bipolar disorder patients. Am J Psychiatry 157:1108-1114, 2000

Angst J, Gamma A, Sellaro R, et al: Recurrence of bipolar disorders and major depression. A life-long perspective. Eur Arch Psychiatry Clin Neurosci 253:236-240, 2003

Antelman SM, Caggiula AR, Kucinski BJ, et al: The effects of lithium on a potential cycling model of bipolar disorder. Prog Neuropsychopharmacol Biol Psychiatry 22:495-510, 1998

Arias B, Collier DA, Gasto C, et al: Genetic variation in the 5-HT5A receptor gene in patients with bipolar disorder and major depression. Neurosci Lett 303:111-114, 2001

Åsberg M: Neurotransmitters and suicidal behavior: the evidence from cerebrospinal fluid studies. Ann NY Acad Sci 836:158-181, 1997

Austin J, Hoogendoorn B, Buckland P, et al: Association analysis of the proneurotensin gene and bipolar disorder. Psychiatr Genet 10:51-54, 2000

Baumann B, Bogerts B: Neuroanatomical studies on bipolar disorder. Br J Psychiatry 41(suppl):s142-s147, 2001

Benazzi F: Bipolar versus unipolar psychotic outpatient depression. J Affect Disord 55:63-66, 1999

Benazzi F: Depressive mixed state: testing different definitions. Psychiatry Clin Neurosci 55:647-652, 2001

Benazzi F: Highly recurrent unipolar may be related to bipolar II. Compr Psychiatry 43:263-268, 2002

Benazzi F: Depressive mixed state: dimensional versus categorical definitions. Prog Neuropsychopharmacol Biol Psychiatry 27:129-134, 2003a

Benazzi F: Is there a link between atypical and early onset "unipolar" depression and bipolar II disorder? Compr Psychiatry 44:102-109, 2003b

Benazzi F: Bipolar II disorder family history using the family history screen: findings and clinical implications. Compr Psychiatry 45:77-82, 2004

Benazzi F, Koukopoulos A, Akiskal HS: Toward a validation of a new definition of agitated depression as a bipolar mixed state (mixed depression). Eur Psychiatry 19:85-90, 2004

Benedetti F, Serretti A, Colombo C, et al: Influence of CLOCK gene polymorphism on circadian mood fluctuation and illness recurrence in bipolar depression. Am J Med Genet 123B:23-26, 2003

Benedetti F, Serretti A, Colombo C, et al: A glycogen synthase kinase 3-beta promoter gene single nucleotide polymorphism is associated with age at onset and response to total sleep deprivation in bipolar depression. Neurosci Lett 368:123-126, 2004

Berrettini WH, Nurnberger JI, Hare T, et al: Plasma and CSF GABA in affective illness. Br J Psychiatry 141:483-487, 1982

Berrettini WH, Nurnberger JI, Hare TA, et al: CSF GABA in euthymic manic-depressive patients and controls. Biol Psychiatry 21:842-844, 1986

Blackwood DH, Muir WJ: Clinical phenotypes associated with DISC1, a candidate gene for schizophrenia. Neurotox Res 6:35-41, 2004

Blackwood DH, Fordyce A, Walker MT, et al: Schizophrenia and affective disorders – cosegregation with a translocation at chromosome 1q42 that directly disrupts brain-expressed genes: clinical and P300 findings in a family. Am J Hum Genet 69:428-433, 2001

Blumberg HP, Leung HC, Skudlarski P, et al: A functional magnetic resonance imaging study of bipolar disorder: state- and trait-related dysfunction in ventral prefrontal cortices. Arch Gen Psychiatry 60:601-609, 2003

Bowley MP, Drevets WC, Ongur D, et al: Low glial numbers in the amygdala in major depressive disorder. Biol Psychiatry 52:404-412, 2002

Brambilla P, Perez J, Barale F, et al: GABAergic dysfunction in mood disorders. Mol Psychiatry 8:721-737, 715, 2003

Brambilla P, Nicoletti M, Sassi RB, et al: Corpus callosum signal intensity in patients with bipolar and unipolar disorder. J Neurol Neurosurg Psychiatry 75:221-225, 2004

Brauch RA, El-Masri MA, Parker JC Jr, et al: Glial cell number and neuron/glial cell ratios in post mortem brains of bipolar individuals. J Affect Disord, in press

Brocke B, Beauducel A, John R, et al: Sensation seeking and affective disorders: characteristics in the intensity dependence of acoustic evoked potentials. Neuropsychobiology 41:24-30, 2000

Brown FW, Lewine RJ, Hudgins PA, et al: White matter hyperintensity signals in psychiatric and non psychiatric subjects. Am J Psychiatry 149:620-625, 1992

Bruder GE, Stewart JW, Towey JP, et al: Abnormal cerebral laterality in bipolar depression: convergence of behavioral and brain event-related potential findings. Biol Psychiatry 32:33-47, 1992

Buchsbaum MS, Haier RJ, Murphy DL: Suicide attempts, platelet monoamine oxidase and the average evoked response. Acta Psychiatr Scand 56:69-79, 1977

Bunney WE Jr, Goodwin FK, House KM, et al: The "switch process" in manic-depressive illness: II. Relationship to catecholamines, REM sleep, and drugs. Arch Gen Psychiatry 27:304-309, 1972

Caberlotto L, Hurd YL: Neuropeptide Y Y(l) and Y(2) receptor mRNA expression in the prefrontal cortex of psychiatric subjects. Relationship of Y(2) subtype to suicidal behavior. Neuropsychopharmacology 25:91-97, 2001

Chana G, Landan S, Beasley C, et al: Two dimensional assessment of cytoarchitecture in the anterior cingulate cortex in major depressive disorder, bipolar disorder, and scizophrenia: e idence for decreased neuronal somal size and increased neuronal density. Biol Psychiatry 53:1086-1098, 2003

Chang KD, Steiner H, Ketter TA: Psychiatric phenomenology of child and adolescent bipolar offspring. J Am Acad Child Adolesc Psychiatry 39:453-460, 2000

Chen YW, Dilsaver SC: Comorbidity for obsessive-compulsive disorder in bipolar and unipolar disorders. Psychiatry Res 59:57-64, 1995

Cherry L, Swann AC: Cation transport mediated by Na+, K+-adenosine triphosphatase in lymphoblastoma cells from patients with bipolar I disorder, their relatives, and unrelated control subjects. Psychiatry Res 53:111-118, 1994

Chiaroni P, Azorin JM, Dassa D, et al: Possible involvement of the dopamine D3 receptor locus in subtypes of bipolar affective disorder. Psychiatr Genet 10:43-49, 2000

Cichon S, Schmidt-Wolf G, Schumacher J, et al: A possible susceptibility locus for bipolar affective disorder in chromosomal region 10q25-q26. Mol Psychiatry 6:342-349, 2001a

Cichon S, Schumacher J, Muller DJ, et al: A genome screen for genes predisposing to bipolar affective disorder detects a new susceptibility locus on 8q. Hum Mol Genet 10:2933-2944, 2001b

Clinton SM, Meador-Woodruff JH: Abnormalities of the NMDA receptor and associated intracellular molecules in the thalamus in schizophrenia and bipolar disorder. Neuropsychopharmacology 29:1353-1362, 2004

Coon H, Hicks AA, Bailey ME, et al: Analysis of GABA-A receptor subunit genes in multiplex pedigrees with manic depression. Psychiatr Genet 4:185-191, 1994

Craddock N, Jones I: Genetics of bipolar disorder. J Med Genet 36:585-594, 1999

Cusin C, Serretti A, Lattuada E, et al: Influence of 5-HTTLPR and TPH variants on illness time course in mood disorders. J Psychiatr Res 35:217-223, 2001

Dager SR, Swann AC: Advances in brain metabolism research: toward a moving picture of neural activity. Biol Psychiatry 39:231-233, 1996

DelBello MP, Zimmerman ME, Mills NP, et al: Magnetic resonance imaging analysis of amygdala and other subcortical brain regions in adolescents with bipolar disorder. Bipolar Disord 6:43-52, 2004

Dorz S, Borgherini G, Conforti D, et al: Depression in inpatients: bipolar vs. unipolar. Psychol Reports 92:1031-1039, 2003

Drevets WC, Ongur D, Price JL: Neuroimaging abnormalities in the subgenual prefrontal cortex: implications for the pathophysiology of familial mood disorders. Mol Psychiatry 3:220-221, 1998

Dubal S, Pierson A, Jouvent R: Focused attention in anhedonia: a P3 study. Psychophysiology 37:711-714, 2000

Dunn RT, Kimbrell TA, Ketter TA, et al: Principal components of the Beck Depression Inventory and regional cerebral metabolism in unipolar and bipolar depression. Biol Psychiatry 51:387-399, 2002

Eastwood SL, Harrison PJ: Hippocampal synaptic pathology in schizophrenia, bipolar disorder and major depression: a study of complexin mRNAs. Mol Psychiatry 5:425-432, 2000

El-Mallakh RS, Harrison LT, Li R, et al: An animal model for mania: preliminary results. Prog Neuropsychopharmacol Biol Psychiatry 19:955-962, 1995

El-Mallakh RS, Schurr A, Payne RS, Li R: Ouabain induction of cycling of multiple spike responses in hippocampal slices is delayed by lithium. J Psychiatr Res 34:115-120, 2000

El-Mallakh RS, El-Masri MA, Huff MO, et al: Intracerebroventricular administration of ouabain to rats models human mania. Bipolar Disord 5:362-365, 2003

First MB, Spitzer RL, Gibbon M, et al: Structured Clinical Interview for DSM-IV Axis I Disorders, Patient Edition. New York, Biometrics Research Institute, New York State Psychiatric Institute, 1996

Frank E, Rush AJ, Blehar M, et al: Skating to where the puck is going to be: a plan for clinical trials and translation research in mood disorders. Biol Psychiatry 52:631-654, 2002

Geller B, Badner JA, Tillman R, et al: Linkage disequilibrium of the brain-derived neurotrophic factor Val66Met polymorphism in children with a prepubertal and early adolescent bipolar disorder phenotype. Am J Psychiatry 161:1698-1700, 2004

Gershon ES: Bipolar illness and schizophrenia as oligogenic diseases: implications for the future. Biol Psychiatry 47:240-244, 2000

Gershon ES, Hamovit J, Guroff JJ, et al: A family study of schizoaffective, bipolar I, bipolar II, unipolar and normal control probands. Arch Gen Psychiatry 39:1157-1167, 1982

Geuze E, Vermetten E, Bremner JD: MR-based in vivo hippocampal volumetrics, 2: findings in neuropsychiatric disorders. Mol Psychiatry 10:160-184, 2004

Goldberg JF, Harrow M: Consistency of remission and outcome in bipolar and unipolar mood disorders: a 10-year prospective follow-up. J Affect Disord 81:123-131, 2004

Goodwin FK, Post RM: 5-hydroxytryptamine and depression: a model for the interaction of normal variance with pathology. Br J Clin Pharmacol 15:393S-405S, 1983

Grossman F, Potter WZ: Catecholamines in depression: a cumulative study of urinary norepinephrine and its major metabolites in unipolar and bipolar depressed patients versus healthy volunteers at the NIMH. Psychiatry Res 87:21-27, 1999

Hadley D, Hoff M, Holik J, et al: Manic-depression and the norepinephrine transporter gene. Hum Hered 45:165-168, 1995

Hall D, Dhilla A, Charalambous A, et al: Sequence variants of the brain-derived neurotrophic factor (BDNF) gene are strongly associated with obsessive-compulsive disorder. Am J Hum Genet 73:370-376, 2003

Harwood AJ, Agam G: Search for a common mechanism of mood stabilizers. Biochem Pharmacol 66:179-189, 2003

Hashimoto K, Shimizu E, Iyo M: Critical role of brain-derived neurotrophic factor in mood disorders. Brain Res Brain Res Rev 45:104-114, 2004

Hegerl U, Gallinat J, Juckel G: Event-related potentials. Do they reflect central serotonergic neurotransmission and do they predict clinical response to serotonin agonists? J Affect Disord 62:93-100, 2001

Hong CJ, Huo SJ, Yen FC, et al : Association study of a brain-derived neurotrophic-factor genetic polymorphism and mood disorders, age of onset and suicidal behavior. Neuropsychobiology 48:186-189, 2003

Huang YY, Oquendo MA, Friedman JM, et al: Substance abuse disorder and major depression are associated with the human 5-HT1B receptor gene (HTR1B) G861C polymorphism. Neuropsychopharmacology 28:163-169, 2003

Janowsky DS, El- Yousef MK, Davis JM, et al: A cholinergic-adrenergic hypothesis for mania and depression. Lancet 2:632-635, 1972

Kanner AM: Structural MRI changes of the brain in depression. Clin EEG Neurosci 35:46-52, 2004

Karkowski LM, Kendler KS: An examination of the genetic relationship between bipolar and unipolar illness in an epidemiological sample. Psychiatr Genet 7:159-1631997

Katz MM, Robins E, Croughan J, et al: Behavioral measurement and drug response characteristics of unipolar and bipolar depression. Psychol Med 12:25-36, 1982

Kegeles LS, Malone KM, Slifstein M, et al: Response of cortical metabolic deficits to serotonergic challenge in familial mood disorders. Am J Psychiatry 160:76-82, 2003

Keightley ML, Seminowicz DA, Bagby RM, et al: Personality influences limbic-cortical interactions during sad mood induction. Neuroimage 20:2031-2039, 2003

Kessing LV: The effect of the first manic episode in affective disorder: a case register study of hospitalized episodes. J Affect Disord 53:233-239, 1999

Kessing LV, Andersen PK: The effect of episodes on recurrence of affective disorders: a case register study. J Affect Disord 53:225-231, 1999

Ketter TA, Wang PW: Predictors of treatment response in bipolar disorders: evidence from clinical and brain imaging studies. J Clin Psychiatry 63 (suppl3):21-25,2002

Ketter TA, Kimbrell TA, George MS, et al: Effects of mood and subtype on cerebral glucose metabolism in treatment-resistant bipolar disorder. Biol Psychiatry 49:97-109, 2001

Knott V, Waters B, Lapierre Y, et al: Neurophysiological correlates of sibling pairs discordant for bipolar affective disorder. Am J Psychiatry 142:248-250, 1985

Kocsis JH, Davis JM, Katz MM, et al: Depressive behavior and hyperactive adrenocortical function. Am J Psychiatry 142:1291-1298, 1985

Koslow SH, Maas JW, Bowden C, et al: Cerebrospinal fluid and urinary biogenic amines and metabolites in depression, mania, and healthy controls. Arch Gen Psychiatry 40:999-1010, 1983

Kruger S, Seminowicz D, Goldapple K, et al: State and trait influences on mood regulation in bipolar disorder: blood flow differences with an acute mood challenge. Biol Psychiatry 54:1274-1283, 2003

Kupfer DJ, Weiss BL, Foster G, et al: Psychomotor activity in affective states. Arch Gen Psychiatry 30:765-768, 1974

Kupfer DJ, Pickar D, Himmelhoch JM, et al: Are there two types of unipolar depression? Arch Gen Psychiatry 32:866-871, 1975

Kusumi I, Koyama T, Yamashita I: Serotonin-induced platelet intracellular calcium mobilization in depressed patients. Psychopharmacol 113:322-327, 1994

Lachman HM, Papolos DF: A molecular model for bipolar affective disorder. Med Hypotheses 45:255-264, 1995

Lawrence NS, Williams AM, Surguladze S, et al: Subcortical and ventral pre-frontal cortical neural responses to facial expressions distinguish patients with bipolar disorder and major depression. Biol Psychiatry 55:578-587, 2004

Lenox RH, Gould TD, Manji HK: Endophenotypes in bipolar disorder. Am J Med Genet 114:391-406, 2002

Lerer B, Macciardi F: Pharmacogenetics of antidepressant and mood-stabilizing drugs: a review of candidate-gene studies and future research directions. Int J Neuropsychopharmacol 5:255-275, 2002

Lerer B, Macciardi F, Segman RH, et al: Variability of 5-HT2C receptor cys23ser polymorphism among European populations and vulnerability to affective disorder. Mol Psychiatry 6:579-585, 2001

Li R, El Mallakh RS: Differential response of bipolar and normal control lymphoblastoid cell sodium pump to ethacrynic acid. J Affect Disord 80: 11-17, 2004

Li R, El Mallakh RS, Herman MM, et al: Trinucleotide repeat expansion in the beta1 subunit of the sodium pump in manic-depression illness: a negative study. J Affect Disord 60:131-136, 2000

Lipton SA: Failures and successes of NMDA receptor antagonists: molecular basis for the use of open-channel blockers like memantine in the treatment of acute and chronic neurologic insults. NeuroRx 1:101-110, 2004

Lopez-Figueroa AL, Norton CS, Lopez-Figueroa MO, et al: Serotonin 5-HT1A, 5-HT1B, and 5-HT2A receptor mRNA expression in subjects with major depression, bipolar disorder, and schizophrenia. Biol Psychiatry 55:225-233, 2004

Maas JW, Koslow SH, Katz MM, et al: Pretreatment neurotransmitter metabolite levels and response to tricyclic antidepressant drugs. Am J Psychiatry 141:1159-1171, 1984

Maas JW, Koslow SH, Davis JM, et al: Catecholamine metabolism and disposition in healthy and depressed subjects. Arch Gen Psychiatry 44:337-344, 1987

Maas JW, Katz MM, Frazer A, et al: Current evidence regarding biological hypotheses of depression and accompanying pathophysiological processes: a critique and synthesis of results using clinical and basic research results. Integr Psychiatry 7:155-161, 1991

Maas JW, Katz MM, Koslow SH, et al: Adrenomedullary function in depressed patients. J Psychiatr Res 28:357-367, 1994

Machado-Vieira R, Kapczinski F, Soares JC: Perspectives for the development of animal models of bipolar disorder. Prog Neuro-Psychopharmacol Biol Psychiatry 28:209-224, 2004

MacQueen GM, Young LT, Robb JC, et al: Effect of number of episodes on well-being and functioning of patients with bipolar disorder. Acta Psychiatr Scand 101:374-381, 2000

Malhi GS, Lagopoulos J, Ward PB, et al: Cognitive generation of affect in bipolar depression: an fMRI study. Eur J Neurosci 19:741-754, 2004

Mann JJ : Role of the serotonergic system in the pathogenesis of major depression and suicidal behavior. Neuropsychopharmacology 21:99S-105S, 1999

Mansour HA, Talkowski ME, Wood J, et al: Serotonin gene polymorphisms and bipolar I disorder: focus on the serotonin transporter. Ann Med 37:590-602, 2005

Marvel CL, Paradiso S: Cognitive and neurological impairment in mood disorders. Psychiatr Clin North Am 27:19-36, 2004

Massat I, Souery D, Lipp O, et al: A European multicenter association study of HTR2A receptor polymorphism in bipolar affective disorder. Am J Med Genet 96:136-140, 2000

McElroy SL, Keck PE Jr, Pope HG Jr, et al: Clinical and research implications of the diagnosis of dysphoric or mixed mania or hypomania. Am J Psychiatry 149:1633-1644, 1992

McGuffin P, Rijsdijk F, Andrew M, et al: The heritability of bipolar affective disorder and the genetic relationship to unipolar depression. Arch Gen Psychiatry 60:497-502, 2003

McPherson H, Walsh A, Silverstone T: Growth hormone and prolactin response to apomorphine in bipolar and unipolar depression. J Affect Disord 76:121-125, 2003

Meltzer HY, Uberkoman-Wiita B, Robertson A, et al: Enhanced serum cortisol response to 5-hydroxytryptophan in depression and mania. Life Sci 33:2541-2549, 1983

Mitchell P, Parker G, Jamieson K, et al: Are there any differences between bipolar and unipolar melancholia? J Affect Disord 25:97-105, 1992

Moore GJ, Galloway MP: Magnetic resonance spectroscopy: neurochemistry and treatment effects in affective disorders. Psychopharmacol Bull 36:5-23, 2002

Moore CM, Breeze JL, Gruber SA, et al: Choline, myo-inositol and mood in bipolar disorder: a proton magnetic resonance spectroscopic imaging study of the anterior cingulate cortex. Bipolar Disord 2:207-216, 2000

Mynett-Johnson L, Murphy V, McCormack J, et al: Evidence for an allelic association between bipolar disorder and a Na+,K+ adenosine triphosphatase alpha subunit gene (ATP1A3). Biol Psychiatry 44:47-51, 1998

Nakata K, Ujike H, Sakai A, et al: Association study of the brain-derived neurotrophic factor (BDNF) gene with bipolar disorder. Neurosci Lett 337:17-20, 2003

Nestler EJ, Gould E, Manji H, et al: Preclinical models: status of basic research in depression. Biol Psychiatry 52:503-528, 2002

Neves-Pereira M, Mundo E, Muglia P, et al: The brain-derived neurotrophic factor gene confers susceptibility to bipolar disorder: evidence from a family based association study. Am J Hum Genet 71:651-655, 2002

Ni X, Trakalo JM, Mundo E, et al: Family based association study of the serotonin-2A receptor gene (5-HT$_{2A}$) and bipolar disorder. Neuromolecular Med 2:251-259, 2002

Noble EP: Addiction and its reward process through polymorphisms of the D2 dopamine receptor gene: a review. Eur Psychiatry 15:79-89, 2000

O'Donnell BF, Vohs IL, Hetrick WP, et al: Auditory event-related potential abnormalities in bipolar disorder and schizophrenia. Int J Psychophysiol 53:45-55, 2004

Ohara K, Nagai M, Tani K, et al: Polymorphism in the promoter region of the alpha 2A adrenergic receptor gene and mood disorders. Neuroreport 9:1291-1294, 1998

Ongur P, Drevets WC, Price JL: Glial reduction in the subgenual prefrontal cortex in mood disorders. Prac Natl Acad Sci USA 95:13290-13295, 1998

Osman OT, Rudorfer MY, Potter WZ: Idazoxan: a selective α_2 antagonist and effective sustained antidepressant in two bipolar depressed patients. Arch Gen Psychiatry 46:958-959, 1989

Oswald P, Del Favero J, Massat I, et al: Non-replication of the brain-derived neurotrophic factor (BDNF) association in bipolar affective disorder: a Belgian patient-control study. Am J Med Genet 129B:34-35, 2004

Papolos DF, Veit S, Faedda GL, et al: Ultra-ultra rapid cycling bipolar disorder is associated with the low activity catecholamine-O-methyltransferase allele. Mol Psychiatry 3:346-349, 1998

Perry W, Minassian A, Feifel D, et al: Sensorimotor gating deficits in bipolar disorder patients with acute psychotic mania. Biol Psychiatry 50:418-424, 2001

Perugi G, Micheli C, Akiskal HS, et al: Polarity of the first episode, clinical characteristics, and course of manic depressive illness: a systematic retrospective investigation of 320 bipolar I patients. Compr Psychiatry 41:13-18, 2000

Pettigrew JD, Miller SM: A 'sticky' interhemispheric switch in bipolar disorder? Proc R Sac Lond B Biol Sci 265:2141-2148, 1998

Petty F, Kramer GL, Fulton M, et al: Low plasma GABA is a trait-like marker for bipolar illness. Neuropsychopharmacology 9:125-132, 1993

Pierson A, Jouvent R, Quintin P, et al: Information processing deficits in relatives of manic depressive patients. Psychol Med 30:545-555, 2000

Post RM, Rubinow DR, Ballenger JC: Conditioning and sensitization in the longitudinal course of affective illness. Br J Psychiatry 149:191-201, 1986

Post RM, Denicoff KD, Leverich GS, et al: Morbidity in 258 bipolar outpatients followed for 1 year with daily prospective ratings on the NIMH life chart method. J Clin Psychiatry 64:680-690, 2003

Prange AJ, Wilson JC, Lynn CW, et al: L-tryptophan in mania: contribution to a permissive hypothesis of affective disorders. Arch Gen Psychiatry 30:56-62, 1974

Price LH, Charney DS, Heninger GR: Three cases of manic symptoms following yohimbine administration. Am J Psychiatry 141:1267-1268, 1984

Price LH, Charney DS, Delgado PL, et al: Serotonin function and depression: neuroendocrine and mood responses to intravenous L-tryptophan in depressed patients and healthy comparison subjects. Am J Psychiatry 148:1518-1525, 1991

Quintin P, Benkelfat C, Launay JM, et al: Clinical and neurochemical effect of acute tryptophan depletion in unaffected relatives of patients with bipolar affective disorder. Biol Psychiatry 50:184-190, 2001

Quitkin FM, Rabkin JG, Prien RF: Bipolar disorder: are there manic-prone and depressive-prone forms? J Clin Psychopharmacol 6:167-172, 1986

Rajkowska G, Halaris A, Selemon LD: Reductions in neuronal and glial density characterize the dorsolateral prefrontal cortex in bipolar disorder. Biol Psychiatry 49:741-752, 2001

Rapoport SI: In vivo fatty acid incorporation into brain phosholipids in relation to plasma availability, signal transduction and membrane remodeling. J Mol Neurosci 16:243-261, 2001

Rice J, Reich T, Andreasen NC, et al: The familial transmission of bipolar illness. Arch Gen Psychiatry 44:441-447, 1987

Rose AM, Mellett BJ, Valdes R Jr, et al: Alpha2 isoform of the Na,K-ATPase is reduced in temporal cortex of bipolar individuals. Biol Psychiatry 44:892-897, 1998

Rudorfer MV, Ross RJ, Linnoila M, et al: Exaggerated orthostatic responsivity of plasma norepinephrine in depression. Arch Gen Psychiatry 42:1186-1192, 1985

Salisbury DF, Shenton ME, McCarley RW: P300 topography differs in schizophrenia and manic psychosis. BioI Psychiatry 45:98-106, 1999

Sassi RB, Brambilla P, Nicoletti M, et al: White matter hyperintensities in bipolar and unipolar patients with relatively mild-to-moderate illness severity. J Affect Disord 77:237-245, 2003

Schatzberg AF, Samson JA, Bloomingdale KL, et al: Toward a biochemical classification of depressive disorders. X. Urinary catecholamines, their metabolites, and D-type scores in subgroups of depressive disorders. Arch Gen Psychiatry 46:260-268,1989; erratum Arch Gen Psychiatry 46:860, 1989

Schurr A: Energy metabolism, stress hormones and neural recovery from cerebral ischemia/hypoxia. Neurochem Int 41:1-8, 2002

Schurr A, Payne R, Miller J, et al: Brain lactate, not glucose, fuels the recovery of synaptic function from hypoxia upon reoxygenation: an in vitro study. Brain Res 744:105-111, 1997a

Schurr A, Payne R, Miller J, et al: Glia are the main source of lactate utilized by neurons for recovery of function posthypoxia. Brain Res 774:221-224, 1997b

Segurado R, Detera-Wadleigh SD, Levinson DF, et al: Genome scan meta-analysis of schizophrenia and bipolar disorder, part III: bipolar disorder. Am J Hum Genet 73:49-62, 2003

Serretti A, Macciardi F, Cusin C, et al: Dopamine receptor D4 gene is associated with delusional symptomatology in mood disorders. Psychiatry Res 80:129-136, 1998a

Serretti A, Macciardi F, Cusin C, et al: GABAA alpha-1 subunit gene not associated with depressive symptomatology in mood disorders. Psychiatr Genet 8:251-254, 1998b

Serretti A, Lilli R, Lorenzi C, et al: Tryptophan hydroxylase gene and response to lithium prophylaxis in mood disorders. J Psychiatr Res 33:371-377, 1999

Serretti A, Lorenzi C, Lilli R, et al: Serotonin receptor 2A, 2C, 1A genes and response to lithium prophylaxis in mood disorders. J Psychiatr Res 34:89-98, 2000

Serretti A, Cusin C, Rossini D, et al: Further evidence of a combined effect of SERTPR and TPH on SSRIs response in mood disorders. Am J Med Genet 129B:36-40, 2004

Sher L, Oquendo MA, Li S, et al: Prolactin response to fenfluramine administration in patients with unipolar and bipolar depression and healthy controls. Psychoneuroendocrinology 28:559-573, 2003

Sitaram N, Nurnberger JI Jr, Gershon ES, et al: Cholinergic regulation of mood and REM sleep: potential model and marker of vulnerability to affective disorder. Am J Psychiatry 139:571-576, 1982

Sklar P, Gabriel SB, McInnis MG, et al: Family based association study of 76 candidate genes in bipolar disorder: BDNF is a potential risk locus. Brain-derived neutrophic factor. Mol Psychiatry 7:579-593, 2002

Sobczak S, Honig A, van Duinen MA, et al: Serotonergic dysregulation in bipolar disorders: a literature review of serotonergic challenge studies. Bipolar Disord 4:347-356, 2002

Souza VB, Muir WJ, Walker MT, et al: Auditory P300 event-related potentials and neuropsychological performance in schizophrenia and bipolar affective disorder. Biol Psychiatry 37:300-310, 1995

Stahl WL: The Na,K-ATPase of nervous tissue. Neurochem Int 8:449-476, 1986

Stewart RJ, Chen B, Dowlatshahi D, et al: Abnormalities in the cAMP signaling pathway in post-mortem brain tissue from the Stanley Neuropathology Consortium. Brain Res Bul 155:625-629, 2001

Stokes PE, Stoll PM, Koslow SH, et al: Pretreatment DST and hypothalamic-pituitary-adrenocortical function in depressed patients and comparison groups. Arch Gen Psychiatry 41:257-267, 1984

Stoll AL, Renshaw PF, Yurgelun-Todd DA, et al: Neuroimaging in bipolar disorder: what have we learned? Biol Psychiatry 48:505-517, 2000

Strakowski SM, DelBello MP, Adler C, et al: Neuroimaging in bipolar disorder. Bipolar Disord 2:148-164, 2000

Strakowski SM, Adler CM, Holland SK, et al: A preliminary fMRI study of sustained attention in euthymic, unmedicated bipolar disorder. Nueropsychopharmacol 29:1734-1740, 2004

Strakowski SM, DelBello MP, Adler CM: The functional neuroanatomy of bipolar disorder: a review of neuroimaging findings. Mol Psychiatry 10:105-116, 2005

Stratakis CA, Sarlis NJ, Berrettini WH, et al: Lack of linkage between the corticotropin-releasing hormone (CRH) gene and bipolar affective disorder. Mol Psychiatry 2:483-485, 1997

Swann AC: Is bipolar depression a specific biological entity? In Bipolar Disorder: Biological Models and Their Clinical Applications. Edited by Young LT, Joffe RT. New York, Marcel Dekker, 1997, pp 255-285

Swann AC, Koslow SH, Katz MM, et al: Lithium carbonate treatment of mania. Cerebrospinal fluid and urinary monoamine metabolites and treatment outcome. Arch Gen Psychiatry 44:345-354, 1987

Swann AC, Secunda SK, Stokes PE, et al: Stress, depression, and mania: relationship between perceived role of stressful events and clinical and biochemical characteristics. Acta Psychiatr Scand 81:389-397, 1990

Swann AC, Stokes PE, Casper R, et al: Hypothalamic-pituitary-adrenocortical function in mixed and pure mania. Acta Psychiatr Scand 85:270-274, 1992

Swann AC, Secunda SK, Katz MM, et al: Specificity of mixed affective states: clinical comparison of mixed mania and agitated depression. J Affective Disord 28:81-89, 1993

Swann AC, Stokes PE, Secunda S, et al: Depressive mania vs agitated depression: biogenic amine and hypothalamic-pituitary-adrenocortical function. Biol Psychiatry 35:803-813, 1994

Swann AC, Katz MM, Bowden CL, et al: Psychomotor performance and monoamine function in bipolar and unipolar affective disorders. Biol Psychiatry 45:979-988, 1999

Syagailo YV, Stober G, Grassle M, et al: Association analysis of the functional monoamine oxidase A gene promoter polymorphism in psychiatric disorders. Am J Med Genet 105:168-171, 2001

Thomsen PH: Obsessive-compulsive disorder in adolescence. Differential diagnostic considerations in relation to schizophrenia and manic-depressive disorder: a comparison of phenomenology and sociodemographic characteristics. Psychopathology 25:301-310, 1992

Tunbridge E, Burnet PW, Sodhi MS, et al: Catechol-O-methyltransferase (COMT) and proline dehydrogenase (PRODH) mRNAs in the dorsolateral prefrontal cortex in schizophrenia, bipolar disorder, and major depression. Synapse 51:112-118, 2004

Van Calker D, Belmaker RH: The high affinity inositol transport system-implications for the pathophysiology and treatment of bipolar disorder. Bipolar Disord 2:102-107, 2000

Whybrow P, Mendels J: Toward a biology of depression: some suggestions from neurophysiology. Am J Psychiatry 125:45-54, 1969

Willour VL, Zandi PP, Huo Y, et al: Genome scan of the fifty-six bipolar pedigrees from the NIMH genetics initiative replication sample: chromosomes 4, 7, 9, 18, 19, 20, and 21. Am J Med Genet 121B:21-27, 2003

Winokur G, Wesner R. From unipolar depression to bipolar illness: 29 who changed. Acta Psychiatr Scand 76:59-63, 1987

Winsberg ME, Sachs N, Tate DL, et al: Decreased dorsolateral prefrontal N-acetyl aspartate in bipolar disorder. Biol Psychiatry 47:475-481, 2000

Wolff EAI, Putnam FW, Post RM: Motor activity and affective illness: the relationship of amplitude and temporal distribution to changes in affective state. Arch Gen Psychiatry 42:288-294, 1985

Wolpert EA, Goldberg JF, Harrow M: Rapid-cycling in unipolar and bipolar affective disorders. Am J Psychiatry 147:725-728, 1990

Wood SJ, Berger G, Velakoulis D, et al: Proton magnetic resonance spectroscopy in first episode psychosis and ultra high-risk individuals. Schizophr Bull 29:831-843, 2003

Yanik M, Vural H, Tutkun H, et al: The role of the arginine-nitric oxide pathway in the pathogenesis of bipolar affective disorder. Eur Arch Psychiatry Clin Neurosci 254:43-47, 2004

Young LT, Bezchlibnyk YB, Chen B, et al: Amygdala cyclic adenosine monophosphate response element binding protein phosphorylation in patients with mood disorders: effects of diagnosis, suicide, and drug treatment. Biol Psychiatry 55:570-577, 2004

Zandi PP, Willour VL, Huo Y, et al: Genome scan of a second wave of NIMH genetics initiative bipolar pedigrees: chromosomes 2, 11, 13, 14, and X. Am J Med Genet 119B:69-76, 2003

Genética do transtorno bipolar | 3

ELIZABETH P. HAYDEN, PH.D.
JOHN I. NURNBERGER JR., M.D., PH.D.

O TRANSTORNO BIPOLAR É UMA condição grave que costuma ser caracterizada por episódios maníacos e depressivos, afetando cerca de 0,5 a 1% da população em sua forma mais estreitamente definida. Com freqüência visto em conjunto com risco de suicídio, co-morbidade psiquiátrica e prejuízo acentuado no funcionamento psicológico, o transtorno cobra um alto tributo dos pacientes e de suas famílias. Mesmo com tratamento adequado com estabilizador do humor, um terço dos pacientes bipolares recai dentro de três anos (Keller et al., 1992), e os custos anuais para americanos adultos afetados foram estimados em 45 bilhões de dólares em 1991 (Wyatt e Henter, 1995). O transtorno bipolar ocupa o sexto lugar entre as principais causas de incapacidade em todo o mundo (Murray e Lopez, 1996). Condizente com uma doença com seqüelas tão prejudiciais, há um grande interesse em refinar nosso entendimento acerca de sua etiologia. A pesquisa proveniente de estudos de gêmeos e de adoção indica influência forte e instigante da genética no transtorno bipolar. Diversos estudos de gêmeos mostraram um risco bastante elevado do transtorno em gêmeos monozigóticos, comparado com gêmeos dizigóticos (p. ex., Bertelsen et al., 1977; Cardno et al., 1999; Kendler et al., 1993b). Estudos de adoção também comprovam a importância de fatores genéticos no transtorno bipolar: ele é mais comum entre os pais biológicos do que entre os pais adotivos de adotados bipolares (Mendelwicz e Rainer, 1977), e Wender e colaboradores (1986) relataram que parentes biológicos de probandos bipolares adotados apresentam taxas elevadas de uma variedade de doenças psiquiátricas e suicídio completado.

Está bem-estabelecido que as formas mais graves de doença afetiva, tal como transtorno bipolar, ocorrem em famílias e parecem ser altamente hereditárias. O exame de linhagens de pacientes com transtornos afetivos sugere uma forma genética de herança, incompatível com uma explicação de gene único, e a pesquisa existente indica variação genética tanto compartilhada como única dentro da família de transtornos afetivos. Depressão unipolar e bipolar são vistas em famílias de probandos bipolares, enquanto depressão basicamente unipolar manifesta-se

---

Partes deste trabalho foram apoiadas por AA07462 e MH059545 e por incontáveis doações da Divisão de Saúde Mental de Indiana.

em famílias de probandos deprimidos unipolares, indicando uma suscetibilidade genética compartilhada entre algumas formas de doença unipolar e bipolar. De maneira similar, ainda que transtorno bipolar II (depressão acompanhada por hipomania) pareça estar geneticamente relacionado tanto ao transtorno bipolar como à depressão unipolar, há alguma evidência de taxas mais altas de doença bipolar II nas famílias de probandos bipolares II (Gershon et al., 1987), sugerindo que algumas influências genéticas são exclusivas à doença bipolar II.

Apesar da evidência consistente de estudos de gêmeos, de adoção e de famílias apoiando o papel de genes no transtorno bipolar, as bases moleculares precisas para o transtorno parecem complexas e são pouco entendidas. Mesmo que algumas regiões cromossômicas tenham apoio mais consistente do que outras, até o momento não foi identificado nenhum gene específico que, reconhecidamente, contribua para a etiologia de transtorno bipolar. Em uma tentativa de consolidar o conhecimento atual sobre as bases genéticas para doença bipolar, serão resumidos aqui achados de estudos de ligação e associação, com ênfase em estudos publicados desde 1999. Para determinar quais estudos incluir, foram seguidos os critérios recomendados por Lander e Kruglyak (1995) para escore logarítmico de chances [*logarithm of odds* (LOD) *scores*] significativos e sugestivos, exceto em casos nos quais estudos múltiplos envolvem a mesma região. Nestes, pode-se incluir, também, estudos relatando escores LOD que se aproximam de tais critérios. Será considerada, ainda, uma variedade de estratégias para pesquisa futura sobre as bases genéticas para transtorno bipolar.

ASSOCIAÇÕES DE ALTO ÍNDICE

Determinadas seções do cromossomo humano foram mais estritamente associadas à doença bipolar do que outras. Tais associações de alto índice foram reproduzidas e podem identificar genes candidatos importantes. Apesar disso, nenhum gene específico foi identificado de forma definitiva como contribuindo para o risco de desenvolvimento de doença bipolar ou para a proteção contra seu desenvolvimento, ou teve relação com qualquer uma das variáveis de tratamento ou curso associadas a esse transtorno.

Cromossomo 4

Uma ligação significativa com o cromossomo 4p foi inicialmente relatada por Blackwood e colaboradores em uma grande linhagem escocesa (Blackwood et al., 1996). Detera-Wadleigh e colaboradores (1999) também relataram evidência de ligação para 4p16-p14. Ligação sugestiva também foi referida no cromossomo 4q35 por Adams e colaboradores (1998) em uma linhagem australiana. Diversos estudos detectaram sinais de ligação em várias regiões do cromossomo. McInnis e colaboradores (2003b) examinaram uma amostra de 65 probandos bipolares internados e ambulatoriais de clínicas em Maryland e Iowa e suas famílias. Os Critérios Diagnósticos de Pesquisa (RDC – *Research Diagnostic Criteria*) foram usados para diagnósticos, e o Centro para Pesquisa de Doença Hereditária genotipou a maioria das linhagens para marcadores. Usando o GENEHUNTER-PLUS (Kong e Cox, 1997), a análise de ligação do genoma completo, não-paramétrica, revelou um sinal de ligação fraco em torno do marcador *D4S1629* (LOD = 1,9 para um modelo de doença amplo) em 4q32. Badenhop e colaboradores (2003) examinaram uma amostra de 55 linhagens contendo 674 indivíduos britânicos e irlandeses disponíveis para análise. Os diagnósticos foram feitos de acordo com o RDC. Vinte e nove marcadores de microssatélite no cromossomo 4q35 foram utilizados, e análises de escore LOD paramétricas de dois pontos foram conduzidas usando o ANALYZE (Hiekkalina et al., 2005). Diversos marcadores nessa região apresentaram evidência sugestiva de ligação, incluindo *D4S3051* (LOD = 2,32), *D4S426* (LOD = 2,49) e *D4S1652* (LOD = 3,19), todos sob um amplo modelo de doença. No estudo descrito anteriormente por Liu e colaboradores (2003), *D4S1625* em 4q31 gerou um escore LOD de dois pontos sugestivo de 3,16 sob um modelo dominante, usando um fenótipo de doença amplamente definido.

Achados de ligação para 4p16, em combinação com achados que sugerem ligação dos sintomas psiquiátricos a doença de Wolfram (Nanko et al., 1992), levaram à hipótese de que o gene de Wolfram (*WFS1*/wolframina) pode ser um gene candidato aceitável para transtorno bipolar. Em relação a estudos de associação dessa região, Kato e colaboradores (2003) examinaram a associação entre mutações e expressão de RNAm de *WFS1* e transtorno bipolar em uma amostra japonesa de 184 pacientes não-parentes com transtorno bipolar e 207 indivíduos de controle não-parentes. Os autores não encontraram diferenças significativas em mutações ou expressão de RNAm de *WFS1* entre os grupos, sugerindo ausência de importância deste gene na doença bipolar.

Cromossomo 11

O cromossomo 11 tem sido de interesse para investigadores desde a primeira indicação de ligação em uma família da antiga ordem Amish. Estudos recentes sobre associação e ligação continuam a sugerir que esse cromossomo pode desempenhar um papel no transtorno bipolar. Como parte da Iniciativa Genética do National Institute Mental Health (NIMH) sobre transtorno bipolar, Zandi e colaboradores (2003) fizeram uma varredura (scan) nos cromossomos 2, 11, 13, 14 e X em 56 famílias de 354 indivíduos. Marcadores de microssatélite foram utilizados, e análises paramétricas e não-paramétricas de múltiplos pontos foram conduzidas utilizando o GENEHUNTER-PLUS e o X-GENEHUNTER v1.3 (Kong e Cox, 1997). Os autores relataram um escore ligação não-paramétrico máximo de 2,96 no marcador *D11S1923*. A análise paramétrica revelou uma sugestiva heterogeneidade do escore lod de 2,0 próximo deste mesmo marcador em um modelo de doença dominante intermediado. Também foi possível estimar que uma provável localização deste gene é nas proximidades do gene de tirosina hidroxilase (*TH*), a enzima limitadora de taxa na síntese de catecolaminas, que pode desempenhar um papel na fisiopatologia do transtorno bipolar. A *TH* foi anteriormente relatada por Mallet e colaboradores (p. ex., Meloni et al., 1995) como um candidato e pode ter uma associação com depressão maior, em especial com um polimorfismo no íntron 7 (Gizatullin et al., 2005).

Muglia e colaboradores (2002) investigaram o papel dos genes de receptor de dopamina D4 (*DRD4*) e *TH* (ambos localizados em 11p) no transtorno bipolar em uma amostra de 154 pacientes com diagnóstico de transtorno bipolar I ou bipolar II, transtorno esquizoafetivo, tipo bipolar (SABP – *schizo-affectivo bipolar*), ou transtorno bipolar sem outra especificação, e seus pais biológicos em uma amostra de 145 famílias nucleares. A amostra era canadense e, de forma predominante, branca. Não foram encontradas tendências na transmissão do alelo de *TH*. De maneira similar, uma associação não pôde ser documentada em uma amostra taiwanesa (Lai et al., 2005). Entretanto, transmissão excessiva dos alelos de quatro repetições de *DRD4* foi detectada, enquanto o alelo de duas repetições foi transmitido a taxas reduzidas, levando Muglia e colaboradores (2002) a sugerirem que este alelo pode fornecer proteção contra risco de transtorno bipolar. Suas análises indicam um efeito de origem parental, uma vez que a transmissão de alelos de quatro e duas repetições estava associada à meiose materna.

Sklar e colaboradores (2002) examinaram a associação entre uma variedade de genes candidatos e transtorno bipolar por meio da genotipagem de marcadores de polimorfismo de nucleotídeo único (SNP – *single nucleotide polymorphic*) nesses genes em 136 tríades de paciente-pais. Recrutados por investigadores da Universidade Johns Hopkins, as famílias da mesma amostra de McInnis e colaboradores (2003b) foram selecionadas de clínicas em Maryland e Iowa e diagnosticadas segundo o RDC. Os probandos tinham um diagnóstico de transtorno bipolar I ou bipolar II ou mania esquizoafetiva. Foi encontrada uma associação entre transtorno bipolar e SNP no gene de fator neurotrófico derivado do cérebro (*BDNF* – *brain-derived neurotrophic factor gene*), que mapeia para o cromossomo 11p13-15. Sklar e colaboradores (2002) confirmaram tal associação em duas amostras independentes de pacientes bipolares (embora pareça que vários membros da família foram tratados como casos independentes). Nas amostras de reprodução, foi observado um excesso de transmissão do alelo de valina do aminoácido 66 de *BDNF*. Outra evidência do papel deste fator no transtorno bipolar foi relatada por Neves-Pereira e colaboradores (2002), embora resultados negativos também tenham sido referidos (Nakata et al., 2003). Mesmo a importância funcional do *BDNF* no transtorno bipolar não sendo clara, Sklar e colaboradores (2002) observaram que modelos animais sugerem que ele pode estar envolvido na regulação do humor e que seus níveis são aumentados com tratamento com lítio (Einat et al., 2003).

Os autores sugeriram que a desregulação do sistema dopaminérgico poderia explicar as mudanças de humor radicais que caracterizam o transtorno bipolar (Willner et al., 1991, 1992), tornando os genes envolvidos nesse sistema possíveis candidatos. Massat e colaboradores (2002b) investigaram o papel do gene do receptor de dopamina D_2 (*DRD2*) em 11q22.2-22.3 em um estudo europeu em locais múltiplos sobre transtornos afetivos. Um total de 469 pacientes bipolares e 524 controles de comparação foram genotipados para o marcador de *DRD2*. Uma associação entre transtorno bipolar e expressão excessiva do genótipo 5-5 e a freqüência mais alta do alelo 5 foram encontradas em pacientes bipolares.

Próximo de 11q23.1, foram encontrados polimorfismos do gene da molécula de adesão de célula neural 1 (*NCAM1*), nominalmente associados a transtorno bipolar em uma amostra japonesa de 151 pacientes, comparados com 357 indivíduos de controle (Arai et al., 2004). A *NCAM1* está envolvida em uma série de processos de desenvolvimento neural, capazes de contribuir para a suscetibilidade a transtorno bipolar se interrompidos, mas que podem ser mais importantes na fisiopatologia de esquizofrenia (Poltorak et al., 1995).

Cromossomo 12

A ligação ao cromossomo 12 foi relatada por Craddock e colaboradores (1999) em uma família na qual transtorno afetivo maior era co-segregante com doença de Darier. Morissette e colaboradores (1999) examinaram uma linhagem franco-canadense muito grande, encontrando evidência de ligação (diversos escores LOD > 1,5) ao cromossomo 12q23-q24 em alguns, mas não em todos, os ramos da linhagem. A análise de uma segunda linhagem, menor, da mesma região geográfica também pareceu apoiar a evidência de um *locus* no cromossomo 12. Além disso, Barden (2003) relatou uma associação significativa a um gene anônimo em torno da região 12q23-24, usando análise de haplótipo. Curtis e colaboradores (2003) relataram que um modelo dominante, incluindo casos de depressão unipolar, obteve um escore LOD de quatro pontos, sugestivo de 2,8 para o marcador *D12S342*, que fica próximo da região de doença de Darier. Em duas famílias, Ewald e colaboradores (2002b) indicaram um escore LOD paramétrico de múltiplos pontos do genoma completo de 3,63 em *D12S1639*, apoiando ainda mais a noção de que essa região contém genes de suscetibilidade para transtorno bipolar. Entretanto, outras evidências sugerem que, embora regiões próximas do gene da doença de Darier possam conferir vulnerabilidade bipolar, pode não ser o próprio gene da doença o responsável (Jacobsen et al., 2001; Jones et al., 2002).

Cromossomo 16

Após encontrar sinais de ligação sugestiva no marcador *D16S2619* tanto em amostras originais como em amostras de reprodução da Iniciativa Genética do NIMH, Dick e colaboradores (2002) examinaram as amostras combinadas em busca de outras evidências de ligação. Usando análise de par de parentes afetados não-paramétrica, identificaram uma região contendo quatro marcadores, os quais produziram todos escores LOD maiores de 2,0, com o LOD mais alto ocorrendo em *D16S749* (LOD = 2,8). Essa região intriga os investigadores, porque há diversos genes candidatos conhecidos para transtorno bipolar localizados, incluindo genes envolvidos em neurotransmissão. Por exemplo, dois genes envolvidos na transmissão de ácido γ-aminobutírico (GABA), que parece ser baixo em indivíduos deprimidos e bipolares (Berrettini et al., 1982, 1983, 1986), estão localizados nessa região.

Itokawa e colaboradores (2003) examinaram um gene envolvido na expressão do receptor da subunidade 1 de *N*-metil-D-aspartato (NMDAR), o gene promotor GRINZA, localizado em 16p13.3. Nessa amostra, a análise de associação de um painel de 96 linhagens bipolares multiplex indicou uma tendência significativa do ponto de vista estatístico na transmissão de alelos mais longos. Os resultados sugerem que alelos mais longos do que a média resultam em neurotransmissão hipoglutamatérgica, que, por sua vez, contribui para a suscetibilidade bipolar.

Também em 16p13, o gene de adenilato ciclase tipo 9 (*ADCY9*) é candidato a transtorno bipolar, porque está envolvido na sinalização neuronal, pode ser um alvo de antidepressivos e há alteração dos sinais de segundos-mensageiros com estabilizadores do humor. Entretanto, os achados de estudos de associação foram ambíguos (Toyota et al., 2000, 2000b), e novas investigações são necessárias para esclarecer se esse gene desempenha um papel no transtorno bipolar.

Cromossomo 18

No que se refere a estudos de ligação, os achados mais estudados foram relatados no cromossomo 18. Berrettini e colaboradores (1994) e Detera-Wadleigh e colaboradores (1999) indicaram ligação sugestiva e significativa à região pericentromérica do cromossomo 18. Além disso, linhagens costa-riquenhas apoiaram a ligação à extremidade de 18p e 18q22-23 (Garner et al., 2001). A metanálise de Segurado e colaboradores (2003) identificou diversas regiões no cromossomo 18 que envolviam possivelmente *loci* de suscetibilidade para transtorno bipolar, incluindo 18pter-p11 (sob um modelo de doença estreito, análises ponderadas e não-ponderadas) e 18p11-q12.3 (sob todos os modelos ponderados). Os genes nessa região com potencial para estarem ligados a transtorno bipolar incluem *CHMP1.5* (Berrettini, 2003) e *G-olf*[*], embora diversos achados negativos tenham sido publicados em relação ao papel de *G-olf*[*] no transtorno (p. ex., Turecki et al., 1996; Zill et al., 2003).

Cromossomo 22

Diversos grupos relataram ligação sugestiva ou significativa ao cromossomo 22 em amostras bipolares, incluindo as amostras da Iniciativa Genética do NIMH, as linhagens neurogenéticas do NIMH e o trabalho de Kelsoe e colaboradores (2001). Na metanálise de Badner e Gershon (2002) de varredura de genoma completo de transtorno bipolar e esquizofrenia publicados, havia forte evidência de 22q abrigando um *locus* de suscetibilidade comum para ambos os transtornos. Potash e colaboradores (2003) também relataram evidência de ligação em famílias com transtornos do humor psicóticos em 22q12, apontando um escore LOD não-paramétrico de 3,06; a inclusão de famílias sem transtornos do humor psicóticos resultou em pouca evidência de ligação a esta região. Badenhop e colaboradores (2002) detectaram um LOD de dois pontos de 2,0 no cromossomo 22q11 no marcador D22S420 sob um modelo recessivo, amplo, mas apenas dentro de uma única linhagem.

Diversos genes candidatos interessantes para transtorno bipolar estão localizados no cromossomo 22. Lachman e colaboradores (1996) encontraram uma relação entre um alelo para uma variante do gene de catecol O-metiltransferase (*COMT*) e ciclagem rápida no transtorno bipolar (entretanto, ver também Biomed European Bipolar Collaborative Group, 1997). Em um estudo descrito anteriormente, Rotondo e colaboradores (2002) examinaram a freqüência dos polimorfismos para o gene COMT em grupos afetados e não-afetados. Em relação aos indivíduos saudáveis, pacientes bipolares não co-mórbidos para transtorno de pânico tinham freqüências bem mais altas dos alelos Met158 de COMT. Há pouco, Barrett e colaboradores (2003) examinaram o papel do gene do receptor de proteína quinase 3 (*GRK3*) em dois conjuntos de famílias independentes com probandos bipolares. Foi verificado que um SNP estava associado à doença nas famílias de descendência norte-européia da amostra.

Cromossomo X

Com uma distribuição de gênero de 1:1, é contrário à intuição sugerir que a suscetibilidade para herança de doença bipolar possa estar ligada ao X. Entretanto, parece haver uma associação pela qual doença herdada do pai pode ser mais grave, sugerindo um possível efeito contribuinte no cromossomo X.

Análises das linhagens da Iniciativa Genética do NIMH (etapas 1 e 2; 153 famílias) apóiam a ligação ao cromossomo X em Xp22.1, com um LOD de heterogeneidade de 2,3 (McInnis et al., 1999). Mais recentemente, Ekholm e colaboradores (2002) conduziram um novo exame da relação entre o cromossomo X e transtorno bipolar em uma amostra de famílias finlandesas usando um mapa de marcador denso. Os sujeitos eram 342 indivíduos de 41 famílias bipolares. Cinco categorias diagnósticas foram usadas, refletindo critérios de inclusão cada vez mais amplos. Marcadores de microssatélite foram usados, e análises de ligação paramétricas foram conduzidas usando MLINK do pacote ANALYZE (Hiekkalinna et al., 2005). Pelo modelo de herança dominante, um escore LOD de dois pontos máximo sugestivo de 2,78 foi encontrado no marcador *DXS1047*, sob um modelo incluindo transtornos bipolar I e esquizoafetivo. Uma pesquisa anterior desse grupo também apoiou a ligação entre transtorno bipolar e marcadores em Xq24-q27.1 (Pekkarinen et al., 1995). Zandi e colaboradores (2003) relataram um LOD de heterogeneidade paramétrico sugestivo de 2,25 no marcador *GATA144D04*, sob um modelo limitado, recessivo.

Diversos estudos de associação examinaram genes candidatos no cromossomo X. Uma disfunção na atividade do sistema de GABA foi postulada como desempenhando um papel na vulnerabilidade a transtorno bipolar. Massat e colaboradores (2002a) examinaram o polimorfismo dinucleotídeo do receptor de GABA (*GABRA3*), que mapeia para Xq28, em uma amostra européia comparando 185 pacientes bipolares e 370 controles, e verificaram que pacientes bipolares tinham muito mais probabilidade de apresentar uma ou mais cópias de alelo 1 do que os controles.

O RESTANTE DO GENOMA

Cromossomo 1

Em 1999, Detera-Wadleigh e colaboradores relataram ligação sugestiva a 1q31-32 em uma varredura de genoma completo de 22 linhagens. Entretanto, poucos estudos recentes encontram sinais de ligação ao cromossomo 1 que satisfizessem os critérios-padrão de significância (Lander e Kruglyak, 1995). Ewald e colaboradores (2002b) examinaram duas famílias de probandos bipolares de origem dinamarquesa branca para ligação de genoma completo usando modelos fenotípicos limitados e amplos. Análises paramétricas de dois pontos foram conduzidas usando o LINKAGE (Lathrop et al., 1984). Sob um modelo amplo, as análises paramétricas geraram um escore LOD de dois pontos sugestivo, de 2,75 apenas para os membros afetados nas duas famílias em *D1S216*, e uma análise de três pontos de acompanhamento detectou um escore LOD aumentado de 2,98. Entretanto, visto que tal amostra consistia de apenas duas famílias, esses achados precisam ser considerados com cautela.

Em um levantamento de genoma completo, Curtis e colaboradores (2003) examinaram sete linhagens britânicas e islandesas afetadas com múltiplos casos de transtorno bipolar e depressão unipolar, diagnosticados usando o RDC (Spitzer et al., 1978). Um total de 365 marcadores de microssatélite foram utilizados, e o VITESSE (O'Connell e Weeks, 1995) foi usado para a análise dos escores LOD. Depressão bipolar, depressão unipolar e modelos combinados foram conduzidos, supondo transmissão dominante ou recessiva, para um total de seis análises de escore LOD. Os resultados sugerem um possível *locus* de vulnerabilidade na região do marcador *D1S251*; uma análise de quatro pontos revelou um escore LOD de heterogeneidade máxima sugestivo de 2,0, sob um modelo dominante, combinado. Os achados de Ewald e colaboradores (2002b) e de Curtis e colaboradores (2003) são consistentes com relatos anteriores do levantamento de transtorno bipolar da Iniciativa Genética do NIMH (Rice et al., 1997; Detera-Wadleigh et al., 1999).

Cromossomo 2

Liu e colaboradores (2003) examinaram uma amostra de 57 famílias extensivas (1.508 indivíduos brancos) com transtorno bipolar nos Estados Unidos e em Israel. Os diagnósticos foram feitos segundo o RDC. Para a triagem de genoma completo, foram usados marcadores de microssatélite, e análises paramétricas de dois pontos foram realizadas usando o MLINK (Cottingham et al., 1993). Relatou-se um escore LOD sugestivo de 3,20 para a região 2p13-16 usando um fenótipo de doença intermediário e um modelo de transmissão dominante. Entretanto, o escore LOD de múltiplos pontos para essa região não obteve significância.

Cromossomo 3

Como parte de um estudo genético bipolar em andamento, Badenhop e colaboradores (2002) analisaram uma amostra de 13 linhagens composta de 231 membros. As famílias eram brancas, em geral de descendência britânica ou irlandesa, e os diagnósticos foram feitos com base no RDC. Amostras sangüíneas foram genotipadas usando marcadores de microssatélite. Em uma análise de ligação de genoma completo a partir do ANALYZE (Hiekkalina et al., 2005), 3q25 apresentou evidência de ligação com um escore LOD de heterogeneidade sugestivo de 2,49, sob um fenótipo estreitamente definido e um modelo de herança autossômico dominante. Esses autores relataram que o achado apóia seus relatos anteriores de achados de ligação nessa região (Badenhop et al., 2001). Curtis e colaboradores (2003) referiram um escore LOD de heterogeneidade máximo sugestivo de 2,0 em torno do marcador *D3S1265* para um modelo recessivo combinado.

Cromossomo 5

Em uma tentativa de reproduzir achados de análises de ligação anteriores, Dick e colaboradores (2002) analisaram uma amostra de reprodução de 56 famílias bipolares multiplex da Iniciativa Genética do NIMH para transtorno bipolar. Utilizaram-se marcadores de microssatélite, e os cromossomos 5, 15, 16, 17 e 22 foram analisados mediante abordagem da ligação de múltiplos pontos não-paramétricos. A análise de pares de irmãos usando o ASPEX (Hinds e Risch, 1999) revelou um escore LOD sugestivo de 2,8 para um modelo de doença amplo no marcador *D5S207*. Entretanto, o escore LOD para esse marcador diminuiu para 2,0 quando a reprodução e a amostra original foram combinadas para análise de pares de irmãos com pais genotipados.

Greenwood e colaboradores (2001) relataram transmissão diferencial de um marcador de cinco SNP dentro do gene transportador de dopamina (*DAT*) em 5p15.3. Mais recentemente, devido a sua possível relevância para a doença psiquiátrica, Ohtsuki e colaboradores (2002) examinaram polimorfismos do gene *HTR4*, que está em 5q32, em uma amostra de controle de caso de 48 pacientes com transtorno do humor. Quatro polimorfismos no éxon *d* ou em suas proximidades apresentaram uma associação com transtorno bipolar. Entretanto, algumas dessas relações também estavam presentes em pacientes com transtorno depressivo maior, e as implicações funcionais de tais polimorfismos não estão claras.

Cromossomo 6

Em um estudo mais antigo de uma linhagem Amish, Ginns e colaboradores (1996) relataram sinais de ligação sugestivos no marcador *D6S7*. Outros achados relativos ao cromossomo 6 provêm de Dick e colaboradores (2003), que conduziram análises de ligação de genoma completo em 1.152 indivíduos (a maioria brancos) de 250 famílias no levantamento de locais múltiplos de transtorno bipolar da Iniciativa Genética do NIMH. Os critérios diagnósticos de transtorno bipolar I e SABP foram derivados do DSM-III-R, e depressão bipolar II e depressão maior recorrente (UPR – *unipolar recurrent*) foram diagnosticadas segundo o RDC. Os marcadores foram adaptados do conjunto de marcador versão 9, do Cooperative Human Linkage Center, e análise de ligação de múltiplos pontos, não-paramétricos, usando pares de parentes afetados, foi realizada com ajuda do Merlin (Abecasis et al., 2002). Nessa amostra, o cromossomo 6 produziu um escore LOD máximo sugestivo de 2,2 (próximo do marcador *D6S1021*), sob um modelo de doença amplo, usando métodos de ligação de múltiplos pontos, não-paramétricos. Uma análise combinada de 399 linhagens do NIMH produziu um escore LOD significativo de 3,8 em 113cM em 6q (Hinrichs et al., dados não-publicados).

Cromossomo 7

Na amostra descrita anteriormente, Liu e colaboradores (2003) realizaram análises de pares de irmãos afetados (ASP – *affected sib-pair*) (usando o MAPMAKER/SIBS; Kruglyak e Lander, 1995) e relataram um escore LOD de múltiplos pontos sugestivo de 2,78 em 7q34, usando um fenótipo de doença intermediário. Os autores observaram que evidência sugestiva para ligação a 7q também foi relatada por Detera-Wadleigh e colaboradores (1997, 1999).

Cromossomo 8

Em uma tentativa de identificar regiões de ligação com o uso de conjuntos de dados múltiplos, Segurado e colaboradores (2003) aplicaram técnicas metanalíticas a 18 varreduras de genomas bipolares, incluindo alguns estudos não-publicados. Os autores usaram uma categorização de áreas compartimentadas dentro de cada genoma para permitir uma metanálise não-paramétrica (para uma descrição mais detalhada dos métodos deste estudo, ver Levinson et al., 2003). Os estudos foram analisados usando modelos muito estreitos (bipolar I e SABP), estreitos (acrescentando bipolar II) e amplos (acrescentando UPR), em análises ponderadas e não-ponderadas por tamanho da amostra. Mesmo que nenhuma região cromossômica tenha alcançado significância em todo o genoma por critérios baseados em simulação, uma região no cromossomo 8q (8q24.21-qter) alcançou significância nominal sob os modelos limitado e amplo nas análises ponderadas. Dick e colaboradores (2003) relataram um escore LOD sugestivo de 2,46 sob um fenótipo de doença estreitamente definido, próximo do marcador *D8S256*. A partir de um modelo de doença intermediário, McInnis e colaboradores (2003b) relataram um escore LOD não-paramétrico sugestivo de 2,1 em 8q24, também em torno do marcador *D8S256*. Badenhop e colaboradores (2002) indicaram um escore LOD de heterogeneidade de dois pontos, sugestivo de 2,08 em torno do marcador *D8S514*, sob um modelo limitado, dominante.

Cromossomo 9

O estudo de Segurado e colaboradores (2003) descrito anteriormente produziu achados fracos de ligação a transtorno bipolar para uma região no cromossomo 9p-q. Em análises ponderadas, essa região alcançou significância estatística nominal sob um fenótipo de doença muito estreito.

Lítio e valproato podem produzir alguns de seus efeitos por ação na subunidade 1 de NMDAR; portanto, genes que codificam para as subunidades do NMDAR podem ser considerados candidatos para transtorno bipolar. A subunidade 1 é codificada por um gene no cromossomo 9q34.3 (*GRIN1*). Mundo e colaboradores (2003) examinaram três polimorfismos neste gene para desequilíbrio de ligação no transtorno bipolar. Um total de 288 probandos com transtorno bipolar I ou II ou transtorno esquizoafetivo, tipo maníaco, e seus pais foram recrutados de clínicas canadenses. Uma transmissão preferencial do alelo G foi encontrada para as variantes *1001G/C* e *6608G/C* do *GRIN1* em indivíduos afetados, sugerindo que tais polimorfismos conferem vulnerabilidade a transtorno bipolar. Os autores observaram que essas variantes são substituições silenciosas e sem probabilidade de afetar diretamente o NMDAR; portanto, as implicações funcionais de seus achados não são claras.

Cromossomo 10

McInnis e colaboradores (2003a) conduziram uma varredura de genoma completo de 153 linhagens, em grande parte brancas, como parte da Iniciativa Genética do NIMH para transtorno bipolar. Marcadores foram construídos usando o CRIMAP (Lander e Green, 1987), e o GENEHUNTER-PLUS (Kong e Cox, 1997) foi usado para calcular os escores LOD não-paramétricos. Esses investigadores relataram um LOD sugestivo de 2,2 para o marcador *D10S1423* no cromossomo 10p12, sob um modelo de doença intermediário. A referida ligação também foi relatada por Foroud e colaboradores (2000) nas primeiras 97 linhagens da iniciativa genética. A região de 10p foi implicada em estudos de ligação de esquizofrenia (Faraone et al., 1998; Schwab et al., 1998).

Ligação a 10q foi relatada por diversos grupos, incluindo Ewald e colaboradores (1999) e Cichon e colaboradores (2001). Usando análise paramétrica de múltiplos pontos, Liu e colaboradores (2003) obtiveram um LOD sugestivo de 2,33 em 10q24, sob um fenótipo dominante, estreitamente definido. Entretanto, uma análise de ASP de acompanhamento encontrou um escore LOD máximo de apenas 1,57 para essa região. Em uma metanálise ponderada, sob um modelo estreitamente definido, Segurado e colaboradores (2003) encontraram evidência de que a região 10q11.21-q22.1 pode conter genes com efeitos fracos sobre o transtorno bipolar.

A fim de esclarecer a relação entre essa região e transtorno bipolar e esquizofrenia, Ewald e colaboradores (2002a) examinaram a associação alélica e o segmento cromossômico e a partilha de haplótipo no cromossomo 10q26 em uma amostra de pacientes esquizofrênicos e bipolares com parentesco distante e controles. Em uma amostra de população isolada nas Ilhas Faroe, linhagens de pacientes foram rastreadas em relação a seu passado para determinar associações familiares. Vinte e dois marcadores de microssatélite foram usados, bem como testes livres de pressupostos e testes baseados em relações genealógicas. Freqüência de alelo e segmentos de haplótipo foram comparados entre pacientes e controles usando o CLUMP (Sham e Curtis, 1995). A comparação do grupo de pacientes combinados com os controles revelou uma associação alélica no marcador *D10S1723*, que é consistente com a noção de uma região de suscetibilidade comum para os dois transtornos. Outra região entre *D10S214* e *D10S505* mostrou evidência de partilha de haplótipo aumentada no transtorno bipolar.

Cromossomo 13

Há, também, evidências apoiando ligação no cromossomo 13. Stine e colaboradores (1997) relataram evidência modesta de ligação ao cromossomo 13q32 nas linhagens da Iniciativa Genética do NIMH, e um apoio adicional para tal achado foi relatado por Detera-Wadleigh e colaboradores (1999) na amostra de Neurogenética. Liu e colaboradores (1999) e Kelsoe e colaboradores (2001) também evidenciaram achados sugestivos de ligação no cromossomo 13q.

Em relação a achados mais recentes, em uma amostra de 65 probandos com transtorno bipolar I e 237 parentes afetados com um transtorno do humor maior, Potash e colaboradores (2003) examinaram quatro regiões cromossômicas que, supostamente, conferem suscetibilidade genética tanto a esquizofrenia como a transtorno bipolar. Os diagnósticos foram feitos de acordo com o RDC, e subgrupos de famílias foram criados com base no número de membros com transtorno do humor psicótico. Os marcadores foram repetições de microssatélite em tandem, e a análise de ligação não-paramétrica foi realizada usando o GENEHUNTER (Kong e Cox, 1997). As 10 famílias com três ou mais membros com transtornos do humor psicóticos apresentaram evidência sugestiva de ligação a 13q31, com um escore LOD sugestivo de 2,52, embora essas regiões apresentassem pouca evidência de ligação quando a amostra foi examinada em sua totalidade. Além disso, Badner e Gershon (2002) conduziram uma metanálise de varreduras de genoma completo publicadas de transtorno bipolar e esquizofrenia. Os resultados mostram ligação significativa para ambos os transtornos na região 13q. Badenhop e colaboradores (2002) relataram um escore LOD de dois pontos sugestivo de 2,29 para o marcador *D13S153* (em 13q14), sob um modelo recessivo com um fenótipo de doença amplamente definido, e Liu e colaboradores (2003) identificaram um escore LOD de ASP de múltiplos pontos sugestivo de 2,2 sob um modelo diagnóstico intermediário para o marcador *D13S779* em 13q32.

Diversos estudos de associação também implicam 13q no transtorno bipolar. Em um estudo de associação, Hattori e colaboradores (2003) examinaram a relação entre o *locus* do gene G72/G30 em 13q33 e transtorno bipolar em duas séries de linhagens, uma da Neurogenética Clínica (Berrettini et al., 1991) e outra da Iniciativa Genética do NIMH. Os investigadores realizaram testagem de transmissão/desequilíbrio (TDT – *transmission/desequilibrium testing*) e análise de haplótipo. Um haplótipo semelhante foi transmitido em excesso em ambas as amostras, o que sugere a existência, nessa região, de uma variante de suscetibilidade para transtorno bipolar. Visto que diversos outros estudos relataram achados semelhantes (Chen et al., 2004; Schumacher et al., 2004), foi proposto, recentemente, que a relação entre o complexo *G72/G30* e transtorno bipolar seja considerada um achado conclusivo (DePaulo, 2004). Ranade e colaboradores (2003) examinaram a ligação e a associação entre transtorno bipolar e polimorfismos do gene do receptor de serotonina tipo 2A em uma amostra de 93 pacientes de clínicas da Pensilvânia e seus pais (um deles ou ambos). A comparação dos pacientes bipolares com controles revelou uma associação com SNP nos éxons 2 e 3, consistente com diferenças de haplótipo. O exame dos pacientes e de seus pais sugeriu ligação e associação significativas com *1354C/T* e haplótipos contendo este SNP. Tais estudos de ligação e associação sugerem *loci* de suscetibilidade potencial em algum lugar em 13q, possivelmente tanto para transtorno bipolar como para esquizofrenia ou psicose.

Cromossomo 14

A metanálise de Segurado e colaboradores (2003) forneceu suporte para a hipótese de que uma região no cromossomo 14q pode conter *loci* que influenciam, de forma modesta, a suscetibilidade a transtorno bipolar. Em suas primeiras análises ponderadas, a região 14q24.1-q32.12 alcançou significância estatística nominal sob todos os fenótipos de doença examinados no estudo. Entretanto, nenhum estudo individual relatou ligação significativa nessa região.

Cromossomo 15

Papadimitriou e colaboradores (1998) relataram uma associação com alelos do gene da subunidade alfa 5 do receptor de GABA (*GABRA5*), que está no cromossomo 15q11-q13, e transtorno bipolar em uma amostra grega de 48 pacientes bipolares e 50 indivíduos de controle.

Em uma amostra de 31 pacientes bipolares que tinham excelente resposta a lítio e seus 247 parentes, Turecki e colaboradores (2001) relataram um LOD significativo de 3,43 para 15q14, sob um modelo de herança recessivo.

Cromossomo 17

Usando métodos de ligação não-paramétricos, de múltiplos pontos para examinar pares de parentes afetados, Dick e colaboradores (2003) encontraram evidência sugestiva de ligação no cromossomo 17q, onde obtiveram um escore LOD de 2,4, sob um modelo de doença intermediário. Liu e colaboradores (2003) relataram um escore LOD paramétrico de dois pontos de 2,68 em *D17S921*, sob um modelo dominante de doença estreitamente definido. O LOD de múltiplos pontos para este mesmo *locus* e modelo aumentou um pouco, para 2,72.

Em um estudo anterior, Collier e colaboradores (1996) encontraram uma associação do alelo curto do gene do transportador de serotonina (5-HTT), que mapeia para 17q11.1-12, e depressão bipolar e unipolar. Rotondo e colaboradores (2002) examinaram *5HTT* em uma amostra de pacientes bipolares italianos não-parentes com e sem transtorno de pânico co-mórbido ($n = 49$ e $n = 62$, respectivamente) e 127 indivíduos saudáveis. A freqüência dos polimorfismos para *5HTT* foi determinada e comparada entre grupos afetados e não-afetados. Em relação aos indivíduos saudáveis, pacientes bipolares que não eram co-mórbidos para transtorno de pânico tinham freqüências muito mais altas dos alelos curtos de *5HTTLPR*. Esse achado fortalece a evidência de um papel de polimorfismos de *5HTT* no transtorno bipolar e sugere que transtorno bipolar "puro" pode representar um fenótipo mais homogêneo com diferentes bases genéticas do que se for co-mórbido com outras condições. Bellivier e colaboradores (2002) também examinaram polimorfismos do *5HTTLPR* em uma amostra de 223 pacientes bipolares, franceses, brancos, classificados segundo idade de início precoce, intermediária ou tardia. Foi verificado que pacientes homozigóticos para o alelo curto tinham idade de início da doença mais precoce.

Cromossomo 20

Willour e colaboradores (2003) conduziram uma nova análise das 56 linhagens bipolares multiplex da amostra da etapa 2 da Iniciativa Genética do NIMH para transtorno bipolar, examinando os cromossomos 4, 7, 9, 18, 19, 20 e 21. Análises não-paramétricas e paramétricas foram conduzidas com o programa GENEHUNTER-PLUS (Kong e Cox, 1997). Mesmo que a evidência para a ligação fosse fraca na amostra de etapa 2, apenas a análise de ligação das amostras de etapas 1 e 2 combinadas detectou um escore LOD não-paramétrico de 2,38 em *D20S162*, sob um modelo de doença amplo.

Cromossomo 21

Straub e colaboradores (1994) relataram ligação significativa ao cromossomo 21q22, e evidência adicional de ligação a esta região foi observada por Detera-Wadleigh e colaboradores (1996) em duas amostras independentes. Mais recentemente, em uma extensão do estudo de Straub e colaboradores (1994), Liu e colaboradores (2001) também relataram evidência de ligação ao cromossomo 21 em 56 famílias, obtendo um escore LOD de dois pontos de 3,56 em *D21S1260*.

ORIENTAÇÕES FUTURAS

Como se pode concluir da presente revisão, inúmeras regiões têm, pelo menos, algum apoio como possíveis *loci* de suscetibilidade no transtorno bipolar, com 4, 11, 12q, 16, 18, 22q e Xq apresentando o maior apoio. Estudos também forneceram evidência de inúmeros genes candidatos desempenhando um papel no transtorno bipolar, incluindo o complexo *G72/G30*, genes envolvidos nos sistemas serotonérgicos e dopaminérgicos, *BDNF* e *COMT* (ver Tabela 3.1). Entretanto, embora se tenha tentado ressaltar achados significativos mais recentes de ligação e associação, para muitos dos achados positivos referidos há vários achados negativos e falhas de reprodução. Visto que é provável que o risco de transtorno bipolar seja geneticamente heterogêneo, alguma variabilidade nos achados deve ser esperada; entretanto, alguns desses achados não receberão apoio em estudos futuros. A questão que permanece é como conduzir uma pesquisa de forma a minimizar resultados enganadores e, ao mesmo tempo, determinar a complexidade genuína da relação entre genes e transtorno bipolar.

Até o momento, não surgiu nenhuma abordagem claramente superior na pesquisa da genética bipolar, e é provável que uma combinação de modelos de estudo seja necessária para esclarecer as bases moleculares do transtorno bipolar. Portanto, ainda que não se possa endossar nenhuma estratégia em detrimento de

Tabela 3.1
Visão geral da evidência recente para genes candidatos a transtorno bipolar

Gene	Localização	Significância funcional	Evidência de apoio
DAT	5p	Medeia a recaptação de dopamina	Greenwood et al., 2001
GRIN1	9q	GRIN1 codifica a subunidade NMDAR1; o lítio pode agir via NMDAR	Mundo et al., 2003
DRD4	11p	O sistema de dopamina regula a emoção e a motivação	Muglia et al., 2002
DRD2	11q	Mesmo que acima	Massat et al., 2002a
NCAM1	11q	NCAM1 está envolvido em vários processos neuroevolutivos; a interrupção destes pode contribuir para transtorno bipolar	Arai et al., 2004
BDNF	11p	BDNF influencia o sistema serotonérgico; envolvido em exposição a estresse, resposta a antidepressivo	Neves-Pereira et al., 2002; Sklar et al., 2002
G72/G30	13q	G72 interage com D-aminoácido oxidase; significância de G30 desconhecida	Chen et al., 2004; Hattori et al., 2003; Schumacher et al., 2004
HTR2A	13q	Pode mediar efeitos de inibidores da recaptação de serotonina	Ranade et al., 2003
GABRA5	15q	Neurônios GABAnérgicos influenciam uma quantidade de outros neurotransmissores que regulam humor	Papadimitriou et al., 1998
GRIN2A	16p	Alelos de GRIN2A afetam a neurotransmissão glutamatérgica	Itokawa et al., 2003
ADCγ9	16p	Adenilato ciclases estão envolvidas na sinalização neuronal; podem ser alvo de antidepressivos	Toyota et al., 2002b
5HTT	17q	Alelos afetam a eficiência transcricional do promotor de 5-HTT	Bellivier et al., 2002; Collier et al., 1996; Rotondo et al., 2002
CHMP1.5	18p	Afeta a sinalização de proteína-G	Berrettini, 2003
COMT	22q	Alelos de COMT afetam a atividade enzimática	Lachman et al., 1996; Rotondo et al., 2002
GRK3	22q	GRK3 pode regular a resposta cerebral homeostática à dopamina	Barrett et al., 2003
GABRA3	Xq	Transtorno bipolar pode originar-se, em parte, de déficit de GABA	Massat et al., 2002b

Nota: 5-HTT, transportador de serotonina; BDNF, fator neurotrófico derivado do cérebro; GABA, ácido γ-aminobutírico; NCAM1, molécula de adesão celular neural 1; NMDAR, receptor da subunidade 1 de N-metil-D-aspartato.

outra, um passo preliminar para aumentar a durabilidade dos achados em estudos de genética bipolar é o uso de modelos que ajustem a complexidade e a heterogeneidade do transtorno. Por exemplo, estudos anteriores de ligação no transtorno bipolar usaram amostras menores de famílias grandes, já que esta abordagem relativamente barata tinha fornecido *insight* das doenças seguindo padrões de herança de gene único. À medida que se torna claro agora que o padrão de herança para transtorno bipolar é consistente com um gene único e que famílias grandes com transtorno bipolar talvez não sejam representativas de famílias de risco para transtorno bipolar, estudos de ligação colaborativos mais recentes têm se concentrado em múltiplas famílias pequenas. De maneira similar, a prática de usar isolados de populações, em oposição a amostras mais heterogêneas, foi inicialmente adotada como tendo mais probabilidade de levar à identificação de genes específicos envolvidos no transtorno bipolar. Entretanto, essa estratégia não parece ter produzido os resultados esperados, e visto que essas amostras podem ser limitadas em sua capacidade de generalização para populações bipolares maiores, os estudos futuros podem não enfatizar essa abordagem.

Também em relação à complexidade do transtorno bipolar, diversos teóricos (p. ex., Eysenck et al., 1983) propuseram que modelos dimensionais de psicopatologia podem captar melhor a verdadeira natureza de muitas doenças psiquiátricas, além de serem mais informativos e confiáveis. Ainda que transtorno bipolar possa ser melhor conceitualizado como um constructo contínuo, a maioria dos estudos examinando suas bases genéticas o tratam como uma dicotomia. Para ser justo, tal convenção é consistente com todos os principais sistemas de diagnóstico, e não há um consenso sobre como obter um constructo de transtorno bipolar dimensional válido. Entretanto, estudos de genes e transtorno bipolar podem beneficiar-se do uso cada vez maior de métodos que tratam o fenótipo como quantitativo. Nessa mesma direção, embora seja amplamente reconhecido que o risco para transtorno bipolar resulte dos efeitos de múltiplos genes que interagem entre si, poucos estudos examinaram múltiplos genes e os efeitos de sua interação. Métodos que tratam efeitos genéticos individuais como independentes uns dos outros podem estar distorcendo a verdadeira relação entre *loci* de genes e transtorno bipolar, e tais análises podem não ter poder suficiente para detectar efeitos. Em particular, os futuros estudos de associação não podem mais centrar-se na abordagem tradicional de examinar genes isolados, em favor do estudo de múltiplos genes candidatos e dos efeitos de suas interações. Visto que, em breve, poderá ser possível conduzir um estudo de associação de genoma completo, tal abordagem pode ser posta em prática mais cedo do que se acredita.

Um problema semelhante pode ser encontrado na falta de estudos que examinam influências genéticas e ambientais no transtorno bipolar. Mesmo que a influência de genes no transtorno bipolar seja claramente importante, há cada vez mais evidências sugerindo que fatores ambientais também desempenham um papel significativo. Por exemplo, foi demonstrado que emoção expressada prognostica alterações de sintoma no transtorno bipolar (Miklowitz et al., 1988), e inúmeros estudos forneceram evidência de que eventos de vida estressantes prognosticam início de episódio bipolar (p. ex., Amberlas, 1979; Bebbington et al., 1993; Dunner et al., 1979). Além disso, Mortensen e colaboradores (2003) relataram há pouco uma associação entre perda parental durante a infância e transtorno bipolar. Ademais, há cada vez mais evidência sugerindo que eventos não considerados particularmente estressantes, e mesmo eventos positivos, podem desempenhar um papel único no transtorno bipolar. Por exemplo, Malkhoff-Schwartz e colaboradores (1998) encontraram uma associação entre eventos que interrompiam "ritmos sociais" (p. ex., sono, alimentação) e início de episódios maníacos, e Johnson e colaboradores (2000) forneceram evidência sugerindo que eventos de vida envolvendo realização de objetivos apresentam relação específica com sintomatologia maníaca. Apesar desses achados e do fato de que tais modelos de gene-ambiente estão começando a ser aplicados com sucesso à depressão unipolar (p. ex., Caspi et al., 2003), poucos estudos incorporaram fatores ambientais e genéticos na previsão do curso e do resultado de transtorno bipolar. Incluir fatores ambientais pode ser especialmente esclarecedor quando se examinam genes de pequeno efeito, que podem alcançar penetrância apenas quando considerados em conjunto com fatores ambientais. Existem pesquisas suficientes sobre influências psicossociais no transtorno bipolar para sugerir alguns pontos de partida úteis para estudos multivariados.

Estudos futuros sobre a genética do transtorno bipolar podem beneficiar-se do uso de fenótipos tanto de especificidade como de amplitude aumentadas. Por exemplo, diversos estudos usaram a estratégia de examinar subgrupos de pacientes bipolares com base em fatores como idade de início precoce (Faraone et al., 2003), sintomatologia psicótica (Potash et al., 2003), resposta a tratamento (Turecki et al., 2001) e transtornos de ansiedade co-mórbidos (Rotondo et al., 2002). Uma nova exploração desses subtipos é necessária para esclarecer se fenótipos estreitamente definidos produzem maior consistência de achados de ligação e associação.

Pacientes bipolares com abuso de álcool co-mórbido podem ser um fenótipo bastante valioso para estudo futuro. Esse fenótipo recebeu atenção teórica prévia (p. ex., Winokur et al., 1971), com um acúmulo de evidência empírica apoiando a noção de que se trata de um subtipo importante. Kendler e colaboradores (1993a) relataram uma correlação genética de 0,4 a 0,6 entre depressão maior e alcoolismo. A análise das famílias da Iniciativa Genética do NIMH produziu diversos achados intrigantes sobre a natureza da co-morbidade de transtorno bipolar e alcoolismo. Nesse conjunto de dados, verificou-se que ter um diagnóstico de transtorno afetivo grave aumenta o risco para alcoolismo, sobretudo entre probandos do sexo feminino (ver Tabela 3.2), e que probandos bipolares co-mórbidos para alcoolismo têm idade de início mais precoce. Parentes de probandos com transtorno bipolar e alcoolismo apresentam risco elevado para transtorno afetivo e alcoolismo co-mórbidos, indicando que esse padrão de co-morbidade ocorre em famílias (ver Tabela 3.3). Análises de ligação sugerem que os cromossomos 4 e 16 podem conter *loci* que influenciam o fenótipo co-mórbido. Relatou-se, anteriormente, evidência de ligação no cromossomo proximal 1 para um fenótipo de álcool ou depressão (Nurnberger et al., 2001). De maneira inversa, famílias não co-mórbidas apresentam evidência de ligação ao cromossomo 10 e 17. Suspeita-se que um novo uso desse fenótipo fornecerá evidência adicional apoiando a existência de fatores genéticos únicos que contribuem para transtorno bipolar e alcoolismo co-mórbidos.

Tabela 3.2

Alcoolismo e transtorno afetivo co-mórbidos no conjunto de dados de genética bipolar do National Institute of Mental Health

Diagnóstico afetivo	Dependência de álcool segundo o DSM-III-R, %(n)		Risco relativo (intervalo de confiança de 95%)	
	Homens (n = 3.411)	Mulheres (n = 3.929)	Homens	Mulheres
SABP	30,9(21/68)	27,4(20/73)	2,1(1,3-3,5)*	10,1(5,5-18,3)**
BPI	38,6(307/796)	24,3(294/1211)	2,8(2,3-3,3)**	9,1(6,3-13,1)**
BPII	37,4(40/107)	22,8(48/211)	3,0(2,2-4,0)**	8,5(5,4-13,4)**
UPR	31,7(51/161)	14,3(52/363)	2,5(1,9-3,4)**	5,9(3,7-9,3)**
UPS	35,0(34/97)	5,0(8/160)	2,4(1,8-3,3)**	1,8(0,8-3,8)
Todos os transtornos afetivos maiores	37,0(453/1,229)	20,9(422/2,018)	2,7(2,3-3,1)**	7,1(5,0-10,1)**
Sem transtorno afetivo maior	12,2(366/2,182)	2,9(55/1,911)	—	—

Nota: BPI, transtorno bipolar I; BPII, transtorno bipolar II; SABP, transtorno esquizoafetivo, subtipo bipolar; UPR, depressão unipolar recorrente; UPS, depressão unipolar, episódio único.
*P < 0,01. **P < 0,0001.

Tabela 3.3

Co-morbidade entre parentes de probandos bipolares co-mórbidos e não co-mórbidos para dependência de álcool

Probandos bipolares	Parentes de probandos com DA e transtorno afetivo maior %(n)	Risco relativo (intervalo de confiança de 95%)
DA co-mórbida	10,3 (211/2.049)	1,3 (1,1-1,6)*
Sem DA co-mórbida	7,8 (330/4.218)	—

Nota: Transtorno afetivo maior inclui transtorno esquizoafetivo (subtipo bipolar), transtorno bipolar I, transtorno bipolar II ou depressão unipolar recorrente. DA, dependência de álcool segundo o DSM-III-R.
*$\chi^2(1)=10,7$, $P < 0,001$.

A ampliação de estudos genéticos sobre transtorno bipolar para incluir endofenótipos (i.e., traços associados com a doença que são hereditários, precedem o início da doença e estão presentes em parentes não-afetados) também pode revelar-se uma abordagem proveitosa, porque esses traços podem refletir os fenômenos genéticos subjacentes de forma mais específica do que os critérios diagnósticos. Na pesquisa sobre esquizofrenia, os endofenótipos têm recebido muita atenção, mas não são muito utilizados na pesquisa sobre transtorno bipolar. Não é muito claro, atualmente, quais endofenótipos para transtorno bipolar se revelariam mais úteis, mas os candidatos incluem interrupção do ritmo circadiano, resposta a interrupção do sono e a psicoestimulantes, depleção de triptofano e hiperintensidades da substância branca (Lenox et al., 2002; Gould e Manji, 2003), bem como assimetrias eletroencefalográficas (Hayden et al., 2003), temperamento (Johnson et al., 2000; Kwapil et al., 2000; Lozano e Johnson, 2001), cortisol (Ellenbogen et al., 2004) e níveis de melatonina (Nurnberger et al., 1999).

RESUMO

O transtorno bipolar é uma condição altamente hereditária, conforme demonstrado por estudos de gêmeos, famílias e adoção que sugerem, de forma consistente, um forte componente genético para o transtorno. Entretanto, a identificação dos mecanismos genéticos específicos subjacentes ao transtorno revelaram-se enganosos, com achados de ligação e associação em geral não podendo ser reproduzidos. Apesar dessas inconsistências, houve achados sugerindo que diversos cromossomos contêm *loci* de suscetibilidade para transtorno bipolar, notavelmente 4, 11, 12q, 16, 18p, 18q, 22q e Xq. Estudos também forneceram evidência de que o complexo *G72/G30, BDNF, GRK3* e diversos genes envolvidos na neurotransmissão de serotonina e dopamina são genes candidatos plausíveis. O uso cada vez maior de modelos de pesquisa que se baseiam na complexidade do transtorno bipolar é recomendado, tais como estudos examinando interações gene-gene e gene-ambiente. O uso de fenótipos de maior especificidade, tais como transtorno bipolar com dependência de álcool co-mórbida, é indicado, assim como o exame de endofenótipos.

REFERÊNCIAS

Abecasis GR, Cherny SS, Cookson WO, et al: Merlin-rapid analysis of dense genetic maps using sparse gene flow trees. Nat Genet 30:97-101, 2002

Adams LJ, Mitchell PB, Fielder SL, et al: A susceptibility locus for bipolar affective disorder on chromosome 4q35. Am J Hum Genet 62:1084-1091, 1998

Amberlas A: Psychologically stressful events in the precipitation of manic episodes. Br J Psychiatry 135:15-21, 1979

Arai M, Itokawa M, Yamada K, et al: Association of neural cell adhesion molecule 1 gene polymorphisms with bipolar affective disorder in Japanese individuals. Biol Psychiatry 55:804-810, 2004

Badenhop RF, Moses MJ, Scimone A, et al: A genome screen of a large bipolar affective disorder pedigree supports evidence for a susceptibility locus on chromosome 13q. Mol Psychiatry 6:396-403, 2001

Badenhop RF, Moses MJ, Scimone A, et al: A genome screen of 13 bipolar affective disorder pedigrees provides evidence for susceptibility loci on chromosome 3 as well as chromosomes 9, 13 and 19. Mol Psychiatry 7:851-859, 2002

Badenhop RF, Moses MJ, Scimone A, et al: Genetic refinement and physical mapping of a 2.3 Mb probable disease region associated with a bipolar affective disorder susceptibility locus on chromosome 4q35. Am J Med Genet 117:23-32, 2003

Badner JA, Gershon E5: Meta-analysis of whole genome linkage scans of bipolar disorder and schizophrenia. Mol Psychiatry 7:405-411, 2002

Barden N: Functional genomics of bipolar disorder. Am J Med Genet B Neuropsychiatr Genet 122:6, 2003

Barrett TB, Hauger RL, Kennedy JL, et al: Evidence that a single nucleotide polymorphism in the promoter of the G protein receptor kinase 3 gene is associated with bipolar disorder. Mol Psychiatry 8:546-557, 2003

Bebbington P, Wilkins S, Jones P: Life events and psychosis: Initial results from the Camberwell Collaborative Psychosis Study. Br J Psychiatry 162:72-79, 1993

Bellivier F, Leroux M, Henry C, et al: Serotonin transporter gene polymorphism influences age at onset in patients with bipolar affective disorder. Neurosci Lett 334:17-20, 2002

Berrettini WH: Chromosome 18p11 in bipolar disorder and schizophrenia. Am J Med Genet 122:6, 2003

Berrettini WH, Nurnberger JI Jr, Hare TA, et al: Plasma and CSF GABA in affective illness. Br J Psychiatry 141:483-487, 1982

Berrettini WH, Nurnberger JI Jr, Hare TA, et al: Reduced plasma and CSF GABA in affective illness: effect of lithium carbonate. Biol Psychiatry 18:185-194, 1983

Berrettini WH, Nurnberger JI Jr, Hare TA, et al: CSF GABA in euthymic manic-depressive patients and controls. Biol Psychiatry 21:844-846, 1986

Berrettini WH, Golden LR, Martinez MM, et al: A bipolar pedigree series for genomic mapping of disease genes: diagnostic and analytic considerations. Psychiatr Genet 2:125-160, 1991

Berrettini WH, Ferraro TN, Goldin LR, et al: Chromosome 18 DNA markers and manic depressive illness: evidence for a susceptibility gene. Proc Natl Acad Sci USA 91:5918-5921, 1994

Bertelsen A, Harvald B, Hauge M: A Danish twin study of manic-depressive disorders. Br J Psychiatry 130:330-351, 1977

Biomed European Bipolar Collaborative Group: No association between bipolar disorder and alleles at a functional polymorphism in the COMT gene. Br J Psychiatry 170:526-528, 1997

Blackwood DH, He L, Morris SW, et al: A locus for bipolar disorder on chromosome 4p. Nat Genet 12:427-430, 1996

Cardno AG, Marshall EJ, Coid B, et al: Heritability estimates for psychotic disorders. Arch Gen Psychiatry 56:162-168, 1999

Caspi A, Sugden K, Moffitt TE, et al: Influence of life stress on depression: Moderation by a polymorphism in the 5-HTT gene. Science 301:386-389, 2003

Chen YS, Akula N, Detera-Wadleigh SD, et al: Findings in an independent sample support an association between bipolar affective disorder and the G72/G30 locus on chromosome 13q33. Mol Psychiatry 9:87-92, 2004

Cichon S, Schumacher J, Muller DJ, et al: A genome screen for genes predisposing to bipolar affective disorder detects a new susceptibility locus on 8q. Hum Mol Genet 10:2933-2944, 2001

Collier DA, Stober G, Heils A, et al: A novel functional polymorphism within the promoter of the serotonin transporter gene: possible role in susceptibility to affective disorders. Mol Psychiatry 1:453-460, 1996

Cottingham RW, Idury RM, Schaffer AA: Faster sequential genetic linkage computations. Am J Hum Genet 53:252-263, 1993

Craddock N, Jacobsen N, Franks E, et al: Molecular genetic investigation of bipolar disorder in the region of the Darier's disease gene (ATP2A2) on chromosome 12q23-q24.1. Mol Psychiatry 4:S71, 1999

Curtis D, Kalsi G, Brynjolfsson J, et al: Genome scan of pedigrees multiply affected with bipolar disorder provides further support for the presence of a susceptibility locus on chromosome 12q23-q24, and suggests the presence of additional loci on 1p and 1q. Psychiatr Genet 13:77-84, 2003

DePaulo JR: Genetics of bipolar disorder: where do we stand? Am J Psychiatry 161:595-597, 2004

Detera-Wadleigh S, Badner JA, Goldin LR, et al: Affected sib-pair analyses reveal support of prior evidence for susceptibility locus for bipolar disorder on 21q. Am J Hum Genet 58:1279-1285, 1996

Detera-Wadleigh SD, Badner JA, Yoshikawa T, et al: Initial genome scan of the NIMH Genetics Initiative bipolar pedigrees: Chromosomes 4, 7, 9, 18, 19, 20, and 21q. Am J Med Genet 74:254-262, 1997

Detera-Wadleigh SD, Badner JA, Berrettini WH, et al: A high-density genome scan detects evidence for a bipolar disorder susceptibility locus on 13q32 and other potential loci on 1q32 and 18p11.2. Proc Natl Acad Sci USA 96:5604-5609, 1999

Dick DM, Foroud T, Edenberg HJ, et al: Apparent replication of suggestive linkage on chromosome 16 in the NIMH Genetics Initiative bipolar pedigrees. Am J Med Genet 114:407-412, 2002

Dick DM, Foroud T, Flury L, et al: Genomewide linkage analyses of bipolar disorder: a new sample of 250 pedigrees from the National Institute of Mental Health Genetics Initiative. Am J Hum Genet 73:107-114, 2003

Dunner DL, Patrick V, Fieve RR: Life events at the onset of bipolar affective disorder. Am J Psychiatry 136:508-511, 1979

Einat H, Yuan P, Gould TD, et al: The role of the extracellular signal-regulated kinase signaling pathway in mood modulation. J Neurosci 23:7311-7316, 2003

Ekholm JM, Pekkarinen P, Pajukanta P, et al: Bipolar disorder susceptibility region on Xq24-q27.1 in Finnish families. Mol Psychiatry 7:453-459, 2002

Ellenbogen MA, Hodgins S, Walker C-D: High levels of cortisol among adolescent offspring of parents with bipolar disorder: a pilot study. Psychoneuroendocrinology 29:99-106, 2004

Ewald H, Flint T, Degn B, et al: A search for a shared segment of a chromosome 10q in patients with bipolar affective disorder from the Faroe Islands. Mol Psychiatry 4:S72, 1999

Ewald H, Flint TJ, Jorgensen TH, et al: Search for a shared segment on chromosome 10q26 in patients with bipolar affective disorder or schizophrenia from the Faroe Islands. Am J Med Genet 114:196-204, 2002a

Ewald H, Flint T, Kruse TA, et al: A genome-wide scan shows significant linkage between bipolar disorder and chromosome 12q24.3 and suggestive linkage to chromosomes 1p22-21, 4p16, 6q14-22, 10q26 and 16p13.3. Mol Psychiatry 7:734-744, 2002b

Eysenck HJ, Wakefield JA, Friedman AF: Diagnosis and clinical assessment: the DSM-III. Annu Rev Psychol 34:167-193, 198

Faraone SV, Matise T, Svrakic D, et al: Genome scan of European American schizophrenia pedigrees: results of the NIMH Genetics Initiative and Millennium Consortium. Am J Med Genet 81:290-295, 1998

Faraone SV, Glatt SJ, Tsuang MT: The genetics of pediatric-onset bipolar disorder. Biol Psychiatry 53:970-977, 2003

Foroud T, Castelluccio PF, Koller DL, et al: Suggestive evidence of a locus on chromosome 10p using the NIMH Genetics Initiative bipolar affective disorder pedigrees. Am J Med Genet 96:18-23, 2000

Garner C, McInnes LA, Service SK, et al: Linkage analysis of a complex pedigree with severe bipolar disorder, using a Markov Chain Monte Carlo method. Am J Hum Genet 68:1061-1064, 2001

Gershon ES, Berrettini W, Nurnberger JI Jr, et al: Genetics of affective illness, in Psychopharmocology: The Third Generation of Progress. Edited by Meltzer HY. New York, Raven, 1987, pp 481-491

Ginns EI, Ott J, Egeland JA, et al: A genome-wide search for chromosomal loci linked to bipolar affective disorder in the Old Order Amish. Nat Genet 12:431-435, 1996

Gizatullin R, Zaboli G, Jonsson EG, et al: Haplotype analysis reveals tryptophan hydroxylase (TPH) 1 gene variants associated with major depression. Biol Psychiatry S9:295-300, 2006

Gould TD, Manji HK: The current status of endophenotypes in bipolar disorder. Am J Med Genet 122B:11, 2003

Greenwood TA, Alexander M, Keck PE, et al: Evidence for linkage disequilibrium between the dopamine transporter and bipolar disorder. Am J Med Genet 105:145-151, 2001

Hattori E, Liu C, Badner JA, et al: Polymorphisms at the G72/G30 locus, on 13q33, are associated with bipolar disorder in two independent pedigree series. Am J Hum Genet 72:1131-1140, 2003

Hayden EP, Hetrick WP, O'Donnell BF, et al: An examination of the convergent validity of questionnaire measures, behavioral tasks, and EEG indices of the behavioral activation system in a sample of patients with bipolar disorder. Poster presented at the 18th annual meeting of the Society for Research in Psychopathology, Toronto, ON, Canada, October 2003

Hiekkalinna T, Terwilliger JD, Sammalito S, et al: AUTOGSCAN: powerful tools for automated genome-wide linkage and linkage disequilibrium analysis. Twin Res Hum Genet 8:16-21, 2005

Hinds D, Risch N: The ASPEX package: affected sib-pair exclusion mapping. Available at http://aspex.sourceforge.net/ .Accessed March 2006.

Itokawa M, Yamada K, Iwayama-Shigeno Y, et al: Genetic analysis of a functional GRIN2A promoter (GT)n repeat in bipolar disorder pedigrees in humans. Neurosci Lett 345:53-56, 2003

Jacobsen NJO, Franks EKE, Jones J, et al: Exclusion of the Darier's disease gene, ATP2A2, as a common susceptibility gene for bipolar disorder. Mol Psychiatry 6:92-97, 2001

Johnson SL, Sandrow D, Meyer B, et al: Increases in manic symptoms after life events involving goal attainment. J Abnorm Psychol 109:721-727, 2000

Jones J, Jacobsen N, Green EK, et al: Evidence for familial cosegregation of major affective disorder and genetic markers flanking the gene for Darier's disease. Mol Psychiatry 7:424-427, 2002

Kato T, Iwamoto K, Washizuka S, et al: No association of mutations and mRNA expression of WFS1/wolframin with bipolar disorder in humans. Neuroscience Lett 338:21-24, 2003

Keller MB, Lavori PW, Kane JM, et al: Subsyndromal symptoms in bipolar disorder. Arch Gen Psychiatry 49:371-376, 1992

Kelsoe JR, Spence MA, Loetscher E, et al: A genome survey indicates a possible susceptibility locus for bipolar disorder on chromosome 22. Proc Natl Acad Sci U SA 98:585-590, 2001

Kendler KS, Heath AC, Neale MC, et al: Alcoholism and major depression in women: a twin study of the causes of comorbidity. Arch Gen Psychiatry 50:690-698, 1993a

Kendler KS, Neale M, Kessler R, et al: A twin study of recent life events and difficulties. Arch Gen Psychiatry 50:789-796, 1993b

Kong A, Cox NJ: Allele-sharing models: LOD scores and accurate linkage tests. Am J Hum Genet 61:1179-1188, 1997

Kruglyak L, Lander ES: Complete multipoint sib-pair analysis of qualitative and quantitative traits. Am J Hum Genet 57:439-454, 1995

Kwapil TR, Miller MB, Zinser MC, et al: A longitudinal study of high scorers on the hypomanic personality scale. J Abnorm Psychol 109:222-226, 2000

Lachman HM, Morrow B, Shprintzen R, et al: Association of codon 108/158 catechol-O-methyltransferase gene polymorphism with the psychiatric manifestations of velo-cardio-facial syndrome. Am J Med Genet 67:468-472, 1996

Lai T-J, Wu C-Y, Tsai H-W, et al. Polymorphism screening and haplotype analysis of the tryptophan hydroxylase gene (TPH1) and association with bipolar affective disorder in Taiwan. BMC Medical Genetics 6:14, 2005

Lander ES, Green P: Construction of multilocus genetic linkage maps in humans. Proc Natl Acad sci 84:2363-2367, 1987

Lander E, Kruglyak L: Genetic dissection of complex traits: guidelines for interpreting and reporting linkage results. Nat Genet 11:241-247, 1995

Lathrop GM, Lalouel JM, Julier C, et al: Strategies for multilocus linkage analysis in humans. Proc Natl Acad Sci 81:3443-3446, 1984

Lenox RH, Gould TD, Manji HK: Endophenotypes in bipolar disorder. Am J Med Genet 114:391-406,2002; erratum Am J Med Genet 114:592, 2002

Levinson DF, Levinson MD, Seguardo R, et al: Genome scan meta-analysis of schizophrenia and bipolar disorder, I: methods and power analysis. Am J Hum Genet 73:17-33, 2003

Liu J, Aita VM, Knowles JA, et al: Search for susceptibility loci in extended pedigrees with bipolar affective disorder. Mol Psychiatry 4:S21, 1999

Liu J, Juo SH, Terwilliger JD, et al: A follow-up linkage study supports evidence for a bipolar affective disorder locus on chromosome 21q22. Am J Med Genet 105:189-194, 2001

Liu J, Juo SH, Dewan A, et al: Evidence for a putative bipolar disorder locus on 2p13-16 and other potential loci on 4q31, 7q34, 8q13, 9q31, 10q21-24, 13q32, 14q21 and 17q11-12. Mol Psychiatry 8:333-342, 2003

Lozano BE, Johnson SL: Can personality traits predict increases in manic and depressive symptoms? J Affect Disord 63:103-111, 2001

Malkhoff-Schwartz S, Frank E, Anderson B, et al: Stressful life events and social rhythm disruption in the onset of manic and depressive bipolar episodes: a preliminary investigation. Arch Gen Psychiatry 55: 702-707, 1998

Massat I, Souery D, Del-Favero J, et al: Excess of allele 1 for α_3 subunit GABA receptor gene (GABRA3) in bipolar patients: a multicentric association study. Mol Psychiatry 7:201-207, 2002a

Massat I, Souery D, Del-Favero J, et al: Positive association of dopamine D2 receptor polymorphism with bipolar affective disorder in a European multicenter association study of affective disorders. Am J Med Genet 114:177-185, 2002b

McInnis MG, MacKinnon DF, McMahon FJ, et al: Evidence for a susceptibility loci for bipolar disorder on the X chromosome. Mol Psychiatry 4:S75, 1999

McInnis M, Dick DM, Willour VL, et al: Genome-wide scan and conditional analysis in bipolar disorder: evidence for genomic interaction in the National Institute of Mental Health Genetics Initiative bipolar pedigrees. Biol Psychiatry 54:1265-1273, 2003a

McInnis M, Lan T-H, Willour VL, et al: Genome-wide scan of bipolar disorder in 65 pedigrees: supportive evidence for linkage at 8q24, 18q22, 4q32, 2p12, and 13q12. Mol Psychiatry 8:288-298, 2003b

Meloni R, Leboyer M, Bellivier F, et al: Association of manic-depressive illness with tyrosine hydroxylase microsatellite marker. Lancet 345:932, 1995

Mendelwicz J, Rainer JD: Adoption study supporting genetic transmission in manic-depressive illness. Nature 368:327-329, 1977

Miklowitz DJ, Goldstein MJ, Nuechterlien KH, et al: Family factors and the course of bipolar affective disorder. Arch Gen Psychiatry 45: 225-231, 1988

Morissette J, Villeneuve A, Bordeleau L, et al: Genome-wide search for linkage of bipolar affective disorders in a very large pedigree derived from a homogeneous population in Quebec points to a locus of major effect on chromosome 12q23-q24. Am J Med Genet 88:567-587, 1999

Mortensen PB, Pedersen CB, Melbye M, et al: Individual and familial risk factors for bipolar affective disorders in Denmark. Arch Gen Psychiatry 60:1209-1215, 2003

Muglia P, Petronis A, Mundo E, et al: Dopamine D4 receptor and tyrosine hydroylase genes in bipolar disorder: evidence for a role of DRD4. Mol Psychiatry 7:860-866, 2002

Mundo E, Tharmalingham S, Neves-Pereira M, et al: Evidence that theN-methylD-aspartate subunit 1 receptor gene (GRIN1) confers susceptibility to bipolar disorder. Mol Psychiatry 8:241-245, 2003

Murray CJL, Lopez AD (eds): The Global Burden of Disease: A Comprehensive Assessment of Mortality and Disability From Diseases, Injuries, and Risk Factors in 1990 and Projected to 2020. Boston, MA, Harvard University Press, 1996

Nakata K, Ujike H, Sakai A, et al: Association study of the brain-derived neurotrophic factor (BDNF) gene with bipolar disorder. Neurosci Lett 337:17-20, 2003

Nanko S, Yokoyama H, Hoshino Y, et al: Organic mood syndrome in two siblings with Wolfram syndrome. Br J Psychiatry 161:282, 1992

Neves-Pereira M, Mundo E, Muglia P, et al: The brain-derived neurotrophic factor gene confers susceptibility to bipolar disorder: evidence from a family based association study. Am J Hum Genet 71:651-655, 2002

Nurnberger JI Jr, Adkins S, Lahiri DK, et al: Melatonin suppression by light in euthymic bipolar and unipolar patients. Arch Gen Psychiatry 57:572-579, 2000

Nurnberger JI Jr, Foroud T, Flury L, et al: Evidence for a locus on chromosome 1 that influences vulnerability to alcoholism and affective disorder. Am J Psychiatry 158:718-724, 2001

O'Connell JR, Weeks DE: The VITESSE algorithm for rapid exact multilocus linkage analysis via genotype set-recoding and fuzzy inheritance. Nat Genet 11:402-408, 1995

Ohtsuki T, Ishiguro H, Detera-Wadleigh SD, et al: Association between serotonin 4 receptor gene polymorphisms and bipolar disorder in Japanese case-control samples and the NIMH genetics initiative bipolar pedigrees. Mol Psychiatry 7:954-961, 2002

Papadimitriou GN, Dikeos DG, Karadima G, et al. Association between the GABA-A receptor α_5 subunit gene locus (GABRA5) and bipolar affective disorder. Am J Med Genet 81:73-80, 1998

Pekkarinen P, Terwilliger J, Bredbacka PE, et al: Evidence of a predisposing locus to bipolar disorder on Xq24-q27.1 in an extended Finnish pedigree. Genome Res 5:105-115, 1995

Poltorak M, Khoja I, Hemperly JJ, et al: Disturbances in cell recognition molecules (N-CAM and L1 antigen) in the CSF of patients with schizophrenia. Exp Neurol 131:266-272, 1995

Potash JB, Zandi PP, Willour VL, et al: Suggestive linkage to chromosomal regions 13q31 and 22q12 in families with psychotic bipolar disorder. Am J Psychiatry 160:680-686, 2003

Ranade SS, Mansour H, Wood J, et al: Linkage and association between serotonin 2A receptor gene polymorphisms and bipolar I disorder. Am J Med Genet 121:28-34, 2003

Rice JP, Goate A, Williams JT, et al: Initial genome scan of the NIMH Genetics Initiative bipolar pedigrees: chromosomes 1, 6, 8, 10, and 12. Am J Med Genet 74:247-253, 1997

Rotondo A, Mazzanti C, Dell'Osso L, et al: Catechol O-methyltransferase, serotonin transporter, and tryptophan hydroxylase gene polymorphisms in bipolar disorder patients with and without comorbid panic disorder. Am J Psychiatry 159:23-29, 2002

Schumacher J, Abon Jamra R, Freudenberg J, et al: Examination of G72 and Δ-amino-acid oxidase as genetic risk factors for schizophrenia and bipolar affective disorder. Mol Psychiatry 9:203-207, 2004

Schwab SG, Hallmayer J, Albus M, et al: Further evidence for a susceptibility locus on chromosome 10p14-p11 in 72 families with schizophrenia by nonparametric linkage analysis. Am J Med Genet 81:302-307, 1998

Segurado R, Detera-Wadleigh SD, Levinson DF, et al: Genome scan meta-analysis of schizophrenia and bipolar disorder, III: bipolar disorder. Am J Hum Genet 73:49-62, 2003

Sham PC, Curtis D: An extended transmission/disequilibrium test (TDT) for multi-allele marker loci. Ann Hum Genet 59:97-105, 1995

Sklar P, Gabriel SB, McInnis MG, et al: Family based association study of 76 candidate genes in bipolar disorder: BDNF is a potential risk locus. Mol Psychiatry 7:579-593, 2002

Spitzer R, Endicott J, Robins E: Research diagnostic criteria: rationale and reliability. Arch Gen Psychiatry 35:773-782, 1978

Stine OC, McMahon FJ, Chen L, et al: Initial genome screen for bipolar disorder in the NIMH Genetics Initiative pedigrees: chromosomes 2, 11, 13, 14, and X. Am J Med Genet 74:263-269, 1997

Straub RE, Lehner T, Luo Y, et al: A possible vulnerability locus for bipolar affective disorder on chromosome 21q22.3. Nat Genet 8:291-296, 1994

Toyota T, Watanabe A, Shibuya H, et al: Association study on the DUSP6 gene, an affective disorder candidate gene on 12q23, performed by using flourescence resosnance energy transfer-based melting curve analysis on the LightCycler. Mol Psychiatry 5:489-494, 2000

Toyota T, Hattori E, Meerabux J, et al: Molecular analysis, mutation screening, and association study of adenylate cyclase type 9 gene (ADCY9) in mood disorders. Am J Med Genet 114:84-92, 2002a

Toyota T, Yamada K, Saito K, et al: Association analysis of adenylate cyclase type 9 gene using pedigree disequilibrium test in bipolar disorder. Mol Psychiatry 7:450-452, 2002b

Turecki G, Alda M, Grof P, et al: No association between chromosome-18 markers and lithium-responsive affective disorders. Psychiatry Res 63:17-23, 1996

Turecki G, Grof P, Grof E, et al: Mapping susceptibility genes for bipolar disorder: a pharmacogenetic approach based on excellent response to lithium. Mol Psychiatry 6:570-578, 2001

Wender PH, Kety SS, Rosenthal D, et al: Psychiatric disorders in the biological and adoptive families of adopted individuals with affective disorders. Arch Gen Psychiatry 43:923-929, 1986

Willour VL, Zandi PP, Huo Y, et al: Genome scan of the fifty-six bipolar pedigrees from the NIMH Genetics Initiative replication sample: Chromosomes 4,7, 9,18,20, and 21. Am J Med Genet 121:21-27, 2003

Willner P, Muscat R, Phillips G: The role of dopamine in rewarded behavior: ability, insight, drive or incentive? Pol J Pharmacol Pharm 43:291-300, 1991

Willner P, Muscat R, Papp M: An animal model of anhedonia. Clin Neuropharmacol 15a:550-551, 1992

Winokur G, Cadoret R, Dorzab J, et al: Depressive disease: a genetic study. Arch Gen Psychiatry 24:135-144, 1971

Wyatt RJ, Henter I: An economic evaluation of manic-depressive illness: 1991. Social Psychiatry Psychiatr Epidemiol 30:213-219, 1995

Zandi PP, Willour VL, Huo Y, et al: Genome scan of a second wave of NIMH Genetics Initiative bipolar pedigrees: chromosomes 2,11,13,14, and X. Am J Med Genet 119:69-76, 2003

Zill P, Malitas PN, Bondy B, et al: Analysis of polymorphisms in the alpha-subunit of the olfactory G-protein Golf in lithium-treated bipolar patients. Psychiatric Genet 13:65-69, 2003

Temas especiais na depressão bipolar

Depressão bipolar pediátrica 4

ANOOP KARIPPOT, M.D.

AINDA QUE OS TRANSTORNOS AFETIVOS EM jovens estejam recebendo, nos últimos anos, muito mais atenção, continuam sendo um enigma diagnóstico. Estima-se que 5% das crianças e adolescentes sofram de depressão maior, 4% de distimia e 1% de depressão bipolar (Lewinsohn et al., 1993). Depressão em crianças e adolescentes é uma condição grave, associada a considerável morbidade e mortalidade (Kovacs, 1996). Conforme discutido no Capítulo 1, "Diagnóstico de Depressão Bipolar", a depressão bipolar como entidade clínica é pouco diagnosticada em adultos e com freqüência não é diagnosticada em crianças.

A depressão pediátrica não era reconhecida oficialmente até 1975 (Raskin et al., 1978). Desde então, ela tem sido documentada tanto na comunidade psiquiátrica como em situações clínicas (Angold, 1988a, 1988b; Fleming e Offord, 1990). A decisão de utilizar critérios adultos para diagnosticar depressão em crianças foi tomada em uma conferência de 1975 no National Institute of Mental Health, e a prática continua sendo incentivada pelo DSM-IV-TR, no qual os mesmos critérios diagnósticos para depressão maior aplicam-se tanto a crianças como a adultos. Entretanto, dependendo do nível de sua maturidade, habilidades de linguagem e habilidades sociais, as crianças tendem a expressar sintomas depressivos de forma diferente de adultos.

Episódios depressivos são a manifestação mais comum de transtornos afetivos bipolares tanto em crianças como em adultos. Caracterizar as diferenças entre formas unipolares e bipolares de depressão em crianças é um desafio. Depressão bipolar costuma ser pouco ou mal diagnosticada como depressão unipolar tanto em adultos como em crianças, resultando em tratamento incorreto e inadequado – por exemplo, o uso de antidepressivos para tratar sintomas de depressão em crianças bipolares pode, na verdade, precipitar mania (Biederman et al., 2000; Geller et al., 1994, 2001a; Strober et al., 1993). Isso ilustra a importância clínica de diagnosticar corretamente depressão bipolar pediátrica.

Alguns estudos sugeriram que depressão maior com início na primeira infância está associada ao subseqüente desenvolvimento de transtorno bipolar. Em um estudo longitudinal prospectivo de 60 adolescentes deprimidos hospitalizados, com idades entre 13 e 16 anos, Strober e colaboradores (1993) verificaram que 20% deles foram diagnosticados com transtorno bipolar no acompanhamento de 3 a 4 anos. Os autores observaram que a mudança de diagnóstico foi prognosticada pelo início rápido de sintomas depressivos, retardo psicomotor, aspectos psicóticos de humor congruente, história familiar de doença bipolar e história de hipomania induzida por agentes farmacológicos.

Um achado semelhante foi relatado por Geller e colaboradores (1994, 2001b): eles acompanharam 79 crianças (80% na pré-puberdade) com depressão maior e verificaram que 32% mudaram para mania em torno dos 11 anos e 50% aos 21 anos. Os prognosticadores de conversão de diagnóstico nesse estudo foram transtorno da conduta, brigas e história familiar de transtorno bipolar. Luby e Mrakotsky (2003) estudaram um grupo de pré-escolares deprimidos e sugeriram que taxas aumentadas de inquietação entre pré-escolares deprimidos com a história familiar de transtorno bipolar podem, na verdade, serem precursoras de transtorno bipolar.

Esses estudos sugerem que sintomas depressivos, sobretudo no caso de crianças com história familiar de transtorno bipolar, estão fortemente associados ao posterior desenvolvimento de mania. O diagnóstico de depressão em uma idade precoce na infância parece indicar prognóstico insatisfatório.

EPIDEMIOLOGIA

O transtorno bipolar em crianças e adolescentes foi menos estudado do que a doença bipolar de início adulto (Sanchez, 1999). Em adultos, a prevalência de transtorno bipolar Tipo I é considerada como sendo, em média, de 1% da população; a taxa da doença em crianças é assunto de debate. Alguns estudos indicam valores de 3 a 6,5% para o espectro bipolar (Hirschfeld et al., 2003).

Lewinsohn e colaboradores (1995) conduziram um grande estudo epidemiológico sobre transtorno bipolar em adolescentes. A prevalência na vida de transtornos bipolares foi em torno de 1%, valor semelhante àquele relatado no Estudo da Área de Captação Epidemiológica (Weissman et al., 1988). Lewinsohn e colaboradores (1995) estudaram 1.709 jovens. Dezoito casos bipolares foram detectados (14-18 anos de idade) e a idade média de início foi de 12 ± 3 anos. Apenas dois indivíduos (11%) satisfaziam os critérios para transtorno bipolar I. Mais da metade desses pacientes recebeu tratamento de saúde mental, mas apenas um foi tratado com lítio. A razão de pacientes depressivos de primeiro episódio *versus* maníacos foi de 61 para 5%. Os bipolares tinham taxas aumentadas de transtornos de ansiedade de separação e de pânico e comportamento disruptivo co-mórbidos (em especial déficit de atenção/hiperatividade). Esses pacientes relataram idade de início bem mais precoce de qualquer sintoma psiquiátrico, e cerca de 44% tentaram o suicídio e tinham um curso mais grave.

O pico de idade de início de transtorno bipolar parece ser entre 15 e 19 anos. Lish e colaboradores (1994) examinaram 500 membros de uma associação americana para pessoas depressivas que tinham transtorno bipolar, e o pico de idade de início dos sintomas de transtorno bipolar era, de fato, nos anos de adolescência. História familiar de transtorno bipolar prognosticou início precoce de sintomas depressivos (33%) ou mistos e estava associada a um curso de doença difícil na idade adulta. Aproximadamente 50% dos pacientes não foram tratados por cinco anos ou mais. As demoras eram maiores quando os sintomas começavam na infância ou na adolescência. Mesmo após consultar um profissional de saúde mental, a maioria dos pacientes não recebeu o diagnóstico de transtorno bipolar em seus primeiros anos de consulta.

QUADRO CLÍNICO

Os critérios diagnósticos e o perfil dos sintomas de depressão bipolar pediátrica são os mesmos que para adultos; entretanto, a forma como os sintomas são expressados varia conforme o estágio de desenvolvimento da criança (Tabela 4.1). Por exemplo, em vez de comunicar sentimentos de tristeza, as crianças podem representar ou ficar irritadas com os outros, ou expressar múltiplas queixas somáticas, como dores de cabeça e de estômago. A presença de sintomas específicos, como psicose, retardo psicomotor, desinibição/hipomania induzidas por medicação ou uma história familiar de transtorno bipolar, pode indicar que o paciente deprimido corre risco de desenvolver transtorno bipolar (Geller et al., 1994; Strober e Carlson, 1982; Strober et al., 1993). Queixas somáticas e pensamentos de morte são comuns. Pacientes adolescentes podem ter mais probabilidade de apresentar ciclagem rápida ou episódios mistos. Estes são difíceis de serem tratados e têm risco aumentado para suicídio (Brent et al., 1988, 1993; Geller e Luby, 1997). Clinicamente, essas crianças são classificadas como tendo transtorno bipolar sem outra especificação (SOE) ou misto, mesmo após um diagnóstico correto de transtorno bipolar.

Crianças pré-púberes

Crianças deprimidas têm mais probabilidade de serem irritáveis, frustradas, mal-humoradas, excêntricas e retraídas (Tabela 4.1, Seção B) e têm menos probabilidade de relatar sentimentos de tristeza ou desesperança do que adolescentes e adultos. Elas também podem exibir sintomas mistos por ciclagem entre depressão e mania diversas vezes por dia. Egeland e colaboradores (2000) estudaram os sintomas prodrômicos relatados com mais freqüência por famílias na primeira internação de 58 crianças que mais tarde foram diagnosticadas como tendo transtorno bipolar. Os sintomas mais comuns foram humor deprimido (53%), energia aumentada (47%) energia diminuída e cansaço (38%), acessos de raiva (38%) e humor irritável (33%).

Luby e Mrakotsky (2003) estudaram a relação de taxa aumentada de mudança para mania no transtorno depressivo da infância. Os pacientes tinham idade de início precoce de um episódio de depressão, bem como história familiar de transtorno bipolar. De uma amostra de 174 pré-escolares, com idades entre 3,0 e 5,6 anos, 54 deles satisfaziam os critérios modificados para transtorno depressivo maior. Tal estudo indicou que o grupo de pré-escolares deprimidos tinha maior

Tabela 4.1
Indícios para diagnosticar doença bipolar em crianças

A. Sintomas de depressão comuns a adultos, crianças e adolescentes
Humor deprimido, tristeza ou humor irritável
Interesses diminuídos em atividades antes apreciadas
Perda ou ganho de peso significativos
Insônia ou hipersonia
Agitação ou retardo psicomotor
Perda de energia
Sentimentos de inutilidade ou culpa inadequada
Dificuldade para focalizar-se ou concentrar-se
Pensamentos recorrentes de morte ou suicídio

B. Sintomas e características que costumam ser vistos em crianças deprimidas
Queixas somáticas vagas, como dores de cabeça e de estômago
Ausências ou recusa da escola, desempenho acadêmico fraco
Fugas ou ameaças de fugir de casa
Isolamento ou falta de amigos
Tédio
Interesse diminuído em brincar ou interagir com amigos
Abuso de substâncias, especialmente álcool ou maconha
Acessos de gritos, queixas, irritabilidade inexplicada ou choro
Preocupação com morte ou pensamentos de morte
Irritabilidade aumentada, acessos de raiva, hostilidade
Comportamento descuidado
Dificuldades de relacionamento

C. Características que costumam ser sugestivas de depressão bipolar em crianças
História familiar de transtorno bipolar
Idade de início precoce de sintomas depressivos
Presença de sintomas psicóticos de humor congruente
Doença co-mórbida: transtorno da conduta, transtorno desafiador de oposição
Anedonia
Ideações ou tentativas de suicídio
Hospitalização, em especial em idade precoce e freqüente
TDAH malcontrolado

Fonte: Adaptada de Benazzi 1999a, 1999b, 2003; Kuhs e Reschke, 1992; Strober et al., 1993; Wozniak et al., 2001, 2002, 2004.

incidência de história familiar de transtorno bipolar, comparado com os dois grupos de controle. Luby e Mrakotsky também verificaram que pacientes com sintomas depressivos maiores, juntamente com história familiar de transtorno bipolar, apresentavam chance muito maior de terem mães com transtorno afetivo. Essa pesquisa sugere que o subgrupo de risco estudado pode apresentar fatores de risco familiares tanto genéticos como psicossocialmente transmitidos. A inquietação e a agitação motora aumentadas exibidas por essas crianças podem ser precursoras de mania posterior.

Geller e colaboradores (2001b) acompanharam 72 crianças com história de depressão maior pré-púbere por cerca de 10 anos. Trinta e cinco (48,6%) desenvolveram um transtorno bipolar, dos quais 24 (33,3%) eram do Tipo I. Essa taxa de desenvolvimento de transtorno bipolar era bem mais alta do que em um grupo de comparação sem doença psiquiátrica da infância (7,1% desenvolveram transtorno bipolar no grupo de comparação). A diferença era significativa para doença Tipo I, mas não para Tipo II. Além disso, crianças com depressão pré-púbere apresentavam taxa mais alta de abuso de substâncias (30,6 *versus* 10,7% em crianças sem doença psiquiátrica) e de risco de suicídio (22,2 *versus* 3,6%) (Geller et al., 2001b).

A dificuldade em diagnosticar transtorno bipolar em crianças é exemplificada no seguinte caso:

CASO 1

Samanta é uma menina de 7 anos, branca, que foi internada em uma unidade psiquiátrica pela quinta vez nos últimos dois anos. Ela foi admitida após comportamento explosivo e destrutivo na escola e ameaças de suicídio e automutilação. Aparentemente, havia se perfurado com um lápis em um acesso de raiva. Sua história indica comportamentos desinibitórios e agressivos, com tentativas de sertralina, fluoxetina, difenidramina e metilfenidato. Após ter recebido inicialmente o diagnóstico de depressão maior, ela não respondeu de forma positiva a múltiplas tentativas psicofarmacológicas com antidepressivos. Foi observada boa resposta a lítio, mas a menina não obedecia ao tratamento. Ela tem história de ser gravemente deprimida, irritável e tem ciclagem de humor diária. Não há evidência histórica de mania/hipomania ou de qualquer forma de abuso. Sua história familiar é positiva para transtornos afetivos graves, incluindo um diagnóstico de transtorno bipolar para sua mãe e avó biológicas.

Adolescentes

A apresentação clínica de adolescentes é mais semelhante com a de adultos do que com a de crianças. McGlashan (1988) e Strober e colaboradores (1995) relataram que adolescentes com transtorno bipolar podem ter um curso inicial mais prolongado e ser menos responsivos a tratamento quando comparados com adultos. Lewinsohn e colaboradores (1995) relataram que 61,1% dos adolescentes estudados com transtorno bipolar apresentavam-se com um episódio depressivo maior ou menor. Depressão deve ser considerada quando uma criança com bom funcionamento anterior se sai mal academicamente e em outras funções escolares, afasta-se dos amigos ou da sociedade ou comete atos delinqüentes. Apresentação clínica atípica é comum em adolescentes com transtorno bipolar (McElroy et al., 1992). Abuso de substâncias costuma ser visto com transtornos depressivos em adolescentes (Rao et al., 1995).

Strober e colaboradores (1993) estudaram 60 adolescentes deprimidos hospitalizados (13-16 anos de idade) e verificaram que, no acompanhamento de 3 a 4 anos, 20% tinham desenvolvido transtorno bipolar. Isso foi prognosticado por início rápido de sintomas depressivos, retardo psicomotor, história familiar de transtorno bipolar, mania/hipomania induzidas por medicação e psicose de humor congruente. Geller e colaboradores (1994, 2001b) também observaram apresentação semelhante em dois estudos.

De acordo com Wozniak e colaboradores (2004), crianças e adolescentes com depressão bipolar tinham mais probabilidade de ter condições psiquiátricas co-mórbidas, tais como transtorno da conduta, transtorno desafiador de oposição grave, agorafobia, transtorno obsessivo-compulsivo e abuso de álcool, em comparação com crianças com depressão unipolar. Esse estudo também revelou que, em adolescentes, a depressão bipolar diferia da depressão unipolar em qualidade e gravidade de sintomas, doença co-mórbida e história familiar. Os sintomas depressivos eram graves entre crianças que exibiam anedonia profunda, desesperança e risco de suicídio.

Suicídio

Wozniak e colaboradores (2004) relataram uma taxa mais alta de risco de suicídio (ideação e tentativas) entre adolescentes com depressão bipolar do que entre aqueles com depressão unipolar. Brent e colaboradores (1988) verificaram que vítimas de suicídio ($n = 27$), comparadas com aquelas com ideação suicida ou que fizeram uma tentativa ($n = 56$), tinham mais probabilidade de sofrer de transtorno bipolar, com tendência a co-morbidade mais alta com transtorno do déficit de atenção/hiperatividade (TDAH), condição caracterizada por instabilidade de humor e alto grau de impulsividade.

CASO 2

Ethan é um menino de 14 anos, branco, trazido ao hospital pela polícia por comportamento agressivo e ideação suicida: ele tinha levado uma arma para a escola e ameaçado matar-se na frente de seus colegas. De acordo com seus professores, Ethan vinha faltando às aulas e, nas últimas semanas, tinha se tornado cada vez mais mal-humorado, irritável e frustrado. Foi observado que ele era extremamente sensível e tinha episódios de raiva e ataques de choro sem qualquer provocação. Sua mãe relatou que ele dormia o tempo todo, às vezes 12 a 14 horas a fio, e seu humor era sempre irritável e furioso. Ele tinha feito buracos a socos nas paredes da casa e tinha esquecido de tomar sua medicação por vários dias. Ela referiu hospitalizações anteriores por comportamentos arriscados e negligentes (ele tinha tentado matar-se em diversas ocasiões). Foi relatado que ele manifestava preocupação com morte, pensamentos de suicídio e armas de ataque. Ethan tem história documentada de mania que exigiu hospitalização psiquiátrica quando ele tinha 12 anos. Tanto o jovem como sua mãe admitem que os sintomas depressivos são graves e crônicos e que eles atormentam Ethan muito mais do que os episódios maníacos.

DIAGNÓSTICO DIFERENCIAL

Os sintomas sobrepostos de outros transtornos psiquiátricos e médicos com os de depressão bipolar dificultam sua diferenciação. Mesmo quando é feito um diagnóstico de transtorno bipolar, a diferenciação entre as subcategorias de transtorno bipolar é um desafio. A maioria das crianças com essa apresentação é rotulada como tendo transtorno bipolar SOE ou estado misto.

Transtorno de déficit de atenção/hiperatividade

Os sintomas centrais de TDAH (p. ex., distratibilidade, impulsividade, hiperatividade ou labilidade emocional) também estão presentes no transtorno bipolar (Biederman et al., 1996; Carlson, 1984). O diagnóstico diferencial é difícil, porque essas condições em geral coexistem (Kovacs e Gatsonis, 1994). Geller e colaboradores (1995), Wozniak e colaboradores (1995) e West e colaboradores (1995) encontraram taxas de 57 a 98% de TDAH co-mórbido em pacientes bipolares. Butler e colaboradores (1995) encontraram uma taxa de transtorno bipolar de 22% em pacientes internados com TDAH.

Os sintomas de transtorno de déficit de atenção (TDA) muitas vezes imitam os de disforia/depressão, principalmente em meninas. Isso pode criar um problema na determinação de um diagnóstico correto. Entretanto, pacientes com TDA raramente se queixam de ideação suicida ou pensamentos de morte e automutilação. Além disso, uma história positiva de transtorno bipolar ou transtorno afetivo na família daqueles pacientes com TDA deve ser um alerta para o médico.

Esquizofrenia

Alguns dos sintomas negativos vistos na esquizofrenia também se manifestam na depressão. Crianças com apresentação clínica de transtorno bipolar e transtornos do humor psicóticos costumam ser diagnosticadas, de forma equivocada, como tendo esquizofrenia (Ferro et al., 1994); entretanto, seus sintomas podem ser diferenciados pelas alucinações de humor incongruente e paranóia associadas vistas em pacientes com esquizofrenia. Além disso, pacientes com esta condição têm início insidioso e menos probabilidade de apresentarem padrões episódicos de mudanças de humor e não têm história familiar de transtorno bipolar.

Outras condições

No diagnóstico diferencial de depressão bipolar pediátrica, todos os seguintes aspectos devem ser considerados: doença médica, exposição a medicações, abuso de substâncias e outras condições psiquiátricas, como transtorno de apego reativo ou transtorno de conduta.

TRATAMENTO

Nos dias atuais, não existem regimes de tratamento para transtorno bipolar padronizados e universalmente aceitos. O tratamento pediátrico ainda não foi estudado de forma suficiente (Botteron e Geller, 1995; Fetner e Geller, 1992; Kafantaris, 1995; Youngerman e Canino, 1978). A maioria das opções de tratamento é extrapolada de estudos de adultos ou de estudos mostrando o benefício do tratamento da fase maníaca ou do comportamento agressivo em crianças.

Psicoterapia

Intervenções psicossociais são fundamentais no tratamento de depressão bipolar pediátrica, embora não exista um método psicoterapêutico superior, comprovado. Pavuluri e colaboradores (2004b) sugeriram a integração entre terapia cognitivo-comportamental e terapia interpessoal para ajudar pacientes e famílias a lidarem com suas cognições negativas. Um tratamento de grupo, de múltiplas famílias, adjunto, orientado por manual para crianças (8-12 anos de idade) com depressão bipolar foi tentado por Fristad e colaboradores (2002). Os resultados e o impacto dessa intervenção em crianças ainda estão sendo analisados. Mesmo sem valor científico demonstrado como tratamento para transtorno bipolar, a terapia cognitivo-comportamental é promissora – em especial para adolescentes com depressão bipolar (ver Capítulo 10, "Intervenções Psicológicas na Depressão Bipolar").

Farmacoterapia

Há escassez de estudos envolvendo crianças com diagnósticos de transtorno bipolar. Até o momento, não existem dados de pesquisa científicos padronizados para o tratamento de depressão bipolar pediátrica. Diversos agentes foram tentados clinicamente, com sucesso limitado no controle dessa doença complexa. Há uma grande necessidade de experiências clínicas que examinem a segurança e a eficácia de medicações psicotrópicas no tratamento de depressão bipolar em crianças.

Lítio

A U. S. Food and Drug Administration aprovou o lítio para tratamento de transtorno bipolar em indivíduos acima de 12 anos; estudos com adultos indicam efeito significativo para o lítio (Schou, 1968; Strober et al., 1990). Apenas alguns poucos estudos examinaram a eficácia do lítio em crianças da população pré-púbere e adolescentes. Os dados disponíveis indicam que o lítio é seguro e efetivo em jovens e pode ser prescrito de maneira semelhante à população adulta (Strober et al., 1995; Weller et al., 1986). El-Mallakh e colaboradores (1993) sugeriram que crianças muito pequenas requerem níveis séricos de lítio mais altos para obter a resposta adequada. O benefício desse agente em crianças deprimidas em risco para transtorno bipolar foi observado em um estudo duplo-cego, controlado por placebo, realizado por Geller e colaboradores (Fetner e Geller, 1992; Geller et al., 1994). De maneira similar, DeLong e Aldershof (1987) descreveram melhora significativa com lítio em crianças com depressão grave que exibiam sintomas neurovegetativos.

Agentes anticonvulsivantes

Diversos estudos com adultos e adolescentes demonstraram o benefício significativo de agentes anticonvulsivantes, como carbamazepina e valproato (Hsu, 1986; Kowatch et al., 2000; Woolston, 1999). Entretanto, esses estudos centraram-se em pacientes com episódios maníacos clássicos ou episódios mistos – nenhum benefício importante foi observado em relação à depressão bipolar pediátrica. Estudos de adultos indicaram um benefício potencial da lamotrigina na depressão bipolar (Calabrese et al., 1999; Fatemi et al., 1997); entretanto, indivíduos com menos de 16 anos de idade podem ser particularmente vulneráveis ao desenvolvimento de *rash* preocupante ou síndrome de Stevens-Johnson com esse agente – o que tem limitado a investigação de lamotrigina em crianças.

Inibidores seletivos da recaptação de serotonina

Medicamentos antidepressivos são amplamente prescritos para crianças e adolescentes. Antes do diagnóstico de transtorno bipolar, a maioria desses pacientes foi diagnosticada como tendo depressão maior. Eles foram tratados com antidepressivos, com subseqüentes ataques de comportamento desinibitório e induções maníacas/hipomaníacas. Um mapa de revisão naturalista de 59 crianças (idades de 10,8 ± 3,7, variação de 3,5 a 17; 83% eram meninos) de uma clínica ambulatorial de psicofarmacologia com diagnóstico do DSM-III-R de transtorno bipolar foi relatado por Biederman e colaboradores (2000). As crianças foram acompanhadas por até quatro anos. Os pesquisadores aplicaram estatísticas multivariadas para modelar a probabilidade de recaída ou melhora a cada visita clínica. Essa análise mostrou que os antidepressivos específicos à serotonina estavam associados a uma taxa aumentada de melhora da depressão bipolar (risco relativo de 6,7 [1,9-23,6], $P = 0,003$), mas uma probabilidade bem maior de recaída de mania (risco relativo de 3 [1,2-7,8], $P = 0,02$). O estudo também indicou que a indução maníaca associada a antidepressivo documentada em adultos também pode ocorrer em crianças.

Cicero e colaboradores (2003) relataram que crianças tratadas com antidepressivos receberam o diagnóstico para transtorno bipolar mais cedo (idades de

10,7 ± 3,05 anos) do que aquelas nunca expostas a esses medicamentos (idades de 12,7 ± 4,3 anos; teste *t* unilateral (*one-tailed*) = 1,33, *df* = 22, *P* = 0,099, força = 0,93). DelBello e colaboradores (2001) verificaram que crianças recebendo medicação estimulante tinham idade de início mais precoce de transtorno bipolar (idades de 10,7 ± 3,9 anos, *n* = 21) do que as que não receberam estimulantes (idades de 13,9 ± 3,7 anos, *n* = 13, *P* = 0,03). Essa diferença não era explicada por TDAH concomitante, porque a idade de início de doença bipolar em crianças com ou sem o transtorno não era diferente (idades de 12,0 ± 4,2 *versus* 11,7 ± 4 anos, respectivamente, *P* = 0,6). Entretanto, Cicero e colaboradores (2003) relataram uma segurança relativamente maior com estimulantes, em comparação com antidepressivos.

A experiência clínica indica que uma criança com transtorno bipolar se apresentará ao médico com sintomas depressivos. A Food and Drug Administration implementou recentemente uma "tarja preta de advertência" sobre o risco de suicídio com uso de antidepressivos em adolescentes e crianças. Alguns especialistas opinaram que o aumento na ideação suicida com antidepressivos pode resultar da desestabilização de transtorno bipolar não reconhecido em crianças. Antidepressivos são efetivos (El-Mallakh e Karippot, 2002), mas deveriam ser usados com cautela em pacientes que apresentam sintomas de depressão grave. Uma história longitudinal de sintoma e história familiar completa para evidência de transtorno bipolar é útil na tomada de decisão e no melhor tratamento dessa doença complexa.

RESUMO

A depressão bipolar pediátrica está sendo cada vez mais reconhecida na literatura científica. Existem muitos debates sobre a apresentação clínica, os sintomas centrais e as opções de tratamento. Há uma necessidade muito grande de pesquisa sobre depressão bipolar em crianças e adolescentes. Experiências clínicas aleatórias e estudos de algoritmo de tratamentos padronizados fornecerão recomendações de tratamento mais efetivos no futuro.

REFERÊNCIAS

Angold A: Childhood and adolescent depression. I. Epidemiological and aetiological aspects. Br J Psychiatry 152:601-611, 1988a

Angold A: Childhood and adolescent depression. II: Research in clinical populations. Br J Psychiatry 153:476-492, 1988b

Benazzi F: Bipolar II versus unipolar chronic depression: a 312-case study. Compr Psychiatry 40:418-421, 1999a

Benazzi F: Chronic atypical major depressive episode in private practice: unipolar and bipolar II. Acta Psychiatr Scand 100:418-423, 1999b

Biederman J, Faraone SV, Milberger S, et al: Predictors of persistence and remission of ADHD: results from a four-year prospective follow-up study of ADHD children. J Am Acad Child Adolesc Psychiatry 35:343-351, 1996

Biederman J, Mick E, Spencer TJ, et al: Therapeutic dilemmas in the pharmacotherapy of bipolar depression in the young. J Child Adolesc Psychiatry 10:185-192, 2000

Botteron KN, Geller B: Pharmacologic treatment of childhood and adolescent mania. Child Adolesc Psychiatr Clin N Am 4:283-304, 1995

Brent DA, Perper JA, Goldstein CE, et al: Risk factors for adolescent suicide. A comparison of adolescent suicide victims with suicidal inpatients. Arch Gen Psychiatry 45:581-588, 1988

Brent DA, Perper JA, Moritz G, et al: Psychiatric risk factors for adolescent suicide: a case-control study. J Am Acad Child Adolesc Psychiatry 32:521-529, 1993

Butler SF, Arredondo DE, McCloskey V: Affective comorbidity in children and adolescents with attention deficit hyperactivity disorder. Ann Clin Psychiatry 7:51-55, 1995

Calabrese JR, Rapport DJ, Kimmel SE, et al: Controlled trials in bipolar I depression: focus on switch rates and efficacy. Eur Neuropsychopharmacol 9 (suppl 4):S109-S112, 1999

Carlson GA: Classification issues of bipolar disorders in childhood. Psychiatr Rev 2:273-285, 1984

Cicero D, El-Mallakh RS, Holman J, et al: Antidepressant exposure in children diagnosed with bipolar disorder. Psychiatry 66:317-322, 2003

DelBello MP, Soutullo CA, Hendricks W, et al: Prior stimulant treatment in adolescents wi h bipolar disorder: association with age at onset. Bipolar Disord 3:53-57, 2001

DeLong GR, Aldershof AL: Long-term experience with lithium treatment in childhood: correlation with clinical diagnosis. J Am Acad Child Adolesc Psychiatry 26:389-394, 1987

Egeland JA, Hostetter AM, Pauls DL, et al: Prodromal symptoms before onset of manic-depressive disorder suggested by first hospital admission histories. J Am Acad Child Adolesc Psychiatry 39:1245-1252, 2000

El-Mallakh RS, Karippot A: Use of antidepressants to treat depression in bipolar disorder. Psychiatric Serv 53:580-584, 2002

El-Mallakh RS, Barrett JL, Wyatt RJ: The Na,K-ATPase hypothesis for bipolar disorder: implications of normal development. J Child Adolesc Psychopharmacol 3:37-52, 1993

Fatemi SH, Rapport DJ, Calabrese JR, et al: Lamotrigine in rapid-cycling bipolar disorder. J Clin Psychiatry 58:522-527, 1997

Ferro T, Carlson GA, Grayson P, et al: Depressive disorders: distinctions in Children. J Am Acad Child Adolesc Psychiatry 33:664-670, 1994

Fetner HH, Geller B: Lithium and tricyclic antidepressants. Psychiatr Clin North Am 15:223-224, 1992

Fleming JE, Offord DR: Epidemiology of childhood depressive disorders: a critical review. J Am Acad Child Adolesc Psychiatry 29:571-580, 1990

Fristad MA, Goldberg-Arnold JS, Gavazzi SM: Multifamily psychoeducation groups (MFPG) for families of children with bipolar disorder. Bipolar Disord 4:254-262, 2002

Geller B, Luby J: Child and adolescent bipolar disorder: a review of the past 10 years. J Am Acad Child Adolesc Psychiatry 36:1168-1176, 1997

Geller B, Fox LW, Clark KA: Rate and predictors of prepubertal bipolarity during follow-up of 6- to 12-year-old depressed children. J Am Acad Child Adolesc Psychiatry 33:461-468, 1994

Geller B, Sun K, Zimerman B, et al: Complex and rapid cycling in bipolar children and adolescents: a preliminary study. J Affect Disord 34:259-268, 1995

Geller B, Craney JL, Bolhofner K, et al: One-year recovery and relapse rates of children with a prepubertal and early adolescent bipolar disorder phenotype. Am J Psychiatry 158:303-305, 2001a

Geller B, Zimerman B, Williams M, et al: Bipolar disorder at prospective follow-up of adults who had prepubertal major depressive disorder. Am J Psychiatry 158:125-127, 2001b

Hirschfeld RM, Calabrese JR, Weissman MM, et al: Screening for bipolar disorder in the community. J Clin Psychiatry 64:53-59, 2003

Hsu LK: Lithium-resistant adolescent mania. J Am Acad Child Adolesc Psychiatry 25:280-283, 1986

Kafantaris V: Treatment of bipolar disorder in children and adolescents. J Am Acad Child Adolesc Psychiatry 34:732-741, 1995

Kowatch RA, Suppes T, Carmody TJ, et al: Effect size of lithium, divalproex sodium, and carbamazepine in children and adolescents with bipolar disorder. J Am Acad Child Adolesc Psychiatry 39:713-720, 2000

Kovacs M: Presentation and course of major depressive disorder during childhood and later years of the life span. J Am Acad Child Adolesc Psychiatry 35:705-715, 1996

Kovacs M, Gatsonis C: Secular trends in age at onset of major depressive disorder in a clinical sample of children. J Psychiatr Res 28:319-329, 1994

Kuhs H, Reschke D: Psychomotor activity in unipolar and bipolar depressive patients. Psychopathology 25:109-116, 1992

Levinsohn PM, Hops H, Roberts RE, et al: Adolescent psychopathology: I. prevalence and incidence of depression and other DSM-III-R disorders in high school students. J Abnorm Psychol 102:133-144, 1993; erratum 102:517, 1993

Lewinsohn PM, Klein DN, Seeley JR: Bipolar disorders in a community sample of older adolescents: prevalence, phenomenology, comorbidity, and course. J Am Acad Child Adolesc Psychiatry 34:454-463, 1995

Lish JD, Dime-Meenan S, Whybrow PC, et al: The national depressive and manic-depressive association (DMDA) survey of bipolar members. J Affect Disord 31:281-294, 1994

Luby JL, Mrakotsky C: Depressed preschoolers with bipolar family history: a group at high risk for later switching to mania? J Child Adolesc Psychiatry 13:187-197, 2003

McElroy SL, Keck PE Jr, Pope HG Jr, et al: Clinical and research implications of the diagnosis of dysphoric or mixed mania or hypomania. Am J Psychiatry 149:1633-1644, 1992

McGlashan TH: Adolescent versus adult onset of mania. Am J Psychiatry 145:221-223, 1988

Pavuluri MN, Henry DB, Devineni B, et al : Child Mania Rating Scale (CMRS): development, reliability and validity. Biol Psychiatry 55:S84, 2004a

Pavuluri MN, Henry DB, Devineni B, et al : A pharmacotherapy algorithm for stabilization and maintenance of pediatric bipolar disorder. J Am Acad Child Adolesc Psychiatry 43:859-867, 2004b

Rao U, Ryan ND, Birmaher B, et al: Unipolar depression in adolescents: clinical outcome in adulthood. J Am Acad Child Adolesc Psychiatry 34:566-578, 1995

Raskin A, Boothe H, Reatig N, et al: Initial response to drugs in depressive illness and psychiatric and community adjustment a year later. Psychol Med 8:71-79, 1978

Sanchez L, Hagino O, Weller E, et al: Bipolarity in children. Psychiatr Clin North Am 22:629-648, 1999

Schou M: Lithium in psychiatric therapy and prophylaxis. J Psychiatr Res 6:67-95, 1968

Strober M, Carlson G: Predictors of bipolar illness in adolescents with major depression: a follow-up investigation. Adolesc Psychiatry 10:299-319, 1982

Strober M, Morrell W, Lampert C, et al: Relapse following discontinuation of lithium maintenance therapy in adolescents with bipolar I illness: a naturalistic study. Am J Psychiatry 147:457-461, 1990

Strober M, Lampert C, Schmidt S, et al: The course of major depressive disorder in adolescents: I. Recovery and risk of manic switching in a follow-up of psychotic and non-psychotic subtypes. J Am Acad Child Adolesc Psychiatry 32:34-42, 1993

Strober M, Schmidt-Lackner S, Freeman R, et al: Recovery and relapse in adolescents with bipolar affective illness: a five-year naturalistic, prospective follow-up. J Am Acad Child Adolesc Psychiatry 34:724-731, 1995

Weissman MM, Warner V, John K, et al: Delusional depression and bipolar spectrum: evidence for a possible association from a family study of children. Neuropsychopharmacology 1:257-264, 1988

Weller EB, Weller RA: Assessing depression in prepubertal children. Hillside J Clin Psychiatry 8:193-201, 1986a

Weller EB, Weller RA: Clinical aspects of childhood depression. Pediatr Ann 15:843-847, 1986b

Weller EB, Weller RA, Fristad MA: Lithium dosage guide for prepubertal children: a preliminary report. J Am Acad Child Psychiatry 25:92-95, 1986

West SA, Strakowski SM, Sax KW, et al: The comorbidity of attention-deficit hyperactivity disorder in adolescent mania: potential diagnostic and treatment implications. Psychopharmacol Bull 31:347-351, 1995

Woolston JL: Case study: carbamazepine treatment of juvenile-onset bipolar disorder. J Am Acad Child Adolesc Psychiatry 38:335-338, 1999

Wozniak J, Biederman J, Kiely K, et al: Mania-like symptoms suggestive of childhood-onset bipolar disorder in clinically referred children. J Am Acad Child Adolesc Psychiatry 34:867-976, 1995

Wozniak J, Biederman J, Faraone SV, et al: Heterogeneity of childhood conduct disorder: further evidence of a subtype of conduct disorder linked to bipolar disorder. J Affect Disord 64:121-131, 2001

Wozniak J, Biederman J, Monuteaux MC, et al: Parsing the comorbidity between bipolar disorder and anxiety disorders: a familial risk analysis. J Child Adolesc Psychopharmacol 12:101-111, 2002

Wozniak J, Spencer T, Biederman J, et al: The clinical characteristics of unipolar vs. bipolar major depression in ADHD youth. J Affect Disord 82 (suppl 1):S59-S69, 2004

Youngerman J, Canino IA: Lithium carbonate use in children and adolescents: a survey of the literature. Arch Gen Psychiatry 35:216-224, 1978

Suicídio na depressão bipolar | 5

MICHAEL J. OSTACHER, M.D., M.P.H.
POLINA EIDELMAN, B.A.

> Queridos, tenho certeza de que estou enlouquecendo novamente. Sinto que não seremos capazes de passar por outros daqueles momentos terríveis. E não devo me recuperar desta vez. Começo a ouvir vozes, e não consigo me concentrar. Então vou fazer o que parece ser o melhor.
>
> – *Virginia Woolf, bilhete suicida*

TALVEZ A MAIS LETAL das doenças mentais, com uma taxa de suicídio para casos não-tratados 30 vezes maior do que a encontrada na população geral, o transtorno bipolar apresenta um enorme desafio a pacientes, famílias e médicos. A taxa de suicídio na vida no transtorno bipolar foi estimada em 19%, igualando (e talvez superando) a de transtorno depressivo maior. Ainda que a maioria dos suicídios, como o de Virginia Woolf, ocorra durante a fase deprimida da doença, muitos ocorrem durante períodos de sintomas mistos ou mesmo maníacos. Há inúmeros fatores de risco para suicídio nessa doença, o mais proeminente sendo o início precoce de sintomas de humor, diagnóstico recente e idade jovem, história familiar de suicídio, co-morbidade com transtornos de ansiedade e transtornos por uso de substâncias (incluindo nicotina), presença de abuso físico e sexual na infância e na idade adulta e história de tentativas de suicídio anteriores. O envolvimento e a adesão ao tratamento farmacológico (especialmente lítio) podem reduzir o risco desse comportamento. O planejamento coordenado do tratamento com o paciente, a família e pessoas com as quais ele tem relacionamentos significativos pode ser um meio para identificar o risco e evitar o comportamento suicida.

EPIDEMIOLOGIA

A prevalência na vida de todos os transtornos bipolares (bipolar I e II combinados) é em torno de 2,1%; para transtorno bipolar I isolado é de 0,8%. Em geral, imagina-se que o transtorno bipolar seja caracterizado por elevação do humor; contudo, estudos de longo prazo de coortes clínicas sugerem que ele é primariamente caracterizado por depressão. Pacientes bipolares I e II passam metade de suas vidas doentes, com a maioria dos dias passados em depressão (Judd et al.,

2003). No contexto de doenças com longos períodos de depressão, entende-se com facilidade que o risco de tentativas de suicídio e suicídios completados seria excessivamente alto.

Ainda que não seja claro se a taxa de suicídio no transtorno bipolar é mais alta do que a da depressão unipolar, diversos estudos sugerem que sim. Por exemplo, dados do Estudo da Área de Captação Epidemiológica (ECA) relatados por Chen e Dilsaver (1996) mostram taxas de tentativas de suicídio na vida de 29,2% no transtorno bipolar, de 15,9% na depressão maior unipolar e de 4,2% em todos os demais transtornos do Eixo I do DSM-III combinados. Eles encontraram uma taxa de disparidade de suicídios no transtorno bipolar comparada com unipolar de 2,0 ($P < 0,0001$).

Apesar de não haver consenso de que a taxa de suicídio no transtorno bipolar é desproporcionalmente alta, tem sido difícil determiná-la com precisão. As taxas de suicídio em transtornos psiquiátricos costumam ser estimadas mediante estudos de populações clínicas; isso em geral leva a superestimativas do número de suicídios completados para a doença como um todo, visto que pacientes que estão mais doentes têm mais probabilidade de fazer tentativas de suicídio. Goodwin e Jamison (1990), por exemplo, estimaram o risco na vida de mortalidade por suicídio para pacientes bipolares em 18,9%, examinando todas as causas de morte de indivíduos com doença maníaco-depressiva em 30 estudos publicados entre 1936 e 1988. Visto que isso representa um grupo gravemente doente com transtorno bipolar, é provável que o risco de suicídio de transtorno bipolar como um todo esteja superestimado. Um dos estudos mais citados sobre suicídio em transtornos afetivos é o de Guze e Robins, de 1970, no qual o risco de morte por suicídio devido a transtornos depressivos foi estimado em 15%.

O achado de Guze e Robins foi criticado como não sendo generalizável à população em diversas bases, em geral porque os indivíduos não foram, de fato, acompanhados durante toda a vida. Considerando-se que o suicídio responde por uma maior porcentagem de mortalidade total em populações mais jovens, a prevalência de suicídio foi bastante superestimada. Blair-West e colaboradores (1997) consideraram esse fator na depressão maior acrescentando o risco de suicídio em cada grupo etário, e concluíram que a taxa é de 2,5%. Após o ajustamento para uma taxa estimada de 40% para baixo de relato de suicídio, o risco ao longo da vida sobe para 3,5%. De maneira similar, Inskip e colaboradores (1998) recalcularam o risco de morte por transtornos afetivos usando técnicas de modelagem computadorizada para levar em consideração o fato de que os indivíduos não são acompanhados até que a coorte inteira tenha morrido e de que suicídio é uma causa de morte bem mais alta em pacientes mais jovens. Eles estimaram, desse modo, que o risco de morte por transtornos afetivos era de cerca de 6%, comparado com 4% para esquizofrenia e 7% para dependência de álcool.

Tendências de amostragem também podem superestimar a taxa de suicídio. Bostwick e Pankrantz (2000) discutem que o uso de prevalência de mortalidade proporcional (i.e., a porcentagem de todas as mortes atribuíveis a suicídio) superestima a prevalência de suicídio ao longo da vida. Em vez disso, eles propõem que prevalência de fatalidade de caso (i.e., a porcentagem de pessoas com depressão que morrem por suicídio) é uma medida mais precisa da taxa real. Em oposição ao risco de 15% alegado por Guze e Robins, a análise deles revelou que o risco de suicídio para todos os pacientes com transtornos afetivos – tanto internados como ambulatoriais – era de 2,2%. Isso representava quatro vezes a taxa na população não-afetivamente doente (0,5%): mais alta em pacientes hospitalizados por depressão grave, porém mais baixa do que as estimativas anteriores.

Taxas de suicídio marcadamente elevadas foram encontradas em coortes clínicas acompanhadas de forma longitudinal. Em um estudo singular de 406 pacientes acompanhados de 1959 a 1995, Angst e Preisig (1995) verificaram que 11% da amostra tinha cometido suicídio. O subtipo diagnóstico não diferenciou as taxas de suicídio. Não foi respondido se tal amostra foi contaminada pelo critério de gravidade da doença, se o estudo comparou todos os pacientes afetados com o transtorno ou se avanços no tratamento de depressão ou de transtorno bipolar teriam evitado quaisquer suicídios.

Em um estudo naturalista de 2.395 internações hospitalares por transtorno unipolar ou bipolar, a letalidade de tentativas de suicídio era mais alta em pacientes com transtorno bipolar, o que pode explicar, em parte, as taxas aumentadas de suicídio completado, em comparação com outros transtornos (Raja e Azzoni, 2004). Pode não ser claro se para todos os transtornos do Eixo I a taxa de suicídio é mais alta no transtorno bipolar; contudo, é verdadeiro que a taxa de mortalidade nessa condição é surpreendentemente alta, em comparação com a população geral.

FATORES DE RISCO PARA SUICÍDIO

Fase da doença

A freqüência e a duração de sintomas e episódios depressivos é um fator na alta incidência de suicídio e de tentativas no transtorno bipolar. Em um estudo de 31 suicídios de pessoas com transtorno bipolar, quase 80% ocorreram durante um episódio de depressão, 11% quando em um estado misto e 9% enquanto a pessoa estava se recuperando de um episódio de mania psicótica (Isometsa et al., 1994). Pode-se concluir, portanto, que a depressão, seja durante um episódio depressivo maior ou misto, está associada a suicídio. Dilsaver e colaboradores (1994) relataram que, enquanto ideação suicida era rara na mania pura (ocorrendo em 1 de 49 indivíduos estudados), 55% dos pacientes com mania mista tinham ideação suicida e que essa diferença era significativa ($P = 0,0001$).

Observações adicionais apóiam a noção de que é a depressão que coloca pacientes com depressão bipolar em risco de suicídio. Angst e colaboradores (2004) verificaram que aqueles com um curso de doença caracterizado, de forma predominante, por mania ou mania com depressão leve tinham taxa de suicídio e cronicidade mais baixas, comparados com aqueles cujo curso era de depressão mais grave.

Parece que estados maníacos podem colocar determinadas pessoas em risco para suicídio, em grande parte devido à presença concomitante de sintomas depressivos. Simpson e Jamison (1999) sugeriram que mania eufórica pode ser "mais um conceito de pesquisa do que uma realidade clínica" (p. 53), na medida em que mania grave raramente ocorre sem sintomas depressivos ou disfóricos. Cassidy e Carroll (2001), por exemplo, verificaram que, embora humor disfórico, ansiedade, labilidade, culpa e suicídio fossem mais comuns em episódios mistos, esses sintomas também estavam presentes em um grau significativo em estados maníacos "puros". Em um estudo com 91 pacientes internados com estados mistos e maníacos, Strakowski e colaboradores (1996) constataram que, apesar de ideação suicida ter mais probabilidade de estar presente em pacientes mistos *versus* maníacos, a gravidade da depressão era um prognosticador mais poderoso de ideação suicida. Em um modelo de regressão logística, sintomas depressivos prognosticaram risco de suicídio quer o paciente satisfizesse ou não critérios para um episódio depressivo (e, portanto, misto).

Curso clínico

A gravidade da doença parece estar associada a suicídio. Primeiros episódios requerendo hospitalização podem representar um risco particularmente alto. O período logo após a internação e imediatamente após a alta parece ser bastante vulnerável para suicídio. Hoyer e colaboradores (2004) examinaram as características de todas as primeiras hospitalizações por transtorno afetivo na Dinamarca, entre 1973 e 1993, constatando que 3.141 de 53.466 pacientes cometeram suicídio (6%) e que o risco de suicídio era mais alto no dia após a alta e no dia após a internação. O risco diminuía com o tempo, permanecendo alto por seis meses após a alta. É curioso notar que o risco associado ao tempo após a alta diminuía com o aumento da duração da doença, apoiando a noção de que o risco de suicídio é mais alto no início do curso de doenças afetivas, inclusive no transtorno bipolar.

Indivíduos parecem estar em maior risco para suicídio após o episódio-índice, independentemente de polaridade do episódio (Fagiolini et al., 2004; Roy-Byrne et al., 1988). Baldessarini e colaboradores (1999), em uma análise de 104 tentativas de suicídio consideradas durante um período de 40 anos, demonstraram que mais de 50% delas ocorreram dentro de 7,5 anos do primeiro episódio afetivo. Também é importante notar que, dentro dessa mesma amostra, o tempo para tentativa de suicídio era bem anterior ao tempo para tratamento de manutenção com lítio. Ocorre que pacientes mais jovens e aqueles com idade de início mais precoce também podem encontrar-se em risco mais elevado para suicídio como resultado do intervalo de tempo entre o início da doença e o tratamento adequado. Isso demonstra os perigos inerentes envolvidos na depressão unipolar mal diagnosticada para indivíduos bipolares após um episódio depressivo tido como índice. Estes podem não ser representados na pesquisa atual como um resultado, sendo, em vez disso, vítimas de diagnósticos errôneos e de tratamento clínico inadequado.

Fagiolini e colaboradores (2004) relataram que, em uma coorte de 175 pacientes com transtorno bipolar, tentativas de suicídio tendiam a ocorrer em uma idade relativamente jovem e na primeira fase da doença. História de suicídio também estava associada a um maior número de episódios anteriores, escores de depressão mais altos na internação e índice de massa corporal (IMC) mais alto (Fagiolini et al., 2004). Tsai e colaboradores (2002) verificaram que, em pacientes chineses com transtorno bipolar, o suicídio tendia a ocorrer nos primeiros 7 a 12 anos da doença, e o risco era maior antes dos 35 anos de idade.

Além de idade jovem ser um fator em tentativas de suicídio, a idade de início de transtorno bipolar também está associada a suicídio posterior e costuma ser considerada uma medida de gravidade da doença. Transtorno bipolar de início precoce ou muito precoce predispõe os pacientes a um curso de doença mais crônico e grave e prognostica maior probabilidade de tentativas de suicídio. Tal suposição encontra eco na pesquisa de suicídio, na qual uma idade mais precoce de início de transtorno bipolar tende a estar associada a risco maior de suicídio em pacientes bipolares (Coryell et al., 2003; Fagiolini et al., 2004; Goodwin e Jamison, 1990; Guze e Robins, 1970; Levine et al., 2001). Portanto, é provável que pacientes bipolares mais jovens constituam um grupo de alto risco para tentativas de suicídio e suicídio completado.

Início precoce da doença

Em um estudo com 1.000 indivíduos bipolares, Perlis e colaboradores (2004) relataram que 55,3% deles tinham início da doença antes dos 19 anos, os quais apresentavam maior probabilidade de ter transtornos de ansiedade e por uso de substâncias co-mórbidos, menos tempo eutímicos, mais episódios de doença e tentativas de suicídio.

Em uma amostra de 320 pacientes bipolar I e bipolar II, Carter e colaboradores (2003) verificaram que indivíduos com idade de início precoce (definida como antes dos 18 anos) tinham um curso de doença mais complexo e apresentavam um número de condições adicionais consideradas fatores de risco para suicídio. De forma mais específica, o grupo de idade de início precoce tinha ideação suicida e tentativas de suicídio mais freqüentes, um maior número de co-morbidades do Eixo I, transtornos por uso de substâncias co-mórbidos mais recorrentes e maior probabilidade de ciclagem rápida. Esses fatores podem gerar cargas adicionais, independentes, sobre o paciente, constituir indicações de uma manifestação de doença mais complexa e resistente a tratamento ou ser uma conseqüência de diagnóstico errôneo e tratamento abaixo do ideal. Seja como for, início bipolar mais precoce parece aumentar o risco de suicídio, e maior vigilância clínica com pacientes bipolares mais jovens parece justificada.

Ciclagem rápida

O DSM-IV-TR define ciclagem rápida como constituída de quatro episódios distintos de mania ou depressão ocorrendo no período de um ano. Entretanto, o aparecimento real de ciclagem rápida no transtorno bipolar pode ser bastante variado, e a pesquisa em torno dessa manifestação (incluindo pesquisa focalizada em risco de suicídio) permanece inconsistente. Ainda que a prevalência de ciclagem rápida no transtorno bipolar não seja clara e possa ser difícil de diagnosticar, parece que sua identificação é necessária para a efetiva prevenção de suicídio.

Em uma amostra de 603 indivíduos bipolares, MacKinnon e colaboradores (2003) verificaram que pacientes com ciclagem rápida tinham muito mais probabilidade do que pacientes sem ciclagem rápida de terem tentado o suicídio (42 *versus* 27%, respectivamente). Coryell e colaboradores (2003) constataram, ainda, que transtorno bipolar de ciclagem rápida está associado a tentativas de suicídio mais graves, embora ele não estivesse associado a um maior número de suicídios completados. Portanto, parece haver uma carga adicional significativa sobre o paciente como resultado da ciclagem rápida, o que aumenta a vulnerabilidade ao suicídio. Essa suscetibilidade potencial pode basear-se em um aspecto subjacente de transtorno bipolar de ciclagem rápida que leva a um curso de doença mais complicado. Como exemplo, pode-se considerar o exame de controle de caso de MacKinnon e colaboradores (2003), que verificou que ciclagem rápida está associada a idade de início mais precoce, co-morbidade psiquiátrica mais alta, mais abuso de substâncias e de álcool e risco de suicídio.

Enquanto os estudos anteriormente mencionados demonstram risco aumentado, outros, como o de Wu e Dunner (1993), não encontraram uma taxa de suicídio mais alta em indivíduos com ciclagem rápida quando comparados com aqueles sem a condição. Slama e colaboradores (2004) também não conseguiram encontrar uma associação entre ciclagem rápida e tentativas de suicídio em uma amostra francesa. Entretanto, a inconsistência na pesquisa de suicídio é, provavelmente, resultado das dificuldades em definir e identificar ciclagem rápida tanto na pesquisa como na prática clínica: devido à variedade de medidas e hipóteses primárias dos estudos antes mencionados, as definições e as medidas operacionais de ciclagem rápida podem variar. Um resultado disso pode ser a interpretação errônea de um episódio misto distinto como uma apresentação de ciclagem rápida. Em conseqüência, como ocorre com quase todos os fatores pesquisados em relação à ciclagem rápida, o impacto de ciclagem rápida sobre risco de suicídio não é tão claro. Contudo, tendo ou não impacto direto sobre o risco de suicídio, a ciclagem rápida é uma manifestação mais complicada de transtorno bipolar e requer enorme manejo clínico para a profilaxia de risco de suicídio.

Psicose

Não parece que a psicose aumenta o risco de suicídio na doença bipolar. Angst e Preisig (1995) verificaram em sua coorte de Zurique que a presença de sintomas esquizofrênicos não tinha impacto diferencial nas taxas de suicídio. Grunebaum e colaboradores (2001) relataram que a presença de delírios em 429 indivíduos com esquizofrenia, depressão unipolar e transtorno bipolar não se correlacionava com o fato de eles terem ideação suicida ou de realizarem uma tentativa de suicídio. Tsai e colaboradores (2002) relataram que, em uma coorte de pacientes chineses, sintomas psicóticos humor-congruentes no início da doença estavam, na verdade, associados a risco reduzido de tentativas de suicídio.

CO-MORBIDADE E SUICÍDIO

Transtornos psiquiátricos e por uso de substâncias co-mórbidos têm uma alta representação no transtorno bipolar (Brieger et al., 2003; Kessler et al., 1994, 2005; Regier et al., 1990; Simon et al., 2004; Strakowski et al., 1992). Muitas dessas morbidades estão associadas a um curso de doença mais difícil e a risco de suicídio aumentado (Feinman e Dunner, 1996; McElroy et al., 2001). Em uma coorte clínica de pacientes bipolares II na Espanha, aqueles com qualquer condição co-mórbida se saíam pior do que aqueles que não a apresentavam: pacientes com condições co-mórbidas, em especial transtornos da personalidade e transtornos por uso de substâncias, tinham mais probabilidade de apresentar ideação suicida (74 *versus* 24%) e tentativas de suicídio (45 *versus* 5%) (Vieta et al., 2000). Ainda que essa amostra talvez não seja representativa da doença como um todo, ela ressalta a importância de avaliarem-se condições co-mórbidas no transtorno bipolar. Será examinado, a seguir, o impacto de diversas condições co-mórbidas sobre o risco de suicídio.

Transtornos de ansiedade

Ansiedade e transtornos de ansiedade co-mórbidos parecem estar associados a comportamento suicida aumentado no transtorno bipolar. Simon e colaboradores (2004) verificaram que história de transtorno de ansiedade era um fator de risco independente para um curso de doença bipolar mais grave e debilitante e constituía risco mais alto de tentativas de suicídio (taxa de disparidade = 2,45, 95% IC = 1,4-4,2). Transtornos de ansiedade foram altamente prevalentes nesse estudo, com história de transtorno de ansiedade ao longo da vida em 51,2% da amostra. Um transtorno de ansiedade atual estava presente em 30,5% dos indivíduos.

Henry e colaboradores (2003) não encontraram esse tipo de associação em uma amostra menor, de 318 indivíduos, com transtorno bipolar. Apenas 24% da amostra tinha um transtorno de ansiedade na vida, e não houve aumento nas tentativas de suicídio entre indivíduos com história de transtornos de ansiedade. A amostra não teve poder estatístico suficiente para encontrar tal diferença, e seu achado negativo pode representar um erro Tipo II (i.e., falha em encontrar uma diferença quando, na realidade, ela existe).

Um alto nível de sintomas de pânico na vida parece estar associado a ideação suicida, depressão aumentada e maior tempo de recuperação de um episódio de humor tido como índice em indivíduos com transtorno bipolar I (Frank et al., 2002). Postulou-se que sintomas de espectro de pânico em pacientes com transtorno bipolar representam um grupo de alto risco, mesmo que os critérios sindrômicos do DSM-IV-TR para transtorno de pânico não sejam satisfeitos. A demora na recuperação é notável, com o grupo de alto pânico levando 44 semanas para recuperar-se de um episódio de humor agudo, comparado com 17 semanas no grupo de baixo pânico.

Transtornos por uso de álcool e substância

O abuso de substâncias e de álcool representa um desafio clínico no tratamento de qualquer doença psiquiátrica. Para pacientes bipolares, transtorno por uso de álcool (TUA) ou transtorno por uso de substâncias (TUS) co-mórbidos não apenas pode complicar o tratamento e o curso da doença (Feinman e Dunner, 1996), mas também pode colocar o paciente em maior risco para suicídio. Foi verificado que o risco de suicídio em pacientes bipolares que abusam de álcool ou de substâncias é até duas vezes maior do que em bipolares sem um transtorno desse tipo (Morrison 1974; Tondo et al., 1999).

Estudos mais recentes também demonstraram um aumento no risco de suicídio associado a abuso de substâncias e de álcool (Dalton et al., 2003; Hoyer et al., 2004). Co-morbidade de TUS e TUA pode ser particularmente prejudicial no transtorno bipolar e pode revelar um fator único do transtorno. O risco de suicídio aumentado observado em pacientes bipolares com esses transtornos co-mórbidos pode não estar presente em pacientes unipolares (Hoyer et al., 2004). Comparações de risco de suicídio associado a TUA co-mórbido *versus* risco de suicídio associado a TUS co-mórbido não produziram uma diferença clara. Dalton e colaboradores (2003) demonstraram que uso de drogas pode implicar risco mais alto do que uso de álcool, com um aumento de duas vezes no risco de suicídio para pacientes bipolares com abuso de substâncias co-mórbido. Entretanto, Tondo e colaboradores (1999) não encontraram essa mesma diferença. Além disso, sugeriram que nem todas as substâncias estão associadas a maior risco de suicídio; eles especificam abuso de polissubstâncias e abuso de heroína, cocaína e tabaco como fatores de risco adicionais, mas observam que maconha e alucinógenos podem não ser tão perigosos.

Visto que idade precoce de início da doença também foi identificada como fator de risco para suicídio no transtorno bipolar, pacientes bipolares jovens com transtornos por uso de álcool ou substâncias co-mórbidos podem formar um grupo com particular necessidade de observação vigilante e intervenção clínica agressiva. Em um estudo longitudinal, de controle de caso, com 96 adolescentes bipolares, Kelly, Cornelius e Lynch (2002) demonstraram que aqueles com TUS co-mórbido apresentavam maior risco de suicídio. Um diagnóstico co-mórbido de transtorno da conduta (que em termos de diagnóstico compartilha diversas características tanto com TUS como com um diagnóstico bipolar) é um prognosticador adicional.

Uso e dependência de nicotina é reconhecido cada vez mais como estando associado a suicídio no transtorno bipolar. Em uma coorte de indivíduos com transtornos unipolar e bipolar acompanhada de forma prospectiva após um episódio de depressão maior, o tabagismo estava entre os três prognosticadores mais poderosos de futura tentativa de suicídio, e era cumulativo com os outros dois: história de tentativa de suicídio e gravidade dos sintomas depressivos (Oquendo et al., 2004). Tal associação entre uso de nicotina e suicídio está presente em diversas doenças mentais maiores e pode estar relacionada à função de serotonina cerebral baixa (Malone et al., 2003). A direção da relação entre tabagismo e suicídio e o fato de ela ser causal ou não, são desconhecidas. Seria importante entender se o uso de nicotina predispõe pacientes a resultados mais nefastos, porque a intervenção precoce em jovens de risco pode melhorar o curso de transtornos do humor.

Está claro que TUA e TUS complicam o tratamento; entretanto, também podem ser a indicação de um curso de doença mais complexo, gravidade da doença e fatores de risco subjacentes para suicídio. Potencialmente, essas dificuldades podem induzir o abuso de álcool ou de substâncias e cogitar suicídio. Desse modo, TUS e TUA co-mórbidos podem ser considerados marcadores de gravidade, assim como a idade de início. Ainda que a direção da causalidade talvez não possa ser demonstrada, esses transtornos estão claramente associados a risco de suicídio aumentado e requerem vigilância adicional no tratamento clínico.

Transtornos da alimentação

Os transtornos da alimentação, embora uma co-morbidade não tão comum no transtorno bipolar quanto o uso de substâncias ou os transtornos de ansiedade, estão bem-representados no transtorno bipolar (Krishnan, 2005). Em uma amostra de pacientes internados, havia uma associação entre doença bipolar e transtornos da alimentação, e 32% dos pacientes tinham história de tentativas de suicídio e comportamento autodestrutivo (Stein et al., 2004). Mesmo que as taxas de suicídios e de tentativas de suicídio sejam altas em pacientes com transtornos da alimentação, não há dados suficientes atualmente disponíveis para saber se a presença de um transtorno da alimentação em pacientes com transtorno bipolar aumenta o risco de suicídio, em comparação com pacientes sem transtornos da alimentação (Corcos et al., 2002).

Transtornos da personalidade

No estudo da Stanley Foundation Bipolar Network sobre transtorno bipolar, Leverich e colaboradores (2003) relataram que transtornos da personalidade do

Grupo B estavam associados a história de tentativas de suicídio em 648 pacientes ambulatoriais com transtorno bipolar. Tentativa de suicídio anterior, em uma regressão logística hierárquica, estava associada a história de abuso sexual, isolamento, hospitalizações por depressão e ideação suicida enquanto deprimido, além de transtornos da personalidade. A forte associação com abuso sexual é notável, indicando a possibilidade de esses pacientes estarem em risco muito maior para transtornos da personalidade e para um curso bipolar mais crônico (Brodsky et al., 1997).

Co-morbidade médica

Apesar de haver escassez de pesquisas avaliando risco de suicídio em pacientes bipolares com doenças físicas co-mórbidas, vários estudos epidemiológicos e de tratamento mostram que doenças médicas co-mórbidas estão associadas a curso bipolar mais complexo (Berglund e Nilsson, 1987; Fagiolini et al., 2004; Vieta et al., 1992). Berglund e Nilsson (1987) também encontraram taxa de mortalidade mais alta em pacientes bipolares com doença física concomitante; o mesmo aumento na mortalidade não estava presente em participantes unipolares.

Fagiolini e colaboradores (2004) verificaram que obesidade (medida pelo IMC) está associada a um curso de doença mais grave e complexo e a risco de suicídio aumentado em pacientes bipolares I. Os obesos apresentavam maior número de episódios depressivos e maníacos passados, "apresentavam um episódio-índice mais grave," e tinham maior probabilidade de recaída após o episódio-índice ter sido tratado. Ainda que mais pesquisas sobre risco de suicídio associado a doenças físicas co-mórbidas específicas sejam necessárias, uma propensão geral a co-morbidades médicas parece indicar maior risco de suicídio e necessidade de tratar tanto a condição psiquiátrica como a condição física.

Baixos níveis de colesterol podem estar ligados ao suicídio e à agressão, mas há dados conflitantes na literatura sobre transtorno bipolar em relação ao nível de colesterol de pessoas que tentaram o suicídio (Zureik et al., 1996). Bocchetta e colaboradores (2001) observaram que homens com transtorno afetivo tratados com lítio e com colesterol de jejum no quartil mais baixo tinham mais probabilidade de ter história de tentativas de suicídio ou um parente de primeiro grau que havia cometido suicídio do que indivíduos cujo colesterol estava no quartil mais alto. Tsai e colaboradores (2002), entretanto, não relataram associação entre colesterol de jejum e suicídios completados em uma coorte chinesa comparada com controles vivos.

VULNERABILIDADE GENÉTICA

Ainda que transtorno bipolar e risco de suicídio pareçam ser hereditários, não é claro se a vulnerabilidade ao suicídio é herdada por intermédio do transtorno bipolar ou, em vez disso, por uma predisposição genética independente de transtorno bipolar (ou de qualquer outra doença psiquiátrica compartilhada, tal como depressão unipolar ou transtornos de ansiedade). O receptor de serotonina ($5\text{-}HT_{2A}$) é de particular interesse devido à associação entre serotonina e suicídio, mas a pesquisa é escassa e conflitante (provavelmente devido ao tamanho reduzido das amostras em estudos genéticos recentes e porque suicídio é um evento raro) (Moffitt et al., 1998; Oquendo et al., 2003). Polimorfismos no gene do receptor de $5\text{-}HT_{2A}$ podem desempenhar um papel na suscetibilidade genética a transtorno bipolar: Bonnier e colaboradores (2002) encontraram uma proporção mais alta do que o esperado de indivíduos bipolares com o alelo A para o gene do receptor de $5\text{-}HT_{2A}$ que não tinham feito nenhuma tentativa de suicídio, mas outros não encontraram qualquer associação (Massat et al., 2000; Ni et al., 2002; Tut et al., 2000). Contudo, podem ser encontrados endofenótipos – variações alélicas associadas a um fenótipo clínico – nos quais o risco para suicídio pode ser elevado no transtorno bipolar.

INTERVENÇÕES DE TRATAMENTO

Intervenções psicofarmacológicas: efeitos profiláticos potenciais

O tratamento de manutenção adequado é essencial para o bem-estar de pacientes bipolares. Embora a estabilização do humor tenda a ser o objetivo imediato da intervenção psicofarmacológica, os médicos precisam considerar também a possibilidade de suicídio quando tratam um paciente bipolar. O tratamento de manutenção adequado pode reduzir de forma significativa sua ocorrência (Baethge et al., 2003; Coppen e Farmer, 1998; Tondo e Baldessarini, 2000, 2001a), mas como decidir o que constitui "manutenção adequada" quando se trata de prevenção de suicídio? Mesmo que uma variedade de estabilizadores do humor, antidepressivos e antipsicóticos tenham sido o foco de pesquisa nessa área, a resposta ainda não é clara.

Lítio

Dado seu uso freqüente e histórico na doença bipolar, não é surpresa que o lítio tenha recebido tanta atenção na pesquisa relativa a psicofarmacologia e prevenção de suicídio em pacientes com transtornos do humor. Uma variedade de metanálises, estudos independentes menores e estudos sobre lítio e anticonvulsivantes em duas grandes bases de dados de seguros de saúde tendem a confirmar uma visão otimista, ainda que cautelosa, do lítio como um agente profilático contra suicídio no transtorno bipolar. Apesar de a pesquisa sobre os efeitos protetores do lítio ser promissora, também é fundamental ter em mente as complicações em torno dos modelos de pesquisa, bem como dos problemas clínicos diários de falta de adesão ao tratamento na população bipolar.

Goodwin e colaboradores (2004) relataram um forte efeito em favor do lítio, comparado com divalproex sódico, em 20.638 membros de duas grandes organizações de manutenção da saúde nos Estados Unidos. A incidência de admissões em pronto-socorros por tentativas de suicídio (31,3 para valproato *versus* 10,8 para lítio por 1.000 pessoas/ano), tentativas de suicídio resultando em hospitalização (10,5 *versus* 4,2 por 1.000 pessoas/ano) e morte por suicídio (1,7 *versus* 0,7 por 1.000 pessoas/ano) foi mais baixa em pacientes tratados com lítio. Após ajuste para inúmeros fatores demográficos, incluindo idade e co-morbidade psiquiátrica e médica, o risco de morte por suicídio foi relatada como sendo 2,7 vezes maior para pacientes recebendo divalproex por um diagnóstico de transtorno bipolar, em comparação com aqueles recebendo lítio. Embora intrigante, a natureza não-aleatória da amostra deixa em aberto a preocupação com o fato de os grupos serem clinicamente diferentes. Por exemplo, não se sabe quantos dos pacientes no grupo de divalproex já tinham falhado em responder a lítio e eram, portanto, um grupo resistente a tratamento. De qualquer maneira, os resultados a favor do lítio são fortes e consistentes com outros exames do efeito desse agente sobre risco de suicídio.

Um estudo de controle de caso realizado por Modestin e Schwarzenbach (1992) verificou que controles equiparados que tiveram alta de um hospital psiquiátrico dentro de um ano tinham mais probabilidade de estarem recebendo lítio do que aqueles que cometeram suicídio; contudo, tinham igualmente probabilidade de terem abandonado o tratamento. Não está claro se isso representa um efeito protetor do lítio.

Uma metanálise de 33 estudos investigando tratamento de longo prazo de lítio entre 1970 e 2000 produziu resultados que favoreceram o uso desse medicamento como um possível meio de prevenção de suicídio (Baldessarini et al., 2001). Dos 19 estudos comparando grupos com e sem tratamento de lítio, 18 encontraram risco de suicídio mais baixo no grupo de tratamento e um não encontrou qualquer caso de suicídio em nenhum dos grupos. O resultado apresenta claramente uma associação favorável do lítio com risco de suicídio diminuído. No total, a metanálise demonstra uma redução de 13 vezes no risco de suicídio para pacientes com uma doença afetiva, levando a um risco bastante diminuído, o qual, contudo, continua sendo maior do que aquele estimado para a população em geral. De forma mais específica, as taxas de suicídio associadas a tratamento com lítio (0,109-0,224%) são 10 vezes maiores do que a taxa-base internacional (0,017%) (Baldessarini et al., 2001). Portanto, apesar da profilaxia proporcionada pelo lítio contra risco de suicídio, seus efeitos protetores parecem ser um tanto incompletos.

Uma segunda metanálise relativa ao uso de lítio no transtorno bipolar apóia, além disso, a alegação de um risco de suicídio demonstravelmente diminuído em pacientes tratados com este medicamento. A revisão de Tondo e Baldessarini (2000) de 22 estudos revela uma diminuição de sete vezes em suicídios para pacientes tratados com lítio, comparados com aqueles que não o receberam ou que interromperam o tratamento. A taxa de suicídio para o grupo que recebeu o tratamento com lítio foi em torno de 0,227% por ano, enquanto, para o grupo sem esse tratamento, foi de 1,778 $\pm$ 1,444% por ano. Como na metanálise discutida anteriormente, entretanto, as taxas diminuídas associadas a tratamento com lítio ainda são muito maiores do que aquelas encontradas na população em geral; nesse caso, em torno de 13,7 vezes. Apesar do alto risco (comparado com a população normal) de suicídio no grupo tratado com lítio, parece que o risco de tentativas de suicídio é diminuído de forma significativa com esse agente. De fato, a taxa de tentativas de suicídio associadas a tratamento com lítio pode, na verdade, ser menor do que a taxa na população em geral (0,255 *versus* 0,315% ao ano).

Uma terceira metanálise de 32 experiências controladas, aleatórias, foi relatada há pouco (Cipriani et al., 2005). Nesses estudos, 1.389 pacientes receberam aleatoriamente lítio e 2.069 receberam outros agentes, incluindo placebo ($n = 779$), antidepressivos ($n = 247$), e outros estabilizadores do humor e tratamentos combinados. O tratamento com lítio estava associado a uma probabilidade diminuída de morte por suicídio (2 *versus* 11 suicídios, taxa de disparidade = 0,26, intervalo de confiança de 95% [IC] = 0,09-0,77), probabilidade reduzida para comportamento autodestrutivo (0 *versus* 7 eventos, disparidade de 0,21, IC 95% = 0,08-0,50) e morte por qualquer razão reduzida (9 *versus* 22, taxa de disparidade = 0,42, IC 95% = 0,21-0,87). Ocorre que o lítio pode exercer efeitos particularmente fortes em pacientes que são menos inclinados a cometer atos suicidas com a intenção de morrer. Em outras palavras, embora possa não diminuir as taxas de suicídio em pacientes com transtornos do humor ao nível encontrado na população em geral, o fato de o lítio parecer reduzir de forma significativa a freqüência de tentativas demonstra suas propriedades protetoras.

Várias observações devem ser feitas em relação à confiabilidade dessas metanálises, devido a diversas limitações substanciais. Primeiro, a maioria dos estudos revistos não procurou tratar risco de suicídio como uma variável de resultado (Baldessarini et al., 2001; Tondo e Baldessarini, 2000). Segundo, vale notar que os resultados dessas metanálises podem ter sido corrompidos pela presença de uma variedade de diagnósticos nas amostras de estudo. A freqüente inclusão de indivíduos com diagnósticos de transtorno depressivo maior e transtorno esquizoafetivo confunde nosso entendimento acerca dos efeitos do lítio em uma população estritamente bipolar. Além disso, dadas as altas taxas de co-morbidade na doença afetiva (i.e., diagnóstico secundário ou terciário de abuso de substâncias, transtorno de ansiedade, transtornos do Eixo II, etc.), seria instrutivo analisar os efeitos do lítio para pacientes com uma doença co-mórbida e para aqueles com um diagnóstico bipolar "puro". Além disso, o lítio tem sido historicamente o tratamento de primeira linha; pacientes muito doentes ou que não respondem a lítio podem ter taxas de suicídio bem mais altas. Felizmente, vários estudos individuais tratam dessas limitações e podem fornecer uma ilustração mais completa dos efeitos do lítio em segmentos específicos do espectro bipolar.

É difícil generalizar com segurança para a população em geral os resultados de muitos estudos psicofarmacológicos envolvendo lítio, devido à falta de ensaios aplicando um delineamento randomizado. A metanálise de Tondo, Hennen e Baldessarini (2001b) indicou que, entre 22 estudos comparando um grupo tratado com lítio com um outro sem esse tratamento, apenas três eram ensaios clínicos duplo-cegos, randomizados e controlados (RTC – *randomized clinical trials*). Entretanto, essas experiências comprovam e fortalecem ainda mais a alegação de que o lítio exerce um efeito protetor contra suicídio. De fato, entre 328 pacientes não recebendo terapia com lítio e 369 recebendo lítio (produzido por uma análise dos três RCT mencionados), 1,28% por ano cometeram suicídio no primeiro grupo, em comparação com 0% por ano no último. Uma análise adicional de nove RCT envolvendo lítio encontrou taxas semelhantes e demonstra ainda mais os efeitos protetores do lítio contra suicídio (Burgess, 2002; Tondo et al., 2001b). De forma notável, nenhum estudo encontrou um efeito negativo para o lítio e, embora nem todos encontrassem efeitos estatisticamente significativos, todos os efeitos foram na mesma direção (i.e., o lítio estava associado a uma taxa de suicídio mais baixa). Com base nos modelos prospectivos e aleatórios desses estudos, há um forte apoio para o uso de lítio em pacientes com transtornos do humor considerados de risco para comportamento suicida.

Taxas razoáveis de adesão ao tratamento são necessárias para que as intervenções psicofarmacológicas exerçam os efeitos desejados esperados, ainda que a adesão ao tratamento seja uma luta constante para muitos pacientes bipolares. Em questões de risco de suicídio, particularmente em relação a uma medicação com efeitos protetores promissores, a adesão deve ser digna de cuidado. De fato, parece que adesão ao tratamento com lítio pode não apenas diminuir o risco de suicídio, mas, na verdade, diminuir as taxas de mortalidade em geral. Em uma amostra de 103 pacientes tratados com lítio e acompanhados no decorrer de 11 anos, o número de mortes projetado era de 18,31 (com base em fatores demográficos para a população), enquanto o número real de mortes foi de 10 (Coppen et al., 1991), sem suicídios. Os autores concluíram que o lítio pode compensar a alta taxa de mortalidade encontrada em transtornos do humor e revertê-la. É interessante notar que a amostra de estudo era altamente aderente, com apenas 10 pacientes interrompendo o tratamento no decorrer do estudo. De forma alternativa, Brodersen e colaboradores (2000) verificaram que, no decorrer de 16 anos de observação, 40 dos 133 participantes do estudo tratados com lítio morreram, com 11 mortes resultando de suicídio. Ainda que esses resultados pudessem ser considerados um apoio adicional à teoria de que o lítio possui um efeito protetor incompleto, um novo exame da amostra de estudo indica que a falta de adesão ao tratamento pode ter sido um fator de risco importante para as mortes. De fato, indivíduos que não seguiam o tratamento com lítio tinham quatro vezes mais probabilidade de morrer por suicídio do que aqueles que seguiam o tratamento, embora esses achados fossem insignificantes ($P = 0,06$). As conclusões diretas quanto à direção de causalidade nesse estudo são impossíveis. Talvez o lítio não tenha um forte efeito protetor como se acreditava ou, talvez, seus efeitos colaterais negativos levem a taxas mais altas de falta de adesão. Seja qual for a razão, a falta de adesão é um problema grave entre pacientes bipolares, e deve ser tratada se quisermos que o lítio forneça profilaxia contra o risco de suicídio.

Os perigos potenciais associados à descontinuação de lítio podem aumentar nosso entendimento sobre os efeitos desse agente em relação ao risco de suicídio.

Parece que descontinuação rápida ou acelerada (como pode ser praticada por indivíduos rebeldes que decidem simplesmente parar de tomar sua medicação) coloca a pessoa em sério risco para comportamento suicida. Em uma amostra de 165 pacientes que decidiram descontinuar o lítio por uma variedade de razões (seja eletivamente, seja por alguma razão médica), a taxa de todos os atos suicidas subiu 14 vezes após a descontinuação (Tondo e Baldessarini, 2000). Em outra amostra de 128 indivíduos que escolheram descontinuar o lítio, a taxa de mortes relacionadas a suicídio subiu de 0,101% por ano com tratamento de manutenção de lítio para 1,27% ao ano (Baldessarini et al., 1999). A mortalidade total em um grupo de 273 indivíduos acompanhados após a descontinuação de lítio foi muito mais alta do que na população em geral, com uma taxa de mortalidade padronizada (SMR – *standardized mortality ratio*) de 2,5 para o grupo de descontinuação (a SMR para a população geral era de 1,0). Os autores concluíram que tal valor é mais alto do que a SMR para pacientes que continuaram com lítio em seus outros dados, mas, visto que não há comparação direta, não é possível estimar o efeito real da descontinuação sobre a mortalidade (Muller-Oerlinghausen et al., 1996).

Não está claro se o risco de suicídio após a descontinuação de lítio excede aquele encontrado na doença afetiva não-tratada. Entretanto, o notável aumento nos suicídios após a interrupção do tratamento demonstra a necessidade de vigilância e freqüente comunicação com pacientes em risco para ações suicidas. O manejo efetivo de efeitos colaterais adversos ou de outras razões pelas quais os pacientes podem preferir descontinuar o tratamento também é justificado. Os efeitos dessa interrupção evidenciam ainda mais os benefícios da terapia de manutenção de lítio de longo prazo. A descontinuação também pode contribuir para o risco de suicídio de forma indireta; alguns sugeriram que ela pode levar a taxas de recaída mais altas e a uma resposta refratária a futuro tratamento com lítio (Post et al., 1992).

Diversas teorias foram propostas em relação aos mecanismos de prevenção de suicídio propiciados pelo lítio. É possível que o risco de suicídio diminuído seja apenas um dos benefícios adicionais que acompanham a estabilização do humor proporcionada por esse agente. Entretanto, também parece provável que o lítio tenha propriedades protetoras adicionais. A mediação de serotonina pode ser um meio primário através do qual o lítio exerça tais efeitos. De forma mais específica, sua ação no prosencéfalo pode consignar as deficiências serotonérgicas potenciais que estão associadas com autodestrutividade e violência (Mann et al., 1999a, 1999b). Esses efeitos estão relacionados às propriedades estabilizadoras do humor da carbamazepina e podem explicar por que o lítio foi considerado superior à carbamazepina na prevenção de suicídio (Greil et al., 1997).

O lítio pode ser a escolha de primeira linha para tratamento clínico de risco de suicídio; entretanto, é fundamental que resultados de estudos sejam interpretados e aplicados clinicamente com cautela e consideração cuidadosa. Por fim, embora seus efeitos sejam promissores na esfera de prevenção de suicídio, eles ainda não foram determinados de forma conclusiva. Uma maior variedade de RCT especificamente designadas para medir os efeitos anti-suicídio do lítio são necessárias para um melhor entendimento dessa relação. Além disso, é essencial que os possíveis efeitos protetores de outros medicamentos psiquiátricos, além do lítio, não sejam negligenciados, em especial como uma opção para pacientes que não respondem ao lítio e para aqueles que não podem tolerá-lo. Estes podem ter maior risco de tentativas de suicídio e suicídio completado (Muller-oerlinghausen et al., 1992).

Anticonvulsivantes

Quase não há dados disponíveis para julgar se quaisquer anticonvulsivantes usados no tratamento de transtorno bipolar têm efeito profilático contra risco de suicídio. Lamotrigina e divalproex são dois anticonvulsivantes estudados no tratamento de manutenção de transtorno bipolar e que podem ter alguma eficácia profilática na prevenção de episódios depressivos. A evidência de que a lamotrigina previne episódios de recaída depressiva é particularmente forte, mas a droga apenas há pouco começou a ser utilizada de forma mais ampla, e não foram feitas experiências longitudinais examinando a questão de prevenção de suicídio com ela (Goodwin et al., 2004). O divalproex pode ter algum efeito profilático contra o retorno de depressão, mas não existem dados adequados para apoiar seu uso para tal propósito (Gyulai et al., 2003). Apesar dessa lacuna, o estudo de Goodwin e colaboradores (2003) concluiu que o lítio foi superior a divalproex para a prevenção de hospitalização por ideação suicida e tentativas de suicídio; contudo, o mesmo não foi projetado para determinar se divalproex era superior a outros tratamentos para transtorno bipolar na prevenção de suicídio.

Em uma experiência de manutenção, aleatória, de transtorno bipolar, 171 pacientes receberam lítio ou carbamazepina e foram acompanhados por dois anos e meio (Kleindienst e Greil, 2000). Apesar de não ter havido suicídios durante esse tempo, quatro indivíduos tomando carbamazepina fizeram tentativas de suicídio, enquanto nenhum daqueles tomando lítio o fez. Essa diferença não foi significativa, mas foi consistente com os dados sugerindo que lítio previne suicídio.

Antipsicóticos atípicos

Os antipsicóticos atípicos são cada vez mais utilizados como tratamento de primeira linha para transtorno bipolar, tanto na mania aguda como na depressão aguda, bem como no tratamento de manutenção. Devido ao uso aumentado de antipsicóticos e sua possível substituição de lítio e anticonvulsivantes (tal como valproato), na tomada de decisão clínica com pacientes, sua utilidade na prevenção de suicídio precisa ser explorada. Os dados mais fortes sugerindo um efeito de prevenção de suicídio dos antipsicóticos atípicos provêm do estudo internacional de prevenção de suicídio (interSePT), que constatou o risco de suicídio na esquizofrenia bastante diminuído com clozapina *versus* olanzapina (Meltzer et al., 2003). Esse estudo, entretanto, não incluiu pacientes com transtorno bipolar, e sua generalização para transtornos do humor é indeterminada.

Há algumas sugestões de que antipsicóticos atípicos podem ter algum potencial anti-suicídio no transtorno bipolar. Em uma análise *post hoc* de uma experiência de olanzapina adicionada a lítio ou a divalproex para episódios mistos ou maníacos, as taxas de risco de suicídio caíram de forma significativa para aqueles com mania disfórica que estavam tomando olanzapina. Os escores totais da Escala de Avaliação de Depressão de Hamilton de 21 itens também foram bem mais baixos (Baker et al., 2004). Entretanto, visto que esse estudo não foi projetado para tratar do potencial da olanzapina para prevenir suicídio, a significância dos resultados permanece indeterminada.

Antidepressivos

Ainda que sejam bastante utilizados no tratamento de transtorno bipolar, a utilidade dos antidepressivos no tratamento de depressão bipolar permanece indeterminada (Altshuler et al., 2003; Ghaemi et al., 2004; Nemeroff et al., 2001). Não há dados sugerindo se eles são de utilidade na prevenção de suicídio. Em um estudo com 78 pacientes com transtorno unipolar ou bipolar tratados com antidepressivos, os pacientes bipolares apresentaram maior probabilidade de mudar para mania, desenvolver ciclagem rápida e diminuir a resposta ao antidepressivo (Ghaemi et al., 2004). Mesmo o estudo sendo limitado por seu modelo retrospectivo, ele sugere que, para alguns pacientes, os fatores de risco para suicídio podem aumentar durante o tratamento com esses agentes.

Um relato recente de Jick e colaboradores (2004) sugere que o risco para comportamento suicida aumenta no primeiro mês após o início do tratamento com antidepressivos – em especial nos primeiros nove dias. Muller-Oerlinghausen e Berghofer (1999) sugeriram que ISRSs podem aumentar pensamentos suicidas devido a acatisia ou por energizar pacientes deprimidos, mas o risco para tanto (principalmente no transtorno bipolar) é desconhecido. Em sua revisão, eles concluíram que, embora o lítio possa ter potencial anti-suicídio, esse efeito não foi demonstrado para antidepressivos ou para estabilizadores do humor não-lítio.

Em um estudo da população na Inglaterra, Morgan e colaboradores (2004) verificaram que o aumento nas receitas de antidepressivos entre 1993 e 2002 estava associado a diminuição nas taxas de suicídio, que caíram de 98,2 para 84,3 por milhão. Apesar de não ser possível traçar uma relação causal entre uso de antidepressivo e redução de suicídio, sugeriu-se que o uso mais difundido de antidepressivos não tão letais quanto antidepressivos tricíclicos pode contribuir para isso. Não se sabe se tal associação permaneceria no subgrupo da população com transtorno bipolar.

Psicoterapia

Não há estudos sugerindo ou confirmando a utilidade de psicoterapias específicas na prevenção de suicídio no transtorno bipolar. Rucci e colaboradores (2002) fizeram a tentativa mais ambiciosa nesse sentido. Entre 1991 e 2000, 175 indivíduos com transtorno bipolar I ou transtorno maníaco esquizoafetivo foram acompanhados. Todos foram estabilizados por, pelo menos, quatro semanas com lítio e aleatoriamente designados a receber terapia de ritmo social ou manejo clínico intensivo. A taxa de suicídio, que era de 1,05 por 100 pessoas/mês antes da experiência, diminuiu em dois terços durante o estudo. Ainda que não pudessem ser encontradas diferenças entre os dois grupos, os autores concluíram que tratamento abrangente, incluindo tratamento psicossocial, pode ser efetivo na prevenção de suicídio nessa população (Rucci et al., 2002). Não está claro se o risco diminuído resultou da eficácia do tratamento de lítio (todos os pacientes, por definição, eram responsivos ao lítio), embora possa ser argumentado que o tratamento combinado contribuiu para o efeito.

Terapias voltadas para os fatores de risco psicossociais associados ao aumento de suicídio no transtorno bipolar podem ter algum efeito preventivo de suicídio, conforme sugerido por Gray e Otto (2001). Eles revisaram 17 estudos aleatórios de psicoterapia para transtorno bipolar e concluíram que terapias que aumentam as habilidades de resolução de problemas e aquelas que combinam resolução de problemas com habilidades cognitivas, sociais, emocionais e tolerância a sofrimento provavelmente teriam o maior efeito. Os autores enfatizam que as terapias que apresentaram alguma eficácia na redução de sintomas e prevenção de recaída no transtorno bipolar – tratamento focalizado na família (FFT – *family-focused treatment*), terapia interpessoal com um componente de ritmo social (IPSRT – *interpersonal therapy with a social rhythm component*), e terapia cognitivo-comportamental (TCC) – ainda não demonstraram eficácia na redução de suicídio. Contudo, podem revelar-se úteis, à medida que todas têm um componente de resolução de problemas. A TCC, por exemplo, demonstrou utilidade para reduzir depressão e desesperança na depressão unipolar, e pode ter esse efeito na depressão bipolar; se este for o caso, um fator de risco importante para depressão pode ser diminuído com esse tratamento.

PREVISÃO DE SUICÍDIO

Há características que são representadas em excesso em pacientes bipolares com risco de suicídio (Tabela 5.1): desesperança, agressividade, gravidade do humor deprimido e ideação suicida foram muito encontradas em associação com risco de suicídio (Ahrens e Linden, 1996; Beck et al., 1993; Brown et al., 2000; Minkoff et al., 1973; Oquendo e Mann, 2001). Esses sintomas não são específicos a transtorno bipolar, nem são facilmente justificados por qualquer componente da apresentação clínica do paciente com transtorno bipolar. Uma matriz complexa de transtorno

Tabela 5.1
Fatores de risco proeminentes para suicídio no transtorno bipolar

- Tentativa de suicídio anterior
- Idade de início precoce (< 18 anos)
- Cedo no curso da doença
- Período imediatamente após internação hospitalar
- Período imediatamente após alta hospitalar
- Episódios depressivos recorrentes (> 4)
- Abuso sexual na infância ou na idade adulta
- Isolamento social
- Dependência de nicotina
- Dependência de outra substância ou álcool
- Transtorno de ansiedade co-mórbido
- Transtorno da personalidade do Grupo B
- Desesperança
- Impulsividade
- Depressão
- Estado misto ou mania com sintomas depressivos significativos
- Ideação suicida

do humor, história e genética familiar, co-morbidade (sobretudo ansiedade e uso de substâncias, entre elas nicotina), história médica (incluindo traumatismo craniano) e fatores sociais e econômicos podem contribuir para a presença e a gravidade desses sintomas. Embora nem todos sejam sensíveis à intervenção clínica, muitos o são, e a atenção dispensada pelo médico e pela rede social ao paciente bipolar pode contribuir para reduzir o risco e aumentar a probabilidade de prevenção de suicídio.

Mann e Oquendo propuseram um modelo de diátese-estresse de suicídio no transtorno bipolar, no qual comportamento agressivo ou suicida é influenciado por uma cascata de fatores (Mann et al., 1999b; Oquendo e Mann, 2001). A interação entre transtorno do humor e fatores sociais leva a desesperança, impulsividade e ideação suicida, em parte influenciada por fatores de traço (tal como funcionamento de serotonina), funcionamento cognitivo diminuído devido a traumatismo craniano e uso de substâncias (incluindo drogas, álcool e nicotina). Mann e colaboradores (1999b) sugerem que a monitoração desses fatores isolados seja parte contínua da prevenção de suicídio no transtorno bipolar.

Previsão de suicídio precisa, entretanto, é quase impossível. Conforme Sachs e colaboradores (2001) explicaram, o valor preditivo positivo – os verdadeiro-positivos para um resultado divididos pelo total de positivos (verdadeiro-positivos mais falso-positivos) – da avaliação de suicídio é extremamente baixo. Eles propuseram que um modelo para prevenção de suicídio deve incluir uma avaliação de fatores que possam aumentar a propensão para o suicídio (p. ex., ideação suicida e desesperança) em uma matriz com avaliação da oportunidade para fazer uma tentativa de suicídio (p. ex., possuir uma arma, ter grande estoque de comprimidos, estar sozinho). Inclinação e oportunidade podem ser estimadas, cada uma, como alta, moderada ou baixa, e a intervenção pode ser adaptada ao risco estimado. O risco mais baixo merece um plano de tratamento para lidar com o desenvolvimento de ideação suicida, juntamente com tratamento psicofarmacológico preventivo, tal como lítio. O risco mais alto requer uma intervenção de emergência, tal como hospitalização, mas pode incluir a mobilização de apoios sociais, a remoção dos meios para suicídio e tratamento agudo para depressão. O objetivo do tratamento é combinar intervenção com necessidade.

Os médicos devem usar, primeiramente, tratamentos para transtorno bipolar que tenham suporte científico sólido. Para pacientes de alto risco, uma tentativa com lítio e tratamento contínuo pode ser a intervenção com a maior probabilidade de sucesso. A redução de depressão e de recorrência de depressão deve ser marca registrada do tratamento e, até que os efeitos anti-suicídio de um tratamento específico possam ser estabelecidos em experiências maiores, a abordagem de tratamento precisa basear-se na pesquisa atual.

Ainda que não seja comprovado que elas previnem suicídio, intervenções visando condições co-mórbidas podem diminuir o risco teórico. Transtornos de ansiedade precisam ser tratados de forma adequada, tanto com intervenções farmacológicas como com psicoterapia efetiva para o transtorno específico. O uso de antidepressivos para tratar ansiedade deve ser abordado com cautela, mas sintomas de ansiedade proeminentes precisam ser minimizados ao máximo. Intervenções para reduzir uso de substâncias são pouco utilizadas no transtorno bipolar, mas os médicos devem estar preparados para acessá-las, tanto em termos de psicofarmacologia (p. ex., buprenorfina para dependência de opiato, acamprosato para dependência de álcool) como de tratamentos psicossociais.

Uma das co-morbidades mais proeminentes no transtorno bipolar, a dependência de nicotina, é um dos mais poderosos prognosticadores de suicídio. Embora nenhuma intervenção para cessação do tabagismo tenha sido validada no transtorno bipolar e o impacto de abandonar o fumo sobre o risco de suicídio seja desconhecido, pode ser de grande benefício para o paciente parar de fumar. Os tratamentos padrão atuais são seguros, se não efetivos, no transtorno bipolar.

RESUMO

Mesmo que o suicídio em si seja um evento raro, sua prevenção deve ser um esforço consistente e contínuo entre médicos, pacientes e familiares e suas redes sociais. Um paciente nunca está completamente seguro de risco de suicídio, e a avaliação de suicídio deve ser parte de cada consulta. Embora a maioria dos atos ocorra no início da doença, o risco permanece elevado durante toda a vida. Com pacientes que se recuperaram de episódios de humor, pode ser necessário fazer da avaliação de suicídio o ponto central de cada consulta, ainda que informação sobre ele deva ser buscada – seja através de formulários de auto-relato do paciente ou através de indagação verbal direta – em cada encontro. A avaliação de suicídio deve ser realizada durante o tratamento agudo e de manutenção, e intervenções adequadas aos sintomas e à história do paciente devem ser oferecidas.

REFERÊNCIAS

Ahrens B, Linden M: Is there a suicidality syndrome independent of specific major psychiatric disorder? Results of a split half multiple regression analysis. Acta Psychiatr Scand 94:79-86, 1996

Altshuler L, Suppes T, Black D, et al: Impact of antidepressant discontinuation after acute bipolar depression remission on rates of depressive relapse at 1-year follow-up. Am J Psychiatry 160:1252-1262, 2003

Angst J, Preisig M: Outcome of a clinical cohort of unipolar, bipolar and schizoaffective patients. Results of a prospective study from 1959 to 1985. Schweiz Arch Neurol Psychiatr 146:17-23, 1995

Angst J, Gerber-Werder R, Zuberbuhler HU, et al: Is bipolar I disorder heterogeneous? Eur Arch Psychiatry Clin Neurosci 254:82-91, 2004

Baethge C, Gruschka P, Smolka MN, et al: Effectiveness and outcome predictors of long-term lithium prophylaxis in unipolar major depressive disorder. J Psychiatry Neurosci 28:355-361, 2003

Baker RW, Brown E, Akiskal RS, et al: Efficacy of olanzapine combined with valproate or lithium in the treatment of dysphoric mania. Br J Psychiatry 185:472-478, 2004

Baldessarini RJ, Tondo L, Hennen J: Effects of lithium treatment and its discontinuation on suicide behavior in bipolar manic depressive disorders. J Clin Psychiatry 60 (suppl 2):77-84, 1999

Baldessarini RJ, Tondo L, Hennen J: Treating the suicidal patient with bipolar disorder. Reducing suicide risk with lithium. Ann NY Acad Sci 932:24-38, 2001

Beck AT, Steer RA, Brown G: Dysfunctional attitudes and suicidal ideation in psychiatric outpatients. Suicide Life Threat Behav 23:11-20, 1993

Berglund M, Nilsson K: Mortality in severe depression. A prospective study including 103 suicides. Acta Psychiatr Scand 76:372-380, 1987

Blair-West GW, Mellsop GW, Eyeson-Annan ML: Down-rating lifetime suicide risk in major depression. Acta Psychiatr Scand 95:259-263, 1997

Bocchetta A, Chillotti C, Carboni G, et al: Association of personal and familial suicide risk with low serum cholesterol concentration in male lithium patients. Acta Psychiatr Scand 104:37-41, 2001

Bonnier B, Gorwood P, Hamon M, et al: Association of 5-RT$_{(2A)}$ receptor gene polymorphism with major affective disorders: the case of a subgroup of bipolar disorder with low suicide risk. Biol Psychiatry 51:762-765, 2002

Bostwick JM, Pankratz VS: Affective disorders and suicide risk: a reexamination. Am J Psychiatry 157:1925-1932, 2000

Brieger P, Ehrt U, Marneros A: Frequency of comorbid personality disorders in bipolar and unipolar affective disorders. Compr Psychiatry 44:28-34, 2003

Brodersen A, Licht RW, Vestergaard P, et al: Sixteen-year mortality in patients with affective disorder commenced on lithium. Br J Psychiatry 176:429-433, 2000

Brodsky BS, Malone KM, Ellis SP, et al: Characteristics of borderline personality disorder associated with suicidal behavior. Am J Psychiatry 154:1715-1719, 1997

Brown GK, Beck AT, Steer RA, et al: Risk factors for suicide in psychiatric outpatients: a 20-year prospective study. J Consult Clin Psychol 68:371-377, 2000

Carter TD, Mundo E, Parikh SV, et al: Early age at onset as a risk factor for poor outcome of bipolar disorder. J Psychiatr Res 37:297-303, 2003

Cassidy F, Carroll BJ: Frequencies of signs and symptoms in mixed and pure episodes of mania: implications for the study of manic episodes. Prog Neuropsychopharmacol Biol Psychiatry 25:659-665, 2001

Chen YW, Dilsaver SC: Lifetime rates of suicide attempts among subjects with bipolar and unipolar disorders relative to subjects with other Axis I disorders. Biol Psychiatry 39:896-899, 1996

Coppen A, Farmer R: Suicide mortality in patients on lithium maintenance therapy. J Affect Disord 50:261-267, 1998

Coppen A, Standish-Barry H, Bailey J, et al: Does lithium reduce the mortality of recurrent mood disorders? J Affect Disord 23:1-7, 1991

Corcos M, Taieb O, Benoit-Lamy S, et al: Suicide attempts in women with bulimia nervosa: frequency and characteristics. Acta Psychiatr Scand 106:381-386, 2002

Coryell W, Solomon D, Turvey C, et al: The long-term course of rapid-cycling bipolar disorder. Arch Gen Psychiatry 60:914-920, 2003

Dalton EJ, Cate-Carter TD, Mundo E, et al: Suicide risk in bipolar patients: the role of co-morbid substance use disorders. Bipolar Disord 5:58-61, 2003

Dilsaver SC, Chen YW, Swann AC, et al: Suicidality in patients with pure and depressive mania. Am J Psychiatry 151:1312-1315, 1994

Fagiolini A, Kupfer DJ, Rucci P, et al: Suicide attempts and ideation in patients with bipolar I disorder. J Clin Psychiatry 65:509-514, 2004

Feinman JA, Dunner DL: The effect of alcohol and substance abuse on the course of bipolar affective disorder. J Affect Disord 37:43-49, 1996

Frank E, Cyranowski JM, Rucci P, et al: Clinical significance of lifetime panic spectrum symptoms in the treatment of patients with bipolar I disorder. Arch Gen Psychiatry 59:905-911, 2002

Ghaemi SN, Rosenquist KJ, Ko JY, et al: Antidepressant treatment in bipolar versus unipolar depression. Am J Psychiatry 161:163-165, 2004

Goodwin FK, Jamison KR: Manic-Depressive Illness. New York, Oxford University Press, 1990

Goodwin FK, Fireman B, Simon GE, et al: Suicide risk in bipolar disorder during treatment with lithium and divalproex. JAMA 290:1467-1473, 2003

Goodwin GM, Bowden CL, Calabrese JR, et al: A pooled analysis of 2 placebo-controlled 18-month trials of lamotrigine and lithium maintenance in bipolar I disorder. J Clin Psychiatry 65:432-441, 2004

Gray SM, Otto MW: Psychosocial approaches to suicide prevention: applications to patients with bipolar disorder. J Clin Psychiatry 62 (suppl 25):56-64, 2001

Greil W, Ludwig-Mayerhofer W, Erazo N, et al: Lithium versus carbamazepine in the maintenance treatment of bipolar disorders-a randomised study. J Affect Disord 43:151-161,1997

Grunebaum MF, Oquendo MA, Harkavy-Friedman JM, et al: Delusions and suicidality. Am J Psychiatry 158:742-747, 2001

Guze SB, Robins E: Suicide and primary affective disorders. Br J Psychiatry 117:437-438, 1970

Gyulai L, Bowden CL, McElroy SL, et al: Maintenance efficacy of divalproex in the prevention of bipolar depression. Neuropsychopharmacology 28:1374-1382, 2003

Henry C, Van den Bulke D, Bellivier F, et al: Anxiety disorders in 318 bipolar patients: prevalence and impact on illness severity and response to mood stabilizer. J Clin Psychiatry 64:331-335, 2003

Hoyer EH, Olesen AV, Mortensen PB: Suicide risk in patients hospitalised because of an affective disorder: a follow-up study, 1973-1993. J Affect Disord 78:209-217, 2004

Inskip HM, Harris EC, Barraclough B: Lifetime risk of suicide for affective disorder, alcoholism, and schizophrenia. Br J Psychiatry 172:35-37, 1998

Isometsa ET, Henriksson MM, Aro HM, et al: Suicide in bipolar disorder in Finland. Am J Psychiatry 151:1020-1024, 1994

Jick H, Kaye JA, Jick SS: Antidepressants and the risk of suicidal behaviors. *JAMA* 292:338-343, 2004

Judd LL, Akiskal HS, Schettler PJ, et al: The long-term natural history of the weekly symptomatic status of bipolar I disorder. Arch Gen Psychiatry 59:530-537, 2002

Judd LL, Akiskal HS, Schettler PJ, et al: A prospective investigation of the natural history of the long-term weekly symptomatic status of bipolar II disorder. Arch Gen Psychiatry 60:261-269, 2003

Kelly TM, Cornelius JR, Lynch KG: Psychiatric and substance use disorders as risk factors for attempted suicide among adolescents: a case control study. Suicide Life Threat Behav 32:301-312, 2002

Kessler RC, McGonagle KA, Zao S, et al: Lifetime and 12-month prevalence of DSM-III-R psychiatric disorders in the United States. Results from the National Comorbidity Survey. Arch Gen Psychiatry 51:8-19, 1994

Kessler RC, Chiu WT, Demler O, et al: Prevalence, severity, and comorbidity of 12-month DSM-IV disorders in the National Comorbidity Survey Replication. Arch Gen Psychiatry 62:617-627, 2005; erratum 62:709, 2005

Kleindienst N, Greil W: Differential efficacy of lithium and carbamazepine in the prophylaxis of bipolar disorder: results of the MAP study. Neuropsychobiology 42 (suppl 1):2-10, 2000

Krishnan KR: Psychiatric and medical comorbidities of bipolar disorder. Psychosom Med 67:1-8, 2005

Leverich GS, Altshuler LL, Frye MA, et al: Factors associated with suicide attempts in 648 patients with bipolar disorder in the Stanley Foundation Bi- polar Network. J Clin Psychiatry 64:506-515, 2003

Levine J, Chengappa KN, Brar JS, et al: Illness characteristics and their association with prescription patterns for bipolar I disorder. Bipolar Disord 3:41- 49, 2001

MacKinnon DF, Zandi PP, Gershon E, et al: Rapid switching of mood in families with multiple cases of bipolar disorder. Arch Gen Psychiatry 60:921-928, 2003

Malone KM, Waternaux C, Haas GL, et al: Cigarette smoking, suicidal behavior, and serotonin function in major psychiatric disorders. Am J Psychiatry 160:773-779, 2003

Mann JJ, Oquendo M, Underwood MD, et al: The neurobiology of suicide risk: a review for the clinician. J Clin Psychiatry 60 (suppl 2):7-11; 1999; discussion 60 (suppl 2):18-20, 113-116, 1999a

Mann JJ, Waternaux C, Haas GL, et al: Toward a clinical model of suicidal behavior in psychiatric patients. Am J Psychiatry 156:181-189, 1999b

Massat I, Souery D, Lipp O, et al: A European multicenter association study of 5-HTR2A receptor polymorphism in bipolar affective disorder. Am J Med Genet 96:136-140,2000

McElroy SL, Altshuler LL, Suppes T, et al: Axis I psychiatric comorbidity and its relationship to historical illness variables in 288 patients with bipolar disorder. Am J Psychiatry 158:420-426, 2001

Meltzer HY, Alphs L, Green AI, et al: Clozapine treatment for suicidality in schizophrenia: International Suicide Prevention Trial (InterSePT). Arch Gen Psychiatry 60:82-91, 2003; erratum 60:735, 2003

Minkoff K, Bergman E, Beck AT, et al: Hopelessness, depression, and attempted suicide. Am J Psychiatry 130:455-459, 1973

Modestin J, Schwarzenbach F: Effect of psychopharmacotherapy on suicide risk in discharged psychiatric inpatients. Acta Psychiatr Scand 85:173-175, 1992

Moffitt TE, Brammer GL, Caspi A, et al: Whole blood serotonin relates to violence in an epidemiological study. Biol Psychiatry 43:446-457, 1998

Morgan OW, Griffiths C, Majeed A: Association between mortality from suicide in England and antidepressant prescribing: an ecological study. BMC Public Health 4:63, 2004

Morrison JR: Bipolar affective disorder and alcoholism. Am J Psychiatry 131:1130-1133, 1974

Muller-Oerlinghausen B, Berghofer A: Antidepressants and suicidal risk. J Clin Psychiatry 60 (suppl 2):94-99, 1999; discussion 60 (suppl2):111-116, 1999

Muller-Oerlinghausen B, Ahrens B, Grof E, et al: The effect of long-term lithium treatment on the mortality of patients with manic-depressive and schizoaffective illness. Acta Psychiatr Scand 86:218-222, 1992

Muller-Oerlinghausen B, Wolf T, Ahrens B, et al: Mortality of patients who dropped out from regular lithium prophylaxis: a collaborative study by the International Group for the Study of Lithium-treated patients (IGSLI). Acta Psychiatr Scand 94:344-347, 1996

Nemeroff CB, Evans DL, Gyulai L, et al: Double-blind, placebo-controlled comparison of imipramine and paroxetine in the treatment of bipolar depression. Am J Psychiatry 158:906-912, 2001

Ni X, Trakalo JM, Mundo E, et al: Family based association study of the serotonin-2A receptor gene (5-HT2A) and bipolar disorder. Neuromolecular Med 2:251-259, 2002

Oquendo MA, Mann JJ : Identifying and managing suicide risk in bipolar patients. J Clin Psychiatry 62 (suppl25):31-34, 2001

Oquendo MA, Placidi GP, Malone KM, et al: Positron emission tomography of regional brain metabolic responses to a serotonergic challenge and lethality of suicide attempts in major depression. Arch Gen Psychiatry 60:14-22, 2003

Oquendo MA, Galfalvy H, Russo S, et al: Prospective study of clinical predictors of suicidal acts after a major depressive episode in patients with major depressive disorder or bipolar disorder. Am J Psychiatry 161:1433-1441, 2004

Perlis RH, Miyahara S, Marangell LB, et al: Long-term implications of early onset in bipolar disorder: data from the first 1000 participants in the system- atic treatment enhancement program for bipolar disorder (STEP-BD). Biol Psychiatry 55:875-881, 2004

Post RM, Leverich GS, Altshuler L, et al: Lithium-discontinuation-induced refractoriness: preliminary observations. Am J Psychiatry 149:1727-1729, 1992

Raja M, Azzoni A: Suicide attempts: differences between unipolar and bipolar patients and among groups with different lethality risk. J Affect Disord 82:437-442, 2004

Regier DA, Farmer ME, Rae DS, et al: Comorbidity of mental disorders with alcohol and other drug abuse: results from the Epidemiologic Catchment Area (ECA) Study. JAMA 264:2511-2518, 1990

Roy-Byrne PP, Post RM, Hambrick DD, et al: Suicide and course of illness in major affective disorder. J Affect Disord 15:1-8, 1988

Rucci P, Frank E, Kostelnik B, et al: Suicide attempts in patients with bipolar I disorder during acute and maintenance phases of intensive treatment with pharmacotherapy and adjunctive psychotherapy. Am J Psychiatry 159:1160-1164, 2002

Sachs GS, Yan LJ, Swann AC, et al: Integration of suicide prevention into outpatient management of bipolar disorder. J Clin Psychiatry 62 (suppl25):3-11, 2001

Simon NM, Otto MW, Weiss RD, et al: Pharmacotherapy for bipolar disorder and comorbid conditions: baseline data from STEP-BD. J Clin Psychopharmacol 24:512-520, 2004

Simpson SG, Jamison KR: The risk of suicide in patients with bipolar disorders. J Clin Psychiatry 60 (suppl 2):53-56, 1999.

Slama F, Bellivier F, Henry C, et al: Bipolar patients with suicidal behavior: toward the identification of a clinical subgroup. J Clin Psychiatry 65:1035-1039, 2004

Stein D, Lilenfeld LR, Wildman PC, et al: Attempted suicide and self-injury in patients diagnosed with eating disorders. Compr Psychiatry 45:447-451, 2004

Strakowski SM, Tohen M, Stoll AL, et al: Comorbidity in mania at first hospitalization. Am J Psychiatry 149:554-556, 1992

Strakowski SM, McElroy SL, Keck PE Jr, et al: Suicidality among patients with mixed and manic bipolar disorder. Am J Psychiatry 153:674-676, 1996

Tondo L, Baldessarini RJ: Reduced suicide risk during lithium maintenance treatment. J Clin Psychiatry 61 (Suppl 9):97-104, 2000

Tondo L, Baldessarini RJ, Hennen J, et al: Suicide attempts in major affective disorder patients with comorbid substance use disorders. J Clin Psychiatry 60 (supp12):63-69, 1999; discussion 60 (supp12):75-76, 113-116, 1999

Tondo L, Ghiani C, Albert M: Pharmacologic interventions in suicide prevention. J Clin Psychiatry 62 (Suppl 25):51-55, 2001a

Tondo L, Hennen J, Baldessarini RJ: Lower suicide risk with long-term lithium treatment in major affective illness: a meta-analysis. Acta Psychiatr Scand 104:163-172, 2001b

Tsai SY, Kuo CJ, Chen CC, et al: Risk factors for completed suicide in bipolar disorder. J Clin Psychiatry 63:469-476, 2002

Tut TG, Wang JL, Lim CC: Negative association between T102C polymorphism at the 5-HT2A receptor gene and bipolar affective disorders in Singaporean Chinese. J Affect Disord 58:211-214, 2000

Vieta E, Colom F, Martinez-Aran A, et al: Bipolar II disorder and comorbidity. Compr Psychiatry 41:339-343, 2000

Wu LH, Dunner DL: Suicide attempts in rapid cycling bipolar disorder patients. J Affect Disord 29:57-61, 1993

Zureik M, Courbon D, Ducimetière P: Serum cholesterol concentration and death from suicide in men: Paris prospective study I. Br Med J 313-649, 651, 1996

Tratamento e prevenção de depressão bipolar

Lítio e anticonvulsivantes na depressão bipolar   6

RIF S. EL-MALLAKH, M.D.

O LÍTIO TEM SIDO O PADRÃO-OURO para o tratamento de doença bipolar por mais de 50 anos (Schou, 2001). Há mais experiência clínica e de pesquisa com este medicamento do que com qualquer outro usado para tratar doença bipolar. Sua utilidade na depressão foi demonstrada em estudos mais antigos, mas costuma ser pouco valorizada pela geração atual de psiquiatras.

Por mais de duas décadas, os anticonvulsivantes (AC) foram parte integral do tratamento de doença bipolar. Historicamente, a introdução dessa classe na farmacopéia foi uma conseqüência da tradução do trabalho de Robert Post e James Ballenger da hipótese de *kindling* (ignição) para o cenário clínico (Ballenger e Post, 1980). Os estudos iniciais com carbamazepina levaram ao uso difundido, em especial na Europa (Post et al., 1996) e abriram caminho para a subseqüente introdução do ácido valpróico (Bowden et al., 1994). Diversos AC são agora de uso clínico comum, com alguns sendo utilizados como estabilizadores do humor, enquanto outros são usados por suas propriedades ansiolíticas (Pande et al., 1999, 2000b) ou anoréxicas (Bray et al., 2003; Wilding et al., 2004).

As diretrizes de consenso de especialistas (Sachs et al., 2000) e as diretrizes de tratamento bipolar da American Psychiatric Association (2002) propõem que lítio e AC estabilizadores do humor sejam o tratamento de primeira linha para depressão bipolar antes da introdução de medicamentos antidepressivos. Este capítulo revisa a pesquisa disponível relativa ao uso desses agentes na depressão bipolar.

LÍTIO

Depressão bipolar

O lítio tem sido usado para depressão desde sua introdução para uso na doença bipolar (El-Mallakh, 1996). Estudos controlados invariavelmente mostram melhora significativa na maioria dos pacientes bipolares muito deprimidos (68-100%, média de resposta de 68%) (Goodwin et al., 1972; Mendels, 1975). Essa porcentagem é muito semelhante ao que poderia ser esperado de um antidepressivo para doença unipolar (Stark e Hardison, 1985), porém é mais alta do que a taxa de eficácia de 51% do lítio na depressão unipolar (El-Mallakh, 1996). A taxa de resposta clinicamente significativa contrasta com a experiência clínica geral com lítio. A discrepância é explicada pelo fato de que nas experiências controladas originais de tratamento com lítio, os níveis do agente costumavam ser muito mais altos (em torno de 1,0 mM) do que os médicos usam hoje (cerca de 0,7 mM). Há ampla evidência de estudos de monoterapia com lítio (Gelenberg et al., 1989; Keller et al., 1992) e de estudos de co-administração de lítio com um antidepressivo (Nemeroff et al., 2001) de que doses (e, portanto, níveis sangüíneos) mais altas são mais efetivas para tratar e prevenir sintomas depressivos do que doses mais baixas. Na tentativa de reduzir a carga de efeito adverso do lítio, médicos estão usando-o em doses que podem estar abaixo do ideal para depressão bipolar (El-Mallakh, 1996).

Profilaxia de episódios

A eficácia do lítio na prevenção de depressão em pacientes bipolares não é tão clara. Os primeiros estudos de longo prazo não eram controlados por placebo e, portanto, foram criticados em relação à metodologia (Blackwell e Shepherd, 1968). Entretanto, os melhores estudos para a capacidade do lítio de prevenir recaída depressiva provêm de estudos modernos de lamotrigina, nos quais o lítio é usado como um controle positivo (Bowden et al., 2003; Calabrese et al., 2003; Goodwin et al., 2004). Esses estudos são muito bem projetados, uma vez que os níveis séricos mínimos de lítio eram de 0,8 mM ou mais altos e eram incluídos pacientes que tinham recentemente estado maníacos (Bowden et al., 2003) ou deprimidos (Calabrese et al., 2003). Essa é uma caracterização importante, pois a polaridade do episódio-índice parece prever a polaridade do episódio seguinte (Calabrese et al., 2004), e, portanto, o resultado é diferente para os dois grupos (Bowden et al., 2003; Calabrese et al., 2003). Nesses estudos, um total de 638 pacientes foi aleatoriamente designado para tratamento com lítio (n = 167), lamotrigina (n = 280) ou placebo (n = 191) e acompanhados por 18 meses. O resultado foi necessário para intervenção (não satisfazendo os critérios do DSM-IV para um episódio). O lítio não foi efetivo para prevenir recaída depressiva nesses pacientes em comparação com placebo (Goodwin et al., 2004).

LAMOTRIGINA

Depressão bipolar

A lamotrigina é um anticonvulsivante com eficácia demonstrada no tratamento de convulsões generalizadas e parciais (Bisulli et al., 2001; Brodie et al., 2002). Ela está disponível há mais de 12 anos, mas apenas recentemente foi investigada na doença bipolar. Contudo, devido a sua aparente eficácia em est dos bipolares difíceis de tratar (depressão tanto em pacientes Tipo I e Tipo II como na ciclagem rápida), seu uso aumentou bastante desde sua aprovação pela Food and Drug Administration (FDA). Em um recente levantamento de participantes do grande estudo bipolar patrocinado pelo National Institute of Mental Health (NIMH) (conhecido como STEP-BD), 15% de pacientes bipolares estavam recebendo lamotrigina (Marangell et al., 2004). Estes tinham maior probabilidade de apresentar ciclagem rápida ou de ter história de mania ou hipomania induzida por um antidepressivo (Marangell et al., 2004).

Duas experiências publicadas demonstraram a eficácia da monoterapia de lamotrigina em pacientes bipolares deprimidos. A primeira delas, patrocinada pelo fabricante do medicamento, foi uma experiência de monoterapia, aleatória, duplo-cega, controlada por placebo, de 195 pacientes bipolares Tipo I deprimidos (Calabrese et al., 1999b). Dois braços ativos administravam lamotrigina em doses de 50 ou 200 mg todos os dias após titulação lenta (50 mg foram alcançados após duas semanas, 200 mg foram alcançados após cinco semanas). A primeira medida de resultado estipulada foi a melhora na Escala de Avaliação de Depressão de Hamilton (Ham-D). Entretanto, a melhora não alcançou significância estatística, devido à alta taxa de resposta ao placebo (37%) (Calabrese et al., 1999b). Contudo, os resultados dos participantes tanto na Impressão Global Clínica (CGI – Clinical Global Impression) como na Escala de Avaliação de Depressão de Montgomery-Åsberg (MADRS – Montgomery-Åsberg Depression Rate Scale) mostraram melhora consistente em ambas as doses, de 50 e 200 mg. Para a MADRS, as taxas de resposta foram de 54, 48 e 29% para 200 mg de lamotrigina, 50 mg de lamotrigina e placebo, respectivamente. Esse efeito é semelhante àquele observado com antidepressivos no tratamento de depressão unipolar (Stark e Hardison, 1985). Apesar do esquema de titulação lenta, os grupos de lamotrigina separaram-se do placebo na terceira semana (uma semana após alcançar a dose de 50 mg), e permaneceram superiores nas quatro semanas restantes do estudo (Calabrese et al., 1999b).

Resultados semelhantes foram obtidos na segunda experiência aleatória, controlada por placebo, quando Frye e colaboradores (2000) examinaram 31 indivíduos bipolares I gravemente doentes em um modelo cruzado triplo (examinando lamotrigina, gabapentina e placebo). A taxa de resposta de 52% no grupo de lamotrigina foi estatisticamente superior tanto à gabapentina (26%) como ao placebo (23%) (Frye et al., 2000).

Profilaxia de episódios

A lamotrigina foi estudada em duas grandes experiências de manutenção de longo prazo (18 meses) controladas por placebo. Esses estudos foram projetados para examinar pacientes que tinham estado recentemente maníacos (Bowden et al 2003; Goodwin et al., 2004) ou deprimidos (Calabrese et al., 2003; Goodwin et al., 2004). Em ambos, a lamotrigina foi mais efetiva para prevenir ou atrasar depressões futuras do que mania ou hipomania. Uma análise combinada de 638 pacientes, designados aleatoriamente a um de três grupos (lítio, lamotrigina ou placebo), revelou que tanto lítio como lamotrigina foram superiores a placebo para adiar intervenção para depressão e que a lamotrigina foi numericamente superior ao lítio (Goodwin et al., 2004). Esses estudos levaram à aprovação da lamotrigina pela FDA para o tratamento de manutenção no transtorno bipolar.

Pacientes bipolares Tipo II apresentaram o resultado semelhante em um estudo aberto no qual lamotrigina foi administrada por seis meses a 17 pacientes (Vieta et al., 2003). Doze deles completaram o estudo (70%) e experimentaram redução significativa no escore da Ham-D e melhora significativa no escore da CGI (Vieta et al., 2003).

Uso adjunto

A lamotrigina também pode ser útil como tratamento adjunto. Em um estudo naturalista, combinado, aberto, com 22 indivíduos não-responsivos (a divalproex mais um antidepressivo ou a divalproex mais um estabilizador do humor), deprimidos e bipolares, a lamotrigina foi bastante efetiva (Kusumaker e Yatham 1997). Dezesseis dos 22 indivíduos (72%) estavam respondendo ao final da quarta semana. Suppes e colaboradores (1999) relataram um estudo semelhante, com um resultado similar, no qual nove indivíduos bipolares Tipo I e oito bipolares Tipo II que não tinham se adaptado com outros medicamentos tiveram lamotrigina acrescentada ao seu regime. Doze (65%) melhoraram de forma significativa durante o período de observação de cinco meses. Calabrese e colaboradores (1999a) trataram abertamente 15 pacientes com monoterapia de lamotrigina e 60 pacientes com lamotrigina combinada durante 48 semanas. Os pacientes tinham transtorno bipolar Tipo I e Tipo II, mas apenas 40 estavam deprimidos quando entraram no estudo. Quarenta e oito por cento apresentaram melhora acentuada, e outros 20% tiveram melhora moderada. Em outro estudo, lamotrigina ou placebo foram adicionados à fluoxetina em oito pacientes bipolares tipo II que não melhoraram enquanto recebiam monoterapia de fluoxetina (Barbosa et al., 2003). Apesar de não ter havido uma mudança significativa nos escores da Ham-D para esse pequeno estudo, os escores da CGI melhoraram em 84% dos indivíduos recebendo lamotrigina mais fluoxetina, em comparação com 30% daqueles recebendo apenas fluoxetina (Barbosa et al., 2003).

ÁCIDO VALPRÓICO

Depressão bipolar

O ácido valpróico (em geral na formulação divalproex) é o estabilizador do humor mais usado no tratamento de transtorno bipolar nos Estados Unidos. Isso se deve à eficácia documentada da formulação divalproex na mania aguda (Bowden et al.,1994) e à comercialização efetiva pelos Laboratórios Abbott. Contudo, a utilidade do ácido valpróico na depressão bipolar não foi bem-caracterizada. A utilidade do divalproex nos sintomas depressivos de mania aguda (Swann et al.,1997) e mania mista (Calabrese et al., 1992) foi generalizada, para incluir eficácia na depressão bipolar.

Dois estudos cegos, controlados, com ácido valpróico foram conduzidos em pacientes com depressão bipolar. Em um estudo, relatado por Young e colaboradores (2000), 11 pacientes com transtorno bipolar Tipo I e 16 Tipo II foram aleatoriamente designados a receber paroxetina ou um estabilizador do humor em adição a lítio ou a divalproex. Dezesseis pacientes foram aleatoriamente designados a receber dois estabilizadores do humor e 11 receberam uma combinação de lítio ou divalproex mais paroxetina. A terapia com estabilizador do humor combinado em geral foi tolerada de forma mais insatisfatória, e seis pacientes não completaram a experiência de seis semanas. Para os restantes, não houve diferença nos resultados entre os dois grupos, e todos melhoraram (Young et al., 2000). Entretanto, em um pequeno estudo ($n = 43$) de dois meses, não publicado, cego, controlado por placebo, de divalproex em indivíduos bipolares agudamente deprimidos, não houve diferença significativa entre placebo e divalproex (melhora de 20,5 *versus* 22,6 pontos na Ham-D) (G. Sachs, comunicação pessoal, 2003).

Pelo menos um estudo mostra que divalproex pode ser mais efetivo em pacientes bipolares Tipo II deprimidos. Em um estudo aberto de 12 semanas de monoterapia de pacientes bipolares II que nunca tinham recebido medicamento ($n = 11$) ou estabilizadores do humor ($n = 8$, tratados anteriormente com antidepressivos ou estimulantes), 63% foram considerados refratários (> 50% de diminuição nos escores de Ham-D) (Winsberg et al., 2001). Esse resultado deveu-se, principalmente, ao fato de os pacientes virgens de medicamento terem se saído muito bem (taxa de resposta de 82%), enquanto aqueles virgens de estabilizadores do humor saíram-se pior (taxa de resposta de 38%).

Uso adjunto

Combinar divalproex com lítio parece ser tão efetivo quanto adicionar um antidepressivo ao lítio ou ao divalproex no tratamento de pacientes bipolares agudamente deprimidos (Young et al., 2000). Em uma comparação aditiva, duplo-cega, de seis semanas, examinando dois estabilizadores do humor com um único estabilizador do humor e um antidepressivo em indivíduos bipolares Tipo I ($n = 11$) e Tipo II ($n = 16$) agudamente deprimidos, todos os indivíduos melhoraram em um grau igual (Young et al., 2000). Entretanto, o grupo de combinação de estabilizador do humor teve alta taxa de desistência (37,5%; duas secundárias à resposta inadequada, duas por falta de adesão, uma por surgimento de estado misto e uma causada por problema médico não-relacionado), em comparação com o grupo de antidepressivo mais estabilizador do humor (0%), sugerindo que a combinação de estabilizadores do humor não é bem tolerada.

A combinação de ácido valpróico com um antipsicótico parece ser mais efetiva do que divalproex sozinho. Tohen e colaboradores (2002) relataram a adição de olanzapina ou placebo a lítio ou a ácido valpróico no tratamento de 344 pacientes com transtorno bipolar Tipo I que estavam vivendo um episódio maníaco ou misto. Em uma subanálise de 85 pacientes que tinham um escore Ham-D de 20 ou mais, a melhora nos sintomas depressivos foi bem maior entre aqueles tratados com uma combinação do que entre os tratados com monoterapia (Baker et al., 2004). Entretanto, conforme já observado, a eficácia na disforia associada à mania não significa eficácia na depressão bipolar.

Profilaxia de episódios

O uso de longo prazo de divalproex no tratamento de manutenção de doença bipolar foi estudado em modelos abertos e controlados. Bowden e colaboradores (2000) relataram um estudo de um ano com indivíduos bipolares recentemente maníacos (definido pelo DSM-III-R) que receberam divalproex, lítio ou placebo. Não houve diferença em nenhum dos três grupos em relação à medida de resultado primária de tempo para qualquer episódio de humor. Mais importante, não houve diferença entre lítio e placebo. Uma vez que o lítio é essencialmente um controle positivo, sua falta de eficácia nesse estudo indica falha e ausência de confiabilidade dos dados. As razões para essa falha não são claras; mas elas podem estar relacionadas à utilização de critérios do DSM-III-R, que são diferentes do Critérios Diagnósticos de Pesquisa (RDC – Research Diagnostic Criteria) utilizados no estudo inicial de divalproex (Bowden et al., 1994) e em estudos subseqüentes do DSM-IV. Todavia, análises secundárias foram realizadas a partir desses dados. Além do fato de que o estudo de divalproex de longo prazo falhou, há outro problema com seus dados relativamente à depressão bipolar. Utilizar uma amostra de pacientes recentemente maníacos está abaixo do ideal na investigação de recaída para depressão, pois a polaridade do episódio mais recente prognostica polaridade do episódio subseqüente (Calabrese et al., 2004) – significando que os participantes do estudo tinham menos probabilidade de recair para mania. Entretanto, Bowden e colaboradores (2005) examinaram o resultado em função do tipo de mania do episódio-índice (i.e., eufórica [$n = 123$] versus disfórica [$n = 249$]). Nessa subanálise, o divalproex foi superior ao lítio (mas não ao placebo) para adiar o tempo para recaída depressiva. Além disso, também foi superior ao lítio em maior duração de profilaxia bem-sucedida e obteve melhores escores de sintoma depressivo (Bowden et al., 2000; Gyulai et al., 2003). Entre pacientes que receberam um antidepressivo durante o estudo, aqueles em tratamento concomitante com divalproex tiveram menos probabilidade de abandonar o programa (Gyulai et al., 2003). Resposta anterior ao divalproex pareceu prognosticar uma taxa subseqüente mais baixa de recaída para depressão (Gyulai et al., 2003).

O laboratório Eli Lilly patrocinou uma experiência de prevenção de recaída de 47 semanas, de comparação, cega, em 251 pacientes Tipo I (Tohen et al., 2003). Os pacientes entraram no estudo com mania aguda ou mania mista e foram tratados com divalproex (500-2.500 mg/dia) ou olanzapina (5-20 mg/dia). Durante as 47 semanas, olanzapina e divalproex foram igualmente efetivos (embora aquela tenha melhorado a mania mais rápido) e não houve diferença nas taxas de recaída para mania ou depressão, embora fossem altas para ambos os agentes usados em monoterapia (56,8% para olanzapina e 45,5% para divalproex) (Tohen et al., 2003). Quando um estabilizador do humor aceito (lítio ou divalproex) foi combinado com olanzapina, a recaída para depressão não foi significativamente adiada, em comparação com um estabilizador do humor administrado sozinho em um estudo aleatório, cego (55 *versus* 163 dias, $P = 0,07$) (Tohen et al., 2004).

Diversos estudos naturalistas sugerem que o divalproex é útil na prevenção de recaída. Em um estudo prospectivo, aberto, de 15 meses, de 78 pacientes com transtorno bipolar de ciclagem rápida, 30 deles foram tratados com monoterapia e 48 receberam divalproex adicionado a outros psicotrópicos (Calabrese et al., 1992; este estudo foi uma extensão de uma publicação anterior, Calabrese e Delucchi, 1990). As taxas de resposta para episódios maníacos mistos foram bastante altas em 87%, a mania melhorou em 54%, mas apenas 19% daqueles com depressão responderam. Hayes (1989) relatou 12 indivíduos bipolares que iniciaram divalproex como medicação adjunta quando significativamente sintomáticos. Após um ano, apresentaram uma média de melhora de 27,7 pontos na Avaliação Global de Funcionamento (GAF – Global Assessment of Functioning) (Hayes, 1989).

Um estudo interessante foi realizado com um grupo de 30 mulheres que tinham doença bipolar Tipo II e transtorno da personalidade *borderline* (Frankenburg e Zanarini, 2002). As pacientes receberam divalproex ou placebo em uma proporção de 2:1. As que receberam divalproex apresentaram melhora importante em irritabilidade, raiva, agressividade impulsiva e sensibilidade interpessoal (Frankenburg e Zanarini, 2002). Isso é semelhante ao que foi observado em um estudo aberto de oito semanas com 11 pacientes com transtorno da personalidade *borderline* (sem doença bipolar). Apenas oito completaram o estudo e, destes, somente três responderam com redução na raiva, na impulsividade, na sensibilidade à rejeição e na ansiedade. Cinqüenta por cento dos que completaram o estudo obtiveram melhora no humor (Stein et al., 1995).

A combinação de divalproex com lítio para prevenção de recaída também foi examinada em estudos abertos. A designação aleatória a lítio sozinho ou combinado com divalproex foi estudada (usando critérios do DSM-III-R) em 20 pacientes bipolares acompanhados por um ano em um modelo aberto: receber tratamentos de combinação resultou em risco bem mais baixo para recaída, mas em incidência mais alta de eventos adversos (Solomon et al., 1997). De maneira similar, quando um grupo de pacientes bipolares de ciclagem rápida tratados com lítio mais divalproex foi acompanhado por seis meses, 60% tiveram eficácia antidepressiva acentuada, e 50% apresentaram eficácia bimodal (antidepressiva e antimaníaca)

(Calabrese et al., 2001). Contudo, quando esses pacientes sofreram recaída, essa foi, em geral, depressiva (Calabrese et al., 2001).

Em síntese, o ácido valpróico parece ser bastante efetivo para reduzir os sintomas depressivos associados à mania mista aguda, mas menos do que o desejável em seu efeito antidepressivo em pacientes bipolares deprimidos. Ele também parece estar abaixo do ideal em sua capacidade de prevenir recaída para depressão bipolar, embora não seja destituído de eficácia. Os dados para ácido valpróico são instrutivos, na proporção em que fica claro que a eficácia nos sintomas depressivos de mania não prognostica eficácia na depressão bipolar. Os dois estados parecem ser biologicamente diferentes e respondem a diferentes tratamentos.

CARBAMAZEPINA

Depressão bipolar

A carbamazepina é o primeiro anticonvulsivante a demonstrar eficácia no tratamento de doença bipolar, mas apenas há pouco recebeu aprovação da FDA, após o Laboratório Farmacêutico Shire ter realizado grandes estudos controlados por placebo de seu uso na mania aguda (Weisler et al., 2004, 2005). É curioso notar que este agente demonstrou eficácia moderada em modelos animais para depressão (Barros e Leite, 1987), bem como na depressão unipolar humana tanto em estudos duplo-cegos (Post et al., 1986) como em experiências abertas menores (Dietrich e Emrich, 1998; Kudoh et al., 1998; Steinacher et al., 2002).

O primeiro estudo controlado por placebo a ser realizado com carbamazepina na doença bipolar incluiu o tratamento de 13 indivíduos bipolares deprimidos (Ballenger e Post, 1980). Cinco (38,5%) relataram melhora significativa, e três recaíram quando passaram a receber placebo. Embora diversos outros estudos controlados tenham sido realizados com carbamazepina, em geral incluíram indivíduos deprimidos bipolares e unipolares (em grande parte resistentes a tratamento). Entretanto, quando os quatro estudos controlados e os oito estudos abertos são combinados, a taxa de resposta global de depressão à carbamazepina é de 55% (Post et al., 1996).

O maior estudo foi uma administração aberta de três semanas de carbamazepina a 27 pacientes ambulatoriais bipolares deprimidos. O escore Ham-D diminuiu em uma média de 23,7 pontos durante esse período, e 17 pacientes (63%) entraram em remissão (Dilsaver et al., 1996). Embora estudos abertos em geral superestimem taxas de resposta verdadeiras, o resultado positivo desse estudo sugere uma ação antidepressiva genuína da carbamazepina na depressão bipolar.

Em um levantamento de 9.030 membros médicos da American Psychiatric Association, entre os 28% (2.543) que responderam, a carbamazepina foi considerada efetiva para 67,5% dos pacientes deprimidos bipolares, mas em apenas 32,2% dos pacientes deprimidos unipolares (Denicoff et al., 1994). Somente cerca de 4,4% necessitaram interromper a carbamazepina devido a efeitos adversos (Denicoff et al., 1994).

Mesmo que o mecanismo de ação da carbamazepina para depressão bipolar seja desconhecido, a única medida biológica considerada relacionada ao grau de melhora sintomática é a concentração do metabólito 10,11-epóxido no líquido cerebrospinal (Post et al., 1983). Isso sugere que o efeito antidepressivo da carbamazepina é único a este agente e não pode ser generalizado para o composto relacionado, a oxcarbazepina, que não possui o referido metabólito.

Profilaxia de episódios

A eficácia profilática da carbamazepina foi examinada em duas experiências aleatórias, prospectivas. Em um estudo de designação aleatória de três anos de 83 pacientes bipolares definidos pelo DSM-III recebendo lítio ou carbamazepina, a eficácia dos agentes revelou-se equivalente ou melhor na prevenção de manias e hipomanias (Placidi et al., 1986). Em outro estudo, no qual 52 indivíduos bipolares definidos pelo DSM-III foram aleatoriamente designados para monoterapia de lítio ou carbamazepina ou os dois agentes combinados, as duas monoterapias mostraram-se equivalentes em eficácia, mas o tratamento de combinação foi quase duas vezes mais efetivo (Denicoff et al., 1997).

Um estudo de acompanhamento, naturalista, de dois anos e meio de 114 pacientes tratados apenas com lítio ou apenas carbamazepina mostrou que aquele era especialmente superior a esta. Entretanto, indivíduos com doença bipolar não-clássica (p. ex., transtorno Tipo II ou manias mistas ou curso de ciclagem rápida) tendiam a sair-se melhor com carbamazepina (Kleindienst e Greil, 2000). Uma resposta semelhante foi observada em um acompanhamento de longo prazo, aberto, de 32 indivíduos bipolares tratados com carbamazepina: aqueles com sintomas atípicos (p. ex., idade de início mais precoce ou sintomas mais contínuos do que episódicos) apresentaram os maiores benefícios (Kishimoto et al., 1983).

Alguns estudos demonstraram que pode haver um efeito de enfraquecimento com carbamazepina. Em um estudo de dois anos com 24 indivíduos bipolares resistentes a tratamento, as taxas de resposta diminuíram de 72%, no primeiro ano, para 66% no segundo (Post et al., 1990). Cerca de metade dos pacientes ($n = 11$) teve perda de profilaxia no segundo ano (Post et al., 1990). Quando carbamazepina foi combinada com divalproex, indivíduos bipolares (mas não os esquizoafetivos) pareceram melhores em uma análise retrospectiva (Tohen et al., 1994).

OXCARBAZEPINA

Apesar de ser pouco estudada em relação à doença bipolar, a oxcarbazepina foi incluída na norma de prática da American Psychiatric Association para tratamento bipolar (2002). Sua utilidade na depressão bipolar é até menos estudada do que na mania e na hipomania. A observação de que a oxcarbazepina reverteu comportamento anormal em dois modelos de depressão em ratos (Beijamini et al., 1998) sugere que ela pode, de fato, ter propriedades antidepressivas. Em um grupo de 56 pacientes bipolares com depressão ($n = 23$), mania ($n = 19$) ou psicose ($n = 14$), não houve diferenças no resultado entre qualquer um dos grupos, sugerindo que as medidas do estudo foram inadequadas. Vinte por cento dos pacientes não apresentaram nenhum benefício claro (Centorrino et al., 2003). Conforme observado anteriormente, o efeito antidepressivo da carbamazepina foi associado às concentrações de líquido cerebrospinal do metabólito 10,11-epóxido (Post et al., 1983). Visto que a oxcarbazepina não possui o metabólito, ela também pode não ter efeito antidepressivo na doença bipolar.

TOPIRAMATO

Topiramato é um anticonvulsivante com diversas propriedades interessantes (Yen et al., 2000): ele está associado à perda de peso, pode ser um agente antiobesidade efetivo (Bray et al., 2003; Wilding et al., 2004) e pode, na verdade, aumentar a sensibilidade à insulina (Wilkes et al., 2005a, 2005b), possivelmente tornando-o útil no tratamento de ganho de peso e obesidade, que muitas vezes acompanha o transtorno bipolar (McElroy et al., 2004). Além disso, o topiramato pode ser efetivo na redução do comportamento de compulsão alimentar (McElroy et al., 2003), bulimia (Hedges et al., 2003; Hoopes et al., 2003) e consumo de álcool (Johnson et al., 2003). Por essas razões, trata-se de um medicamento bastante usada em pacientes bipolares. Entretanto, relatos iniciais de que o topiramato é um estabilizador do humor efetivo não foram apoiados por estudos duplo-cegos, controlados por placebo, mais extensivos. Infelizmente, muitos desses relatos permanecem não-publicados e, portanto, não podem ser revisados de forma crítica.

Dois estudos foram realizados com topiramato em indivíduos bipolares deprimidos. Em um deles, 36 pacientes com transtorno bipolar Tipo I e Tipo II foram designados, de maneira aleatória, para receber topiramato ou bupropiona de liberação lenta adicionados à medicação atual. Cinquenta e seis por cento daqueles tratados com topiramato e 59% daqueles tratados com bupropiona melhoraram pelo menos 50% na Ham-D (McIntyre et al., 2002). Em um estudo não-publicado, Hussain e colaboradores (2001) estudaram o uso de topiramato de longo prazo (três anos) em 65 indivíduos bipolares Tipo I deprimidos e em 18 Tipo II deprimidos. Sessenta e três por cento alcançaram remissão (Ham-D < 10) ao final do estudo.

OUTROS ANTICONVULSIVANTES

Poucos dos demais anticonvulsivantes disponíveis foram estudados na depressão bipolar. Nem todos têm propriedades estabilizadoras do humor e menos ainda têm um efeito antidepressivo.

Gabapentina

A gabapentina é um anticonvulsivante com eficácia clinicamente significativa em estudos cegos, controlados por placebo, no transtorno de pânico (Pande et al., 2000b) e no transtorno de ansiedade generalizada (Pande et al., 1999). Devido a seu efeito ansiolítico e a estudos abertos sugerindo sua utilidade como estabilizador do humor (Altshuler et al., 1999; Cabras et al., 1999; Perugi et al., 1999, 2002), ela tem sido amplamente utilizada em pacientes bipolares. Entretanto, seu desempenho insatisfatório em estudos cegos, controlados por placebo, de monoterapia (Frye et al., 2000) e com o adjunto (em que foi estatisticamente inferior a placebo; Pande et al., 2000a) sugere um papel limitado na mania aguda. Contudo, com eficácia em diferentes tipos de transtornos de ansiedade, permanece a questão de se a gabapentina pode ser efetiva na depressão bipolar.

No único estudo controlado por placebo que utilizou um modelo cruzado, 31 pacientes bipolares resistentes a tratamento não apresentaram nenhum benefício da gabapentina, em comparação com placebo, no tratamento de sintomas depressivos (Frye et al., 2000; Obrocea et al., 2002). Entretanto, respostas positivas foram relatadas em experiências abertas. Por exemplo, Vieta e colaboradores (2000) verificaram que 8 de 22 indivíduos bipolares Tipo I e Tipo II com sintomas residuais (36,4%) tiveram uma boa resposta, em especial nos sintomas de ansiedade. Wang e colaboradores (2002) constataram que 50% de 22 indivíduos bipolares Tipo I ($n = 10$) e Tipo II ($n = 12$) deprimidos apresentaram melhora de moderada a acentuada quando gabapentina foi adicionada a um estabilizador do humor ou a um agente antipsicótico. Oito (36%) alcançaram remissão: os indivíduos menos deprimidos foram os que melhoraram, enquanto os gravemente doentes não melhoraram (Wang et al., 2002). Perugi e colaboradores (2002) administraram gabapentina a 43 indivíduos bipolares diagnosticados segundo o DSM-III, resistentes a tratamento. Dezoito deles(42%) responderam e 17 mantiveram a resposta por um ano inteiro. Mas a melhora mais significativa foi relatada por aqueles com ansiedade, somatização e abuso de álcool (Perugi et al., 2002). Ghaemi e Goodwin (2001) revisaram os registros de 21 indivíduos de espectro bipolar tratados com gabapentina (13 recebendo monoterapia). Eles verificaram que a melhora global nos sintomas depressivos foi de 27,6%. Um subgrupo com a maior resposta (57,5% de melhora) não alcançou significância estatística ($P = 0,1$). No total, esses estudos abertos estão associados a taxas de resposta do tipo placebo (30-40%) e melhora em sintomas leves ou ansiosos, sugerindo que a gabapentina não costuma ser útil na depressão bipolar, mas pode ser benéfica para indivíduos ansiosos, levemente deprimidos. Uma conclusão semelhante foi alcançada em uma revisão mais extensiva dos dados abertos (Carta et al., 2003).

Um padrão semelhante é visto quando pacientes têm sintomas mistos leves. Sokolski e colaboradores (1999) e Young e colaboradores (1999) relataram diminuição significativa nos sintomas de hipomania e depressão em pacientes com transtorno bipolar Tipo I ou Tipo II levemente doentes. Mais uma vez, os sintomas de ansiedade não foram medidos de forma específica, mas podem ter respondido pela maior parte da melhora.

Mais evidente é a ausência de efeito profilático da gabapentina no tratamento de longo prazo. Montanes Rada e de Lucas Taracena (2001) acompanharam abertamente nove pacientes bipolares recebendo monoterapia de gabapentina por nove meses. No total, os pacientes pioraram após iniciar o tratamento com este agente, com aumento no número de recaídas (de uma média de 0,18/mês para 0,29/mês). De maneira similar, em outro estudo com 18 pacientes com boa resposta inicial à gabapentina, apenas sete (39%) apresentaram benefício contínuo, enquanto cinco sofreram recaída (três desistiram) (Shaffer e Schaffer, 1999).

Tiagabina

Tiagabina é um agente anticonvulsivante aprovado (Sachdeo et al., 1997). Suppes e colaboradores na Stanley Bipolar Network (2002) examinaram tiagabina a uma dose média de 8,7 mg/dia em 17 pacientes bipolares refratários. Apenas três (23%) melhoraram, a maioria (77%) ou não sentiu nenhuma mudança ou piorou. De maneira similar, Schaffer e colaboradores (2002) relataram um pequeno estudo aberto com 22 pacientes de espectro bipolar que receberam dose baixa de tiagabina (< 8 mg/dia) como adição a outros estabilizadores do humor. Ao final de seis meses, apenas oito (36%) foram considerados responsivos.

Pregabalina

Pregabalina é um composto anticonvulsivante relacionado à gabapentina (Arroyo et al., 2004) que tem efeito ansiolítico significativo no transtorno de ansiedade generalizada (Feltner et al., 2003; Pande et al., 2003; Pary, 2004) e na fobia social (Pande et al., 2004). Estudos sobre transtornos bipolares não foram publicados e acredita-se que sejam negativos.

Levetiracetam

Levetiracetam é um agente anticonvulsivante (Cereghino et al., 2000) que foi examinado preliminarmente em indivíduos bipolares deprimidos. Post e colaboradores (2005) descreveram que apenas 31% dos pacientes deprimidos tiveram melhora significativa após oito semanas de tratamento com 2.000 a 3.000 mg/dia. As baixas taxas de resposta sugerem que estudos preliminares adicionais ainda são necessários.

RESUMO

O lítio e os anticonvulsivantes têm um papel significativo no tratamento da depressão bipolar. Há dados extensivos apoiando a utilidade do lítio tanto na depressão bipolar aguda como na prevenção de recaída. Além disso, ele tem potencial anti-suicídio bem-documentado. Foi demonstrado, em experiências controladas por placebo, que a lamotrigina melhora a depressão aguda e previne recaída depressiva em indivíduos bipolares Tipos I e II. O ácido valpróico não foi estudado de forma adequada em relação à depressão bipolar aguda, e a evidência disponível indica benefício abaixo do ideal. Entretanto, análises secundárias de um estudo controlado de prevenção de recaída e de dados abertos sugerem que ele pode ter um papel no atraso ou na prevenção de episódios depressivos em pacientes bipolares. A carbamazepina parece ter um efeito antidepressivo agudo e profilático modesto. Outros agentes não foram estudados de forma satisfatória, mas podem melhorar outros sintomas associados (p. ex., ansiedade com gabapentina) e desempenhar um papel no tratamento da depressão bipolar.

REFERÊNCIAS

Altshuler LL, Keck PE Jr, McElroy SL, et al: Gabapentin in the acute treatment of refractory bipolar disorder. Bipolar Disord 1:61-65, 1999

American Psychiatric Association: Practice guideline for the treatment of patients with bipolar disorder (revision). Work Group on Bipolar Disorder. Am J Psychiatry 159(suppl):1-50, 2002

Arroyo S, Anhut H, Kugler AR, et al: Pregabalin add-on treatment: a randomized, double-blind, placebo-controlled, dose-response study in adults with partial seizures. Epilepsia 45:20-27, 2004

Baker RW, Brown E, Akiskal HS, et al: Efficacy of olanzapine combined with valproate or lithium in treatment of dysphoric mania. Br J Psychiatry 185:472-478, 2004

Ballenger JC, Post RM: Carbamazepine in manic-depressive illness: a new treatment. Am J Psychiatry 137:782-790,1980

Barbosa L, Berk M, Vorster M: A double-blind, randomized, placebo-controlled trial of augmentation with lamotrigine or placebo in patients concomitantly treated with fluoxetine for resistant major depressive episodes. J Clin Psychiatry 64:403-407, 2003

Barros HM, Leite JR: The effects of carbamazepine on two animal models of depression. Psychopharmacology (Berl) 92:340-342, 1987

Beijamini V, Skalisz LL, Joca SR, et al: The effect of oxcarbazepine on behavioural despair and learned helplessness. Eur J Pharmaco1347:23-27 , 1998

Bisulli F, Baruzzi A, Rosati A, et al: Efficacy of lamotrigine add-on therapy in severe partial epilepsy in adults with drop seizures and secondary bilateral synchrony on EEG. Epileptic Disord 3:151-156, 2001

Blackwell B, Shepherd M: Prophylactic lithium: another therapeutic myth? An examination of the evidence to date. Lancet 1:968-971, 1968

Bowden CL, Brugger AM, Swann AC, et al: Efficacy of divalproex vs. lithium and placebo in the treatment of mania. The Depakote Mania Study Group. J Am Med Assoc 271:918-924, 1994

Bowden CL, Calabrese JR, McElroy SL, et al: A randomized, placebo-controlled 12-month trial of divalproex and lithium in the treatment of outpatients with bipolar I disorder. Divalproex Maintenance Study Group. Arch Gen Psychiatry 57:481-489, 2000

Bowden CL, Calabrese JR, Sachs G, et al: A placebo-controlled 18-month trial of lamotrigine and lithium maintenance treatment in recently manic or hypomanic patients with bipolar I disorder. Arch Gen Psychiatry 60:392-400, 2003

Bowden CL, Collins MA, McElroy SL, et al: Relationship of mania symptomatology to maintenance treatment response with divalproex, lithium, or placebo. Neuropsychopharmacol 30:1932-1939, 2005

Bray GA, Hollander P, Klein S, et al: A 6-month randomized, placebo-controlled, dose-ranging trial of topiramate for weight loss in obesity. Obes Res 11:722- 733, 2003

Brodie MJ, Chadwick DW, Anhut H, et al: Gabapentin versus lamotrigine monotherapy: a double-blind comparison in newly diagnosed epilepsy. Epilepsia 43:993-1000, 2002

Cabras PL, Hardoy MJ, Hardoy MC, et al: Clinical experience with gabapentin in patients with bipolar or schizoaffective disorder: results of an open-label study. J Clin Psychiatry 60:245-248,1999 .

Calabrese JR, Delucchi GA: Spectrum of efficacy of valproate in 55 patients with rapid-cycling bipolar disorder. Am J Psychiatry 147:431-434, 1990

Calabrese JR, Markovitz PJ, Kimmel SE, et al: Spectrum of efficacy of valproate in 78 rapid-cycling bipolar patients. J Clin Psychopharmacol 12 (suppl 1):53S- 565, 1992

Calabrese JR, Bowden CL, McElroy SL, et al: Spectrum of activity of lamotrigine in treatment-refractory bipolar disorder. Am J Psychiatry 156:1019-1023, 1999a

Calabrese JR, Bowden CL, Sachs GS, et al: A double-blind placebo-controlled study of lamotrigine monotherapy in outpatients with bipolar I depression. Lamictal 602 Study Group. J Clin Psychiatry 60:79-88, 1999b

Calabrese JR, Shelton MD, Bowden CL, et al: Bipolar rapid cycling: focus on depression as its hallmark. J Clin Psychiatry 62 (suppl 14):34-41, 2001

Calabrese JR, Bowden CL, Sachs CS, et al: A placebo-controlled 18-month trial of lamotrigine and lithium maintenance treatment in recently depressed patients with bipolar I disorder. J Clin Psychiatry 64:1013-1024, 2003

Calabrese JR, Vieta E, El-Mallakh, RS, et al: Mood state at study entry as predictor of relapse risk and efficacy spectrum. Biol Psychiatry 56:957-963, 2004

Carta MG, Hardoy MC, Hardoy MJ, et al: The clinical use of gabapentin in bipolar spectrum disorders. J Affect Disord 75:83-91, 2003

Centorrino F, Albert MJ, Berry JM, et al: Oxcarbazepine: clinical experience with hospitalized psychiatric patients. Bipolar Disord 5:370-374, 2003

Cereghino JJ, Biton V, Abou-Khalil B, et al: Levetiracetam for partial seizures: results of a double-blind, randomized clinical trial. Neurology 55:236-242, 2000

Denicoff KD, Meglathery SB, Post RM, et al: Efficacy of carbamazepine compared with other agents: a clinical practice survey. J Clin Psychiatry 55:70-76, 1994

Denicoff KD, Smith-Jackson EE, Disney ER, et al: Comparative prophylactic efficacy of lithium, carbamazepine, and the combination in bipolar disorder. J Clin Psychiatry 58:470-478,1997

Dietrich DE, Emrich HM: The use of anticonvulsants to augment antidepressant medication. J Clin Psychiatry 59 (Suppl 5):51-58, 1998

Dilsaver SC, Swann SC, Chen YW, et al: Treatment of bipolar depression with carbamazepine: results of an open study. Biol Psychiatry 40:935-937, 1996

El-Mallakh RS: Lithium: Actions and Mechanisms. Washington, DC, American Psychiatric Press, 1996

Feltner DE, Crockatt JG, Dubovsky SJ, et al: A randomized, double-blind, placebo-controlled, fixed-dose, multicenter study of pregabalin in patients with generalized anxiety disorder. J Clin Psychopharmacol 23:240-249, 2003

Frankenburg FR, Zanarini MC: Divalproex sodium treatment of women with borderline personality disorder and bipolar II disorder: a double-blind, placebo-controlled pilot study. J Clin Psychiatry 63:442-446, 2002

Frye MA, Ketter TA, Kimbrell TA, et al: A placebo-controlled study of lamotrigine and gabapentin monotherapy in refractory mood disorders. J Clin Psychopharmacol 20:607-614, 2000

Gelenberg AJ, Kane JM, Keller MB, et al: Comparison of standard and low serum levels of lithium for maintenance treatment of bipolar disorder. N Engl J Med 321:1489-1493, 1989

Ghaemi SN, Goodwin FK: Gabapentin treatment of the non-refractory bipolar spectrum: an open case series. J Affect Disord 65:167-171, 2001

Goodwin FK, Murphy DL, Dunner DL, et al: Lithium response in unipolar vs. bipolar depression. Am J Psychiatry 129:44-47, 1972.

Goodwin GM, Bowden CL, Calbrese JR, et al: A pooled analysis of 2 placebo-controlled 18-month trials of lamotrigine and lithium maintenance in bipolar I disorder. J Clin Psychiatry 65:432-441, 2004

Gyulai L, Bowden CL, McElroy SL, et al: Maintenance efficacy of divalproex in the prevention of bipolar depression. Neuropsychopharrnacol 28:1374-1382, 2003

Hayes SG: Long-term use of valproate in primary psychiatric disorders. J Clin Psychiatry 50(suppl):35-39, 1989

Hedges DW, Reimherr FW, Hoopes SP, et al: Treatment of bulimia nervosa with topiramate in a randomized, double-blind, placebo-controlled trial, part 2: improvement in psychiatric measures. J Clin Psychiatry 64:1449-1454, 2003

Hoopes SP, Reimherr FW, Hedges DW, et al: Treatment of bulimia nervosa with topiramate in a randomized, double-blind, placebo-controlled trial, part 1: improvement in binge and purge measures. J Clin Psychiatry 64:1335-1341, 2003

Hussain MZ, Chaudhry ZA, Hussain S: Topiramate in treatment of refractory bipolar depression (poster abstract). Bipolar Disord 3:43, 2001

Johnson BA, Ait-Daoud N, Bowden CL, et al: Oral topiramate in the treatment of alcohol dependence: a randomised controlled trial. Lancet 361: 1677-1685, 2003

Keller MB, Lavori PW, Kane JM, et al: Subsyndromal symptoms in bipolar disorder: a comparison of standard and low serum levels of lithium. Arch Gen Psychiatry 49:371-376, 1992

Kishimoto A, Ogura C, Hazama H, et al: Long-term prophylactic effects of carbamazepine in affective disorder. Br J Psychiatry 143:327-331, 1983

Kleindienst N, Greil W: Differential efficacy of lithium and carbamazepine in the prophylaxis of bipolar disorder: results of the MAP study. Neuropsychobiology 42(suppl):2-10, 2000

Kudoh A, Ishihara H, Matsuki A: Effect of carbamazepine on pain scores of unipolar depressed patients with chronic pain: a trial of off-on-off design. Clin J Pain 14:61-65, 1998

Kusumaker V, Yatham LN: An open study of lamotrigine in refractory bipolar depression. Psychiatry Res 72:145-148, 1997

Marangell LB, Martinez JM, Ketter TA, et al: Lamotrigine treatment of bipolar disorder: data from the first 500 patients in STEP-BD. Bipolar Disord 6:139-143, 2004

McElroy SL, Arnold LM, Shapira NA, et al: Topiramate in the treatment of binge eating disorder associated with obesity: a randomized, placebo-controlled trial. Am J Psychiatry 160:255-261,2003; erratum 160:612, 2003

McElroy SL, Kotwal R, Malhotra S, et al: Are mood disorders and obesity related? A review for the mental health professional. J Clin Psychiatry 65:634-651, 2004

McIntyre RS, Mancini DA, McCann S, et al: Topiramate versus bupropion SR when added to mood stabilizer therapy for the depressive phase of bipolar disorder: a preliminary single blind study. Bipolar Disord 4:207-213, 2002

Mendels J: Lithium in the acute treatment of depressive states, in Lithium Research and Therapy. Edited by Johnson FN. London, Academic Press, 1975, pp 43-62

Montanes Rada F, de Lucas Taracena MT: Efficacy of gabapentin in a sample of bipolar patients [in Spanish]. Acta Esp Psiquiatr 29:386-389, 2001

Nemeroff CB, Evans DL, Gyulai L, et al: A double-blind, placebo-controlled comparison of imipramine and paroxetine in the treatment of bipolar depression. Am J Psychiatry 158:906-912, 2001

Obrocea GV, Dunn RM, Frye MA, et al: Clinical predictors of response to lamotrigine and gabapentin monotherapy in refractory affective disorders. Biol Psychiatry 51:253-260, 2002

Pande AC, Davidson JR, Jefferson JW, et al: Treatment of social phobia with gabapentin: a placebo-controlled study. J Clin Psychopharmacol 19:341-348,1999

Pande AC, Crockatt JG, Janney CA, et al: Gabapentin in bipolar disorder: a placebo-controlled trial of adjunctive therapy. Gabapentin Bipolar Disorder Study Group. Bipolar Disord 2:249-255, 2000a

Pande AC, Pollack MH, Crockatt J, et al: Placebo-controlled study of gabapentin treatment of panic disorder. J Clin Psychopharmacol 20:467-471, 2000b

Pande AC, Crockatt JG, Feltner DE, et al: Pregabalin in generalized anxiety disorder: a placebo-controlled trial. Am J Psychiatry 160:533-540, 2003

Pande AC, Feltner DE, Jefferson JW, et al: Efficacy of the novel anxiolytic pregabalin in social anxiety disorder: a placebo-controlled, multicenter study. J Clin Psychopharmacol 24:141-149, 2004

Pary R: High dose pregabalin is effective for the treatment of generalised anxiety disorder. Evid Based Ment Health 7:17, 2004

Perugi G, Toni C, Ruffalo G, et al: Clinical experience using adjuctive gabapentin in treatment-resistant bipolar mixed states. Pharmacopsychiatry 32:136-141, 1999

Perugi G, Toni C, Frare F, et al: Effectiveness of adjunctive gabapentin in resistant bipolar disorder: is it due to anxious-alcohol abuse comorbidity? Clin Psychopharmacol 22:584-591, 2002

Placidi GF, Lenzi A, Lazzerini F, et al: The comparative efficacy and safety of carbamazepine versus lithium: a randomized, double-blind 3-year trial in 83 patients. J Clin Psychiatry 47:490-494, 1986

Post RM, Uhde TW, Ballenger JC, et al: Carbamazepine and its -10,11-epoxide metabolite in plasma and CSF. Relationship to antidepressant response. Arch Gen Psychiatry 40:673-676, 1983

Post RM, Uhde TW, Roy-Byrne PP, et al: Antidepressant effects of carbamazepine. Am J Psychiatry 143:29-34, 1986

Post RM, Leverich GS, Rosoff AS, et al: Carbamazepine prophylaxis in refractory affective disorders: focus on long-term follow-up. J Clin Psychopharmacol 10:318-327, 1990

Post RM, Ketter TA, Denicoff K, et al: The place of anticonvulsant therapy in bipolar illness. Psychopharmacol (Berl) 128:115-129,1996

Post RM, Altshuler LL, Frye MA, et al: Preliminary observations on the effectiveness of levetiracetam in the open adjunctive treatment of refractory bipolar disorder. J Clin Psychiatry 66:370-374, 2005

Sachdeo RC, Leroy RF, Krauss GL, et al: Tiagabine therapy for complex partial seizures. A dose-frequency study. The Tiagabine Study Group. Arch Neurol 54:595-601,1997

Sachs GS, Printz DJ, Kahn DA, et al: The expert consensus guidelines series: medication treatment of bipolar disorder 2000. Postgrad Med Spec No:1-104, 2000

Schaffer CB, Schaffer LC: Open maintenance treatment of bipolar disorder spectrum patients who responded to gabapentin augmentation in the acute phase of treatment. J Affect Disord 55:237-240, 1999

Schaffer LC, Schaffer CB, Howe J: An open case series on the utility of tiagabine as an augmentation in refractory bipolar outpatients. J Affect Disord 71:259-263, 2002

Schou M: Lithium treatment at 52. J Affect Disord 67:21-32,2001

Sokolski KN, Green C, Maris DE, et al: Gabapentin as an adjunct to standard mood stabilizers in outpatients with mixed bipolar symptomatology. Ann Clin Psychiatry 11:217-222, 1999

Solomon DA, Ryan CE, Keitner GI, et al: A pilot study of lithium carbonate plus divalproex sodium for continuation and maintenance treatment of patients with bipolar disorder. J Clin Psychiatry 58:95-99, 1997

Stark P, Hardison CD: A review of multicenter controlled studies of fluoxetine vs. imipramine and placebo in outpatients with major depressive disorder. J Clin Psychiatry 46:53-58, 1985

Stein DJ, Simeon D, Frenkel M, et al: An open trial of valproate in borderline personality disorder. J Clin Psychiatry 56:506-510, 1995

Steinacher L, Vandel P, Zullino DF, et al: Carbamazepine augmentation in depressive patients non-responding to citalopram: a pharmacokinetic and clinical pilot study. Eur Neuropsychopharmacol12:255-260, 2002

Suppes T, Brown ES, McElroy SL, et al: Lamotrigine for the treatment of bipolar disorder: a clinical case series. J Affect Disord 53:95-98, 1999

Suppes T, Chisholm KA, Dhavale D, et al: Tiagabine in treatment refractory bipolar disorder: a clinical series. Bipolar Disord 4:283-289,2002

Swann AC, Bowden CC, Morris D, et al: Depression during mania. Treatment response to lithium or divalproex. Arch Gen Psychiatry 54:37-42, 1997

Tohen M, Castillo J, Pope HG Jr, et al: Concomitant use of valproate and carbamazepine in bipolar and schizoaffective disorders. J Clin Psychopharmacol 14:67-70, 1994

Tohen M, Chengappa K, Suppes T, et al: Efficacy of olanzapine in combination with valproate or lithium in the treatment of mania in patients partially nonresponsive to valproate or lithium monotherapy. Arch Gen Psychiatry 59:62-69, 2002

Tohen M, Ketter TA, Zarate CA, et al: Olanzapine versus divalproex sodium for the treatment of acute mania and maintenance of remission: a 47-week study. Am J Psychiatry 160:1263-1271, 2003

Tohen M, Chengappa KN, Suppes T, et al: Relapse prevention in bipolar I disorder: 18-month comparison of olanzapine plus mood stabiliser v. mood stabiliser alone. Br J Psychiatry 184:337-345, 2004

Vieta E, Martinez-Aran A, Nieto E, et al: Adjunctive gabapentin treatment of bipolar disorder. Eur Psychiatry 15:433-437, 2000.

Vieta E, Goikolea M, Benabarre A, et al: Treatment of bipolar II disorder with lamotrigine [in Spanish]. Acta Exp Psiquiatr 31:65-68, 2003 .

Wang PW, Santosa C, Schumacher M, et al: Gabapentin augmentation therapy in bipolar depression. Bipolar Disord 4:296-301, 2002

Weisler RH, Kalali AH, Ketter TA, et al: A multicenter, randomized, double-blind, placebo-controlled trial of extended-release carbamazepine capsules as monotherapy for bipolar disorder patients with manic or mixed episodes. J Clin Psychiatry 65:478-484, 2004

Weisler RH, Keck PE, Jr, Swann AC, et al: Extended-release carbamazepine capsules as monotherapy for acute mania in bipolar disorder: a multicenter, randomized, double-blind, placebo-controlled trial. J Clin Psychiatry 66:323-330, 2005

Wilding J, Van Gaal L, Rissanen A, et al: A randomized double-blind placebo-controlled study of the long term efficacy and safety of topiramate in the treatment of obese subjects. Int J Obes Relat Metab Disord 28:1399-1410, 2004

Wilkes JJ, Nelson E, Osborne M, et al: Topiramate is an insulin-sensitizing compound in vivo with direct effects on adipocytes in female ZDF rats. Am J Physiol Endocrinol Metab 288:E617-E624, 2005a

Wilkes JJ, Nguyen MT, Bandyopadhyay GK, et al: Topiramate treatment causes skeletal muscle insulin sensitization and increased Acrp30 secretion in high- fat-fed male Wistar rats. Am J Physiol Endocrin Metab 289:E1015-E1022, 2005b

Winsberg ME, DeGolia SG, Strong CM, et al: Divalproex therapy in medication- naive and mood-stabilizer-naive bipolar II depression. J Affect Disord 67:207-212,2001

Yen DJ, Yu HY, Guo YC, et al: A double-blind, placebo-controlled study of topiramate in adult patients with refractory partial epilepsy. Epilepsia 41:1162-1166, 2000

Young LT, Robb JC, Hasey GM, et al: Gabapentin as an adjunctive treatment in bipolar disorder. J Affect Disord 55:73-77, 1999

Young LT, Joffe RT, Robb JC, et al: Double-blind comparison of addition of a second mood stabilizer versus an antidepressant to an initial mood stabilizer for treatment of patients with bipolar depression. Am J Psychiatry 157:124-126, 2000

Antidepressivos na depressão bipolar | 7

RIF S. EL-MALLAKH, M.D.
ANOOP KARIPPOT, M.D.
S. NASSIR GHAEMI, M.D., M.P.H.

O TRATAMENTO E A PREVENÇÃO DA depressão é um problema maior no tratamento de longo prazo da doença bipolar. Ainda que cerca de um terço dos pacientes possa apresentar profilaxia adequada com lítio ou valproato (El-Mallakh, 1994), a maioria continua sintomática (Ghaemi, 2002). Por exemplo, embora a distribuição de gênero do diagnóstico bipolar seja igual, as mulheres podem apresentar depressão duas ou três vezes mais que os homens (Goodwin e Jamison, 1990). Além disso, os próprios sintomas depressivos podem ser mais problemáticos: pacientes de transtorno bipolar Tipo I e Tipo II passam de um terço à metade de suas vidas, respectivamente, tendo sintomas depressivos (Judd et al., 2002, 2003). Esta morbidade depressiva é, em média, três vezes mais comum do que morbidade maníaca ou hipomaníaca (Ghaemi et al., 2000; Post et al., 2003a).

Início precoce de depressão parece ser um fator de prognóstico especialmente pobre. Entre 72 crianças que tiveram um episódio depressivo maior antes da puberdade, acompanhadas por uma média de 10 anos, 35 (48,6%) desenvolveram um transtorno bipolar (principalmente Tipo I) (Geller et al., 2001). Portanto, não surpreende que os antidepressivos estejam entre as classes de agentes mais usados na doença bipolar (Ghaemi et al., 2000) e que seu uso em crianças possa ser bastante problemático.

Seria lógico que a principal classe de agentes usada para tratar depressão bipolar fosse os antidepressivos. Infelizmente, a evidência científica e clínica sugere que esses agentes não são a solução mais simples para o problema da depressão bipolar.

Este capítulo não representa uma revisão sistemática da literatura sobre antidepressivos na depressão bipolar. Tais revisões foram publicadas tanto para efeito antidepressivo agudo (Gijsman et al., 2004) como para profilaxia de longo prazo (Ghaemi et al., 2001). Mesmo fazendo referência a essas revisões, serão discutidos aqui os ensaios clínicos randomizados (RCT) relevantes e os estudos de observação selecionados, de modo a fornecer uma interpretação dessa literatura. Pretende-se resumir essa literatura, sem grandes abrangências, deixando que o leitor tire as próprias conclusões. Assim, inevitavelmente, haverá estudos e pontos de vista que não serão totalmente descritos aqui. Os leitores devem considerar este capítulo como uma tentativa de expressar nossa perspectiva sobre este campo complexo.

EFICÁCIA

A eficácia de antidepressivos na depressão bipolar precisa ser considerada em relação a duas fases, aguda e de manutenção e, além disso, avaliada nos diferentes subtipos diagnósticos da doença.

Eficácia aguda no transtorno bipolar I

Na fase aguda, uma boa quantidade de evidências sugere que os antidepressivos são mais efetivos do que placebo (principalmente na ausência de estabilizador do humor concomitante) ou que certos antidepressivos podem ser mais efetivos do que outros nos RCTs do episódio depressivo maior agudo no transtorno bipolar (Amsterdam, 1998; Amsterdam et al., 1998; Cohn et al., 1989; Himmelhoch et al., 1982, 1991; Simpson et al., 1991; Thase et al., 1992).

Em um conjunto de estudos influentes, duplo-cegos, aleatórios, controlados por placebo, sobre depressão anérgica, Himmelhoch e colaboradores (1982, 1991) verificaram que os inibidores da monoaminoxidase (IMAO) foram superiores à imipramina em 56 indivíduos bipolares deprimidos (o número total de indivíduos não foi relatado). De maneira similar, outro RCT (Thase et al., 1992) relatou que 9 de 12 (75%) indivíduos que não respondiam à imipramina responderam à tranilcipromina, enquanto apenas 1 de 4 (25%) que não respondiam a IMAO respondeu à imipramina.

Os primeiros estudos não usaram estabilizadores do humor de forma concomitante. No único RCT a avaliar eficácia antidepressiva em pacientes tratados com lítio, imipramina e paroxetina não foram, no total, mais efetivas do que placebo quando adicionadas a lítio para tratamento dos sintomas depressivos agudos em pacientes com transtorno bipolar Tipo I. Entretanto, em uma análise secundária daqueles com níveis baixos de lítio (< 0,8), ambos os antidepressivos foram superiores a placebo quando adicionados ao lítio (Nemeroff et al., 2001).

Um estudo mais recente realizado para demonstrar a eficácia da combinação entre olanzapina e fluoxetina na depressão bipolar pode esclarecer a utilidade da fluoxetina. O estudo teve um grupo de olanzapina, um de olanzapina mais fluoxetina e outro de placebo. Os pacientes em ambos os grupos ativos melhoraram. A medida de efeito para o grupo de apenas olanzapina foi de 0,3, enquanto a medida de efeito da combinação foi de cerca de 0,65 (Tohen et al., 2004). Embora os autores argumentassem que poderia ter havido um efeito sinergístico entre os dois medicamentos, a medida de efeito observada na combinação é semelhante à da fluoxetina na depressão bipolar (p. ex., Stark e Hardison, 1985). Além disso, a questão da sinergia não pode ser deduzida do estudo de forma adequada sem um grupo de fluoxetina. Portanto, o estudo sugere que a fluoxetina pode ser mais efetiva do que nenhum tratamento. A eficácia clinicamente significativa do componente de olanzapina não foi comprovada.

Um estudo anterior com fluoxetina comparou-a com imipramina e placebo em um RCT duplo-cego (Cohn et al., 1989). Entretanto, esse estudo foi projetado de forma muito deficiente. Cerca de um terço dos pacientes recebeu lítio, e os demais não estavam tomando estabilizadores do humor. O estudo publicado relata dados conflitantes sobre quem recebeu lítio; parece que este agente pode ter sido muito mais utilizado no grupo de fluoxetina. Se este for o caso, então o estudo é uma comparação de fluoxetina mais lítio *versus* somente imipramina, uma comparação pouco equilibrada. Portanto, o sucesso da aleatoriedade do estudo é duvidoso, sendo mais recomendável não levar em consideração seus resultados, que relatam melhor eficácia com fluoxetina (86%) em comparação com imipramina (57%).

Em síntese, alguns antidepressivos podem ser mais efetivos do que outros no tratamento de depressão bipolar. Entretanto, em um RCT projetado de maneira adequada, nenhum agente dessa classe até agora demonstrou ser mais efetivo do que lítio no tratamento de depressão bipolar.

Eficácia aguda no transtorno bipolar II

Alguns investigadores sugerem que antidepressivos podem ser efetivos na depressão bipolar II. Em uma análise não-aleatória *post hoc* de RCT em unipolares, 89 indivíduos bipolares II foram identificados em uma coorte de 839 pacientes tratados com fluoxetina (Amsterdam et al., 1998; isso foi na época do DSM-III-R, quando hipomania não era diagnosticada). Quando esses indivíduos foram comparados com 89 pacientes unipolares equiparados por idade e gênero ou com 661 indivíduos unipolares não-equiparados, verificou-se que a eficácia da fluoxetina era igual nos grupos bipolar e unipolar. Os resultados podem não ser válidos devido à natureza *post hoc* da análise (com achados casuais falso-positivos aumentados) e à natureza não-aleatória do estudo (que resulta na perda do benefício da aleatoriedade, em decorrência da reintrodução de diferenças clínicas e demográficas entre estudos, que pode influenciar os resultados).

Uma nova análise *post hoc* semelhante de RCTs de depressão unipolar com venlafaxina foi conduzida pelo mesmo grupo (Amsterdam e Garcia-Espana, 2000). Os investigadores identificaram 15 mulheres bipolares II (idade média de 37 ± 12 anos), as quais foram comparadas com 17 mulheres unipolares (idade média de 41 ± 12 anos). Todas estavam deprimidas (o escore Ham-D de 21 itens era de 23,5) e foram acompanhadas por seis semanas. Duas mulheres bipolares (13%) e três unipolares (18%) desistiram do estudo. Nenhuma relatou hipomania conforme caracterizada por agitação, irritabilidade, euforia ou labilidade do humor, mas escalas de mania não foram completadas. Na sexta semana, houve melhoras semelhantes tanto nas mulheres unipolares (Ham-D 11 ± 7) como nas bipolares (Ham-D 11 ± 9), além de taxas de resposta semelhantes em ambos os grupos (definidas como > 50% de melhora na Ham-D em 60% das mulheres unipolares e em 63% das mulheres bipolares). As mesmas críticas metodológicas mencionadas no estudo anterior discutido também se aplicam a esta análise.

Há pouco, os mesmos investigadores (Amsterdam et al., 2004) administraram abertamente monoterapia de fluoxetina em uma dose fixa de 20 mg/dia a 37 indivíduos bipolares Tipo II deprimidos. Vinte e três pacientes (62%) completaram as oito semanas do estudo. Destes, 11 (48% dos que completaram, 30% da amostra de intenção de tratar) responderam com redução nos escores Ham-D (17 itens) superior a 50%. Os escores da Escala de Mania de Young não aumentaram muito além do basal na amostra, mas três pacientes apresentaram hipomania (8,1%) e um interrompeu o estudo devido a uma mudança de humor rápida para depressão (Amsterdam et al., 2004). Não houve grupo de placebo, de modo que a taxa de mudança de 8% não pode ser comparada com a taxa de mudança natural da amostra.

Por fim, em um estudo aberto, não-aleatório, Amsterdam (1998) relatou seis semanas de monoterapia com venlafaxina (225 mg/dia) em 17 indivíduos deprimidos Tipo II. A redução tanto na Ham-D de 21 itens (22 ± 6 a 9 ± 7) como na Escala de Avaliação de Depressão de Montgomery-Åsberg (MADRS) (22 ± 7 a 9 ± 8) foi significativa e equivalente àquela observada em 26 indivíduos unipolares.

Nenhum desses estudos representa o tipo de estudo necessário para provar a eficácia de antidepressivos na depressão bipolar Tipo II, ou seja, um RCT prospectivo, duplo-cego, de tamanho suficiente. Nenhum estudo desse tipo foi conduzido com antidepressivos padrão. Portanto, embora se possa concluir, com base nessas pesquisas, que tal eficácia pode existir, melhores pesquisas são necessárias para sua comprovação.

As conclusões discutidas podem parecer conflitar com uma recente metanálise de RCT (Gijsman et al., 2004), que concluiu que antidepressivos de curto prazo são efetivos na depressão bipolar e que as taxas de mudança totais para mania/hipomania são semelhantes para antidepressivos (3,8%) e placebo (4,7%). Contudo, há problemas maiores com a validade dessa metanálise (Ghaemi e Goodwin, 2005). Do ponto de vista metodológico, metanálises representam um estudo de observação de estudos; mesmo que os estudos componentes sejam aleatórios, o resultado metanalítico não pode ser aleatório (Colditz et al., 1995). Assim, ele está sujeito a tendências de confusão – ou seja, a possibilidade de que outros fatores que não a causa presumida (p. ex., uso de antidepressivo) possam diferir entre os estudos e, desse modo, responder por um resultado observado. Esse potencial para a heterogeneidade requer exploração estatística e, embora não invalide os achados da metanálise, requer (como qualquer estudo de observação) que os leitores avaliem criticamente os resultados.

Apenas quatro estudos controlados por placebo na metanálise de Gijsman e colaboradores (2004) satisfizeram os critérios e forneceram os dados necessários para avaliar a eficácia aguda de antidepressivo. Dois foram estudos do início da década de 1980 que não utilizaram estabilizadores do humor. O terceiro utilizou fluoxetina, mas era confuso sobre se designava igualmente pacientes a tratamento basal de lítio; o grupo de fluoxetina pareceu receber lítio com mais freqüência do que o grupo de imipramina, gerando uma comparação desequilibrada. O quarto estudo, contribuindo com uma maioria desproporcional de indivíduos para a metanálise, comparou olanzapina com olanzapina mais fluoxetina – portanto, o grupo de "placebo" era, na verdade, de olanzapina. A soma dessas diferenças no modelo do estudo, juntamente com diferenças nas características dos pacientes entre os estudos, lançou dúvidas quanto a se os resultados totais da metanálise estão corretos. Fontes de heterogeneidade entre estudos individuais requerem que os achados sejam interpretados com grande cautela.

Além disso, o conjunto desses estudos não esclareceu a controvérsia fundamental sobre se é ou não efetivo adicionar um antidepressivo a uma dose terapêutica de um estabilizador do humor comprovado. Isso foi tratado de forma satisfatória em apenas um estudo, de Nemeroff e colaboradores (2001), o qual verificou que adicionar um inibidor seletivo da recaptação de serotonina ou um antidepressivo tricíclico não era mais efetivo do que usar lítio em doses terapêuticas. Uma segunda experiência preliminar, aleatória, encontrou respostas antidepressivas semelhantes em pacientes bipolares deprimidos que tomaram lítio mais divalproex *versus* cada um destes mais paroxetina (Gijsman et al., 2004).

Em suma, a heterogeneidade em estudos controlados corre o risco de traçar generalizações bastante simplistas sobre a suposta eficácia ou segurança, sem atenção ao problema de tendências de confusão no modelo do estudo.

Eficácia profilática no transtorno bipolar

Toda essa discussão diz respeito apenas à eficácia aguda. O que se deve fazer quando o paciente está *atualmente* deprimido? Se for usado um antidepressivo, a pergunta seguinte é: o que deve ser feito após a recuperação da depressão atual? Se o paciente responder a um antidepressivo, ele deve ser continuado ou não? Em outras palavras, antidepressivos previnem novos episódios depressivos no transtorno bipolar?

A evidência disponível sugere que, em geral, antidepressivos não parecem ter benefícios preventivos de longo prazo na depressão bipolar. Foram feitos seis RCT duplo-cegos de profilaxia de transtorno bipolar com antidepressivos (Ghaemi et al., 2003). Todos compararam imipramina com placebo ou com lítio. Em todos os casos, apenas imipramina ou com a adição de lítio não foi mais efetiva do que somente lítio na prevenção de episódios de humor no transtorno bipolar. Também não houve benefício adicional do uso de longo prazo de imipramina. Portanto, se fosse conduzida uma revisão sistemática da literatura de RCT sobre antidepressivos na profilaxia de transtorno bipolar (como feito por Ghaemi et al., 2001), a conclusão seria que, ao contrário da metanálise da literatura sobre tratamento agudo, os antidepressivos não são efetivos na profilaxia de transtorno bipolar.

Essa literatura foi criticada em dois aspectos. Primeiro, alguns estudos não avaliaram a profilaxia para o episódio depressivo maior naqueles que tinham se recuperado com imipramina. Segundo, foi utilizada imipramina, um antidepressivo tricíclico (ATC); os resultados poderiam ser mais favoráveis para antidepressivos mais modernos, tais como os inibidores da recaptação de serotonina (IRS).

Para abordar essas duas questões, surgiram dois novos RCTs, até o momento não publicados. No primeiro (Post et al., 2004), venlafaxina foi comparada com bupropiona e sertralina quando adicionada a estabilizadores do humor usuais. Nos resultados globais, números semelhantes de pacientes apresentaram resposta aguda (53,2-59,7%), mas houve mais mudança para mania com venlafaxina (15,1 *versus* 5,4% com bupropiona e 6,7% com sertralina). Remissão sem qualquer mudança para mania em um ano ocorreu em 17,9% dos pacientes com venlafaxina, em 27,4% daqueles com sertralina e em 38,1% dos com bupropiona.

Em um segundo RCT em andamento (em processo por nosso grupo; Ghaemi et al., 2005), pacientes foram estudados após recuperação inicial com um estabilizador do humor mais um antidepressivo para depressão bipolar aguda. Aqueles que responderam foram, então, abertamente distribuídos de forma aleatória para continuar ou descontinuar o antidepressivo (embora permanecendo com um estabilizador do humor). A análise provisória de 66 pacientes sugere que não há benefício adicional com o tratamento de longo prazo. Em uma análise de subgrupo, planejada, pacientes com transtorno bipolar de ciclagem rápida tiveram mais morbidade depressiva no acompanhamento de um ano quando continuaram com os antidepressivos em comparação com a descontinuação dos antidepressivos.

Esses estudos sugerem que antidepressivos não são efetivos quando adicionados a estabilizadores do humor na prevenção de longo prazo de episódios de humor no transtorno bipolar em que a maioria dos pacientes tem transtorno tipo I.

Aqueles com transtorno bipolar Tipo II ou sem outra especificação (SOE) podem beneficiar-se do tratamento prolongado com antidepressivos. Amsterdam e Shults (2005) realizaram um estudo de continuação, duplo-cego, controlado por placebo, no qual pacientes respondendo a tratamento aberto com 20 mg de fluoxetina (definido como alcançando eutimia com um escore Ham-D $\leq$ 9) foram designados de forma aleatória a placebo ou a 20 mg/dia de fluoxetina durante seis meses. Todos os pacientes tratados com placebo tiveram recaída, em relação a apenas 43% dos tratados com fluoxetina. Devido ao tamanho pequeno da amostra do estudo, essa diferença não alcançou significância estatística ($P = 0,08$). Entretanto, o escore da Escala de Mania de Young aumentou de forma significativa entre os indivíduos tratados com fluoxetina ($3,0 \pm 1,8$ *versus* $0,2 \pm 0,4$ pontos, $P = 0,01$), em comparação com os pacientes tratados com placebo (Amsterdam e Shults, 2005). Esses resultados sugerem um efeito profilático pequeno na depressão e um efeito pró-hipomaníaco significativo em pacientes bipolares Tipo II e SOE recebendo fluoxetina.

SEGURANÇA

A segurança de antidepressivos na depressão bipolar deve ser considerada para duas fases: depressão aguda e de longo prazo (desestabilização do humor e/ou ciclagem rápida) e, de novo, avaliada nos diferentes subtipos diagnósticos da doença.

Mania aguda induzida por antidepressivos

Mania aguda manifesta-se com tratamento com antidepressivos e, se for o caso, com que freqüência? Para avaliar se isso ocorre, o ideal seriam RCTs especificamente designados para responder a essa pergunta. Entretanto, RCT de antidepressivos na depressão bipolar não são designados para avaliar efeitos colaterais, como indução de mania aguda; antes, focalizam-se na eficácia. Isso leva ao erro comum de referir que não há risco de um efeito colateral, como indução de mania devido à falta de significância estatística para tal risco. Entretanto, a ausência de evidência não é evidência de ausência – esses estudos precisariam incluir cerca 10 mil pacientes para demonstrar diferenças estatísticas entre antidepressivo e placebo, dadas as baixas taxas vistas em RCT.

As taxas de mania aguda obtidas com RCT de depressão bipolar aguda tendem a oscilar em torno de 5% para placebo, comparadas com 0 a 50% para antidepressivos, dependendo do estudo. Os números totais tendem a ser mais baixos do que aqueles relatados em estudos de observação. Uma possível razão para isso é que pacientes que participam de RCT constituem uma população altamente selecionada: em geral não estão gravemente doentes, não têm co-morbidades psiquiátricas ou médicas e são bastante submissos ao tratamento e motivados. Essas pessoas podem não possuir alguns dos fatores de risco para mania induzida por antidepressivo (tal como co-morbidade de abuso de substâncias). Portanto, não se deve dar grande ênfase à freqüência atual de mania aguda vista em RCT, porque isso talvez seja uma subestimativa da freqüência real. Além disso, a significância estatística (ou valores P) não deve ser tão enfatizada, pois esses RCTs lamentavelmente têm pouco poder para avaliar mania aguda. A questão principal é se, dadas as limitações do modelo do RCT, antidepressivos causam mania aguda com mais freqüência do que placebo.

Em relação à mania induzida por antidepressivo, a metanálise descrita previamente não relatou esse tipo de risco (Gijsman et al., 2004). Entretanto, 58% dos indivíduos provinham de apenas um estudo, que envolveu uma combinação de olanzapina-fluoxetina (COF), induzindo, por si só, os resultados. Visto que "placebo" na análise era, na verdade, olanzapina ou placebo, pode-se concluir somente que antidepressivos podem não causar mania no cenário de agentes antimaníacos. Dois estudos não relataram mania de forma alguma, com placebo ou com antidepressivo, sugerindo possível tendência de medição (avaliação inadequada dos sintomas maníacos). Outro encontrou risco relativo desfavorável de mudança para mania com imipramina *versus* paroxetina, mas os dois grupos foram combinados para a metanálise, afastando, portanto, a probabilidade de risco aumentado relacionado a tricíclico. Nesse estudo, Nemeroff e colaboradores (2001) verificaram que mudança para mania ocorreu com mais freqüência com níveis de lítio inferiores a 0,8 mEq/L. Nesses níveis, 11% dos indivíduos tratados com imipramina e 5% tratados apenas com estabilizador do humor (taxa espontânea) tornaram-se maníacos ou hipomaníacos. Com níveis de lítio superiores a 0,8 mEq/L, nenhum daqueles recebendo apenas estabilizador do humor mudou, enquanto 8% dos indivíduos tratados com imipramina demonstraram mudança. Nenhum dos 33 indivíduos tratados com paroxetina relatou mudança para mania ou hipomania (Nemeroff et al., 2001).

Portanto, os RCTs controlados por placebo disponíveis não esclarecem muito a questão de qual método de tratamento tem mais probabilidade de induzir mania de uma forma ou de outra, com exceção de que os ATCs parecem apresentar um risco mais alto do que outros antidepressivos.

O quanto mania induzida por antidepressivo é comum, na realidade? Para responder a essa pergunta, é preciso examinar estudos de observação bem-planejados. De fato, estudos desse tipo costumam ser mais úteis do que RCT para identificar riscos de segurança nos medicamentos. Inúmeros estudos foram conduzidos, mas um dos mais planejados, em termos de avaliação prospectiva dessa questão com escalas de classificação do humor, encontrou uma taxa de mudança para mania de cerca de 20 a 25% com IRS, que foi semelhante a ATC nesse estudo (Henry et al., 2001). Outros estudos apontaram taxas um pouco mais altas com ATC, na variação de 30 a 60% (Goodwin e Jamison, 1990). Em outro estudo de observação, em torno de 50% dos pacientes com transtorno bipolar experimentaram mania aguda induzida por antidepressivo em algum momento de suas vidas (Ghaemi et al., 2004). Portanto, é provável que 20 a 60% das pessoas com transtorno bipolar Tipo I desenvolvam mania aguda induzida por antidepressivo pelo menos uma vez ou até com mais freqüência com ATC do que com IRS. A recorrência de mania induzida por antidepressivos no transtorno bipolar Tipo II pode ser mais baixa, embora esse assunto não tenha sido estudado com cuidado.

A taxa de mania induzida por antidepressivos na depressão unipolar, ao contrário, é muito menor do que no transtorno bipolar. Por exemplo, no estudo de Amsterdam e colaboradores (1998), a taxa de mudança para mania no transtorno bipolar II, embora baixa, era quatro vezes mais alta do que na depressão unipolar (4 *versus* 1%). Outros estudos de observação tendem a relatar nenhuma ou pouca mania induzida por antidepressivos naqueles nos quais depressão unipolar foi diagnosticada de forma adequada (Ghaemi et al., 2004).

Fatores de risco para mania aguda induzida por antidepressivos

Ainda que os fatores de risco definitivos não estejam estabelecidos, inúmeros estudos sugerem alguns prováveis fatores para mania induzida por antidepressivos (Goldberg e Truman, 2003). Essa condição tem um componente de irritabilidade significativo, muitas vezes lembrando episódios maníacos mais mistos do que puros (Stoll et al., 1994). Esse aspecto pode ser um componente importante do risco de suicídio aumentado em algumas pessoas tratadas com antidepressivos, porque episódios mistos estão associados a risco de suicídio elevado (Dilsaver et al., 1994). Além disso, indivíduos com ciclotimia podem converter para uma doença Tipo II quando recebem antidepressivos (Akiskal et al., 1977). Personalidade hipertímica (um estado hipomaníaco basal crônico) parece aumentar o risco de mania induzida por antidepressivos (Henry et al., 2001). Mais importante, abuso de substâncias atual ou passado parece ser um importante preditor de mudança para mania induzida por antidepressivos (Goldberg e Whiteside 2002; Manwani et al., 2005). Idade jovem também pode ser um fator de risco. Em um estudo (Biederman et al., 2000), os IRS estavam associados a uma alta probabilidade de induzir sintomas maníacos (taxa de risco = 3 [1,2-7,8], $P = 0,02$).

O estado de humor do indivíduo quando ele recebe antidepressivos pode ser um determinante importante na indução de mania. El-Mallakh (2001) relatou um caso de paciente bipolar Tipo I cuja depressão melhorou com a adição de bupropiona sem qualquer conseqüência adversa, mas que desenvolveu mania quando tomou a mesma medicação para cessação de tabagismo enquanto eutímico.

Por fim, o tratamento com monoterapia de antidepressivo, na ausência de um estabilizador do humor, é capaz de aumentar o risco de indução de mania aguda (Ghaemi et al., 2004). Isso é mais provável de ocorrer no cenário de um diagnóstico errôneo de transtorno bipolar como depressão unipolar, que, demonstrado, ocorre em cerca de 40% das pessoas com transtorno bipolar (Hirschfeld et al., 2003). Devido a erros de diagnóstico, há um atraso freqüente de mais de cinco anos para o diagnóstico de doença Tipo I, e mais de uma década para o diagnóstico de doença Tipo II após o contato inicial com um profissional da saúde mental; quando o diagnóstico bipolar correto é feito, 78% já receberam antidepressivos, em geral em monoterapia (Ghaemi et al., 2000).

Desestabilização do humor e/ou ciclagem rápida induzidas por antidepressivos

Se os antidepressivos podem desestabilizar o humor a longo prazo é uma questão controvertida. A melhor evidência para esse efeito vem de três RCTs. No primeiro estudo, episódios maníacos foram relatados quase 2,5 vezes mais em pacientes bipolares Tipo I com tratamento duplo-cego de lítio mais imipramina (24%), em comparação com somente lítio (10%) em um acompanhamento de, em média, 1,6 anos (Quitkin et al., 1986). Esses resultados foram estatisticamente significativos no subgrupo feminino. As taxas de recaída depressiva foram semelhantes para lítio sozinho (10%), comparado com este mais imipramina.

O segundo estudo, um RCT pequeno, controlado por placebo, com delineamento "on-off-on", também demonstrou um padrão de ciclagem aumentada com ATC (Wehr e Goodwin, 1979). Foi relatado que o tempo entre mudanças afetivas era quase quatro vezes mais curto com desipramina, em relação à monoterapia com lítio.

O terceiro estudo controlado avaliou 51 pacientes de ciclagem rápida admitidos ao National Institute of Mental Health (NIMH) por um período de 10 anos (Wehr et al., 1988). Avaliações não-aleatórias de história de resposta a tratamento sugeriram que os antidepressivos estavam associados à ciclagem rápida em 51% dos pacientes. Após substituição prospectiva, duplo-cega, aleatória, de antidepressivo por placebo, o estudo concluiu que 33% (17/51) apresentaram ciclagem rápida diretamente relacionada a antidepressivos. Wehr e colaboradores estudaram novamente aquele subgrupo de 17 pacientes, de forma mais intensa, e determinaram, com o uso de um delineamento "on-off-on" repetido, que o uso de antidepressivo estava, de fato, associado à ciclagem rápida em 10 pacientes da amostra original (19,6%). Portanto, esse estudo, que provavelmente representa o exame mais rigoroso dessa questão, demonstra com alta probabilidade uma associação causativa entre antidepressivos e ciclagem rápida, a qual pode ser estimada, de forma conservadora, como em torno de 20%, pelo menos em uma população altamente refratária, como aquela vista no NIMH.

Afirma-se que, pelo fato de outros RCTs terem encontrado evidência de resultados piores com antidepressivos (não perceberam melhora, mas também não constataram piora), é possível concluir que antidepressivos podem não causar tais resultados. Mais uma vez, é importante sempre ter em mente que o único estudo designado a tratar diretamente dessa questão (Wehr et al., 1988) encontrou evidência de uso de antidepressivo levando a curso de ciclagem rápida. Outros RCTs não foram projetados para avaliar o problema, não tinham poder suficiente para encontrar evidências e não avaliaram subgrupos que poderiam ter um risco especial, tais como aqueles com doença de ciclagem rápida. De novo, a ausência de evidência não é evidência de ausência. Apesar de todas as razões para que esses resultados insatisfatórios sejam omitidos, é inquietante que um daqueles RCTs (Quitkin et al., 1981) ainda tenha encontrado tal evidência.

Estudos de observação

Se alguém estiver convencido, com base na evidência do RCT antes citado de que desestabilização do humor ou ciclagem rápida induzidas por antidepressivos podem ocorrer, então pode dirigir-se à literatura de observação para procurar nuances clínicas dessa associação.

Na era pré-antidepressivo (antes da década de 1950), ciclagem rápida entre indivíduos bipolares era bastante rara (Kukopulos et al., 1983). Desde então, diversos estudos relataram uma associação. Em um relato, a ciclagem terminou quando os antidepressivos foram interrompidos em cerca de um terço dos pacientes (Wehr et al., 1988). Em uma revisão de mapa retrospectiva de 109 pacientes bipolares com ciclagem rápida, Kukopulos e colaboradores (1983) verificaram que 80 (73,4%) desenvolveram esta condição algum tempo após o início da doença bipolar. De forma específica, 65 indivíduos Tipo II e 15 Tipo I desenvolveram ciclagem rápida 11 anos após o início do transtorno bipolar. O número de episódios por ano cresceu de 0,8 para 6,5. Entre todos os 80 indivíduos, o início de ciclagem rápida estava associado a tratamento com antidepressivo que continuou durante períodos eutímicos ($n = 17$) ou que persistiu por, pelo menos, um ano ($n = 33$), dois anos ($n = 14$) ou mais tempo ($n = 5$). Os autores salientaram que, em decorrência de 52 desses pacientes terem episódios depressivos antes da exposição a antidepressivo (e eram tratados com psicoterapia, ansiolíticos, eletroconvulsoterapia [ECT], ou não eram tratados), a ocorrência de depressão, *per se*, não era o precipitante da ciclagem rápida. Sua conclusão foi que antidepressivos podem ser responsáveis pelo aparente aumento na prevalência de ciclagem rápida.

Altshuler e colaboradores (1995) revisaram os "mapas de vida" (*life charts*) de 51 pacientes com doença bipolar refratária a tratamento. Embora retrospectiva, a técnica permitiu identificar mania ou aceleração de ciclo associada a antidepressivo. Eles verificaram que 35% dos pacientes tiveram episódios maníacos associados a antidepressivo e 26% apresentaram aceleração de ciclo. Mania induzida por antidepressivo estava associada a risco aumentado de aceleração de ciclo (46 *versus* 14% em indivíduos sem mania induzida por antidepressivos). Além disso, idade mais jovem no primeiro tratamento prognosticou aceleração de ciclo. Visto que tratamento com antidepressivos tem mais probabilidade de preceder tratamento de estabilizador do humor (Ghaemi et al., 2000), exposição prolongada a antidepressivo pode aumentar a vulnerabilidade. Entretanto, isso não foi avaliado no estudo (Altshuler et al., 1995).

Ghaemi e colaboradores (2000) revisaram os mapas de 54 indivíduos bipolares (27 Tipo I, 11 Tipo II, e 16 sem outra especificação) que receberam diagnóstico por uma entrevista clínica, estruturada, modificada (SCID, critérios do DSM-IV). Quarenta e dois indivíduos tinham recebido tratamento com antidepressivos em algum momento e, destes, apenas 38 possuíam dados suficientes para análise. Cinquenta e cinco por cento desenvolveram mania ou hipomania e 23% apresentaram aceleração de ciclo. Curiosamente, embora o número de episódios anuais aumentasse de uma média de 3,9 para 9,8 ($Z = -1,29$, $P = 0,02$, $n = 16$), eles eram tão breves que a quantidade absoluta de tempo passado doente caiu de 60 para 45% ($Z = -1,80$, $P = 0,07$, $n = 16$) (Ghaemi et al., 2000).

A ciclagem rápida desapareceu rapidamente em 15 de 51 indivíduos (29%) estudados por Wehr e colaboradores (1988). De maneira similar, 8 de 9 indivíduos (89%) estudados por Altshuler e colaboradores (1995) relataram descontinuação da ciclagem rápida dois meses após a interrupção do antidepressivo. Entretanto, um paciente persistiu na ciclagem por cinco meses antes de estabilizar-se após a descontinuação do antidepressivo (Altshuler et al., 1995).

DISFORIA IRRITÁVEL CRÔNICA ASSOCIADA A ANTIDEPRESSIVOS

Em 1987, Akiskal e Mallya introduziram a noção de sintomas induzidos por antidepressivos, os quais são crônicos e incluem irritabilidade e transtorno do sono em parentes de pacientes bipolares que apenas manifestaram depressões unipolares. Os pacientes desenvolveram uma síndrome que consiste de

1. disforia incessante;
2. agitação grave;
3. ansiedade refratária;

4. excitação sexual intolerável;
5. insônia intratável;
6. obsessões e impulsos suicidas; e
7. "conduta histriônica" (Akiskal e Mallya, 1987).

Mais recentemente, El-Mallakh e Karippot (2005) descreveram um estado depressivo irritável crônico que se desenvolve após tratamento de longo prazo (vários anos) com antidepressivos em pacientes Tipo I e Tipo II. Essa síndrome é especificamente manifestada por uma tríade de disforia, insônia leve e irritabilidade e, deste modo, foi denominada como disforia irritável crônica associada a antidepressivos (ACID – *antidepressant-associated chronic irritable dysphoria*). Pacientes afetados relatam disfunção social e ocupacional significativa, tal como divórcio, separação e incapacidade. A descontinuação dos antidepressivos, em geral, resulta em melhora de todos os sintomas de ACID e em um retorno às funções social e ocupacional, em média, dentro de 6 a 8 meses sem tomar antidepressivos. Em 83 indivíduos estudados no Systematic Treatment Enhancement Program for Bipolar Disorder (STEP-BD) que desenvolveram depressão após iniciado o estudo, aqueles recebendo antidepressivos tiveram mais probabilidade de desenvolver ACID do que os que não receberam agentes dessa classe (R.S. El-Mallakh, S.N. Ghaemi, K. Sagduyu, et al., "Antidepressant-associated chronic irritable dysphoria [ACID] in STEP-BD patients", Universidade de Louisville, 2005). Pesquisas adicionais são necessárias para investigar tal síndrome.

RESUMO

As evidências disponíveis sugerem o seguinte: em relação à eficácia, os antidepressivos parecem ser efetivos no episódio depressivo maior agudo, comparados com nenhum tratamento, mas parecem ser equivalentes à monoterapia de lítio em níveis terapêuticos. Para profilaxia de longo prazo, não parecem ser, em geral, efetivos. Entretanto, um subgrupo de cerca de 15 a 40% dos pacientes pode beneficiar-se de tratamento com antidepressivos a longo prazo.

Em relação à segurança, os antidepressivos podem causar episódios maníacos em cerca de 20 a 50% dos indivíduos com transtorno bipolar, talvez mais no Tipo I do que no Tipo II. Antidepressivos de longo prazo causam desestabilização do humor e piora do curso de doença bipolar em 25 a 40% de pessoas com transtorno bipolar.

Os antidepressivos podem ter um papel no tratamento de transtorno bipolar, mas é necessária muita cautela para descobrir aquela minoria de pacientes para os quais os antidepressivos podem ser úteis e para evitar aquela minoria para a qual podem ser prejudiciais. Ao mesmo tempo, o uso difundido desses agentes no tratamento de longo prazo parece ser injustificado, devido à falta de eficácia profilática.

REFERÊNCIAS

Akiskal HS, Djenderedjian AT, Rosenthal RH, et al: Cyclothymic disorder: validating criteria for inclusion in the bipolar affective group. Am J Psychiatry 134:1227-1233, 1977

Akiskal HS, Mallya G; Criteria for the "soft" bipolar spectrum: treatment implications. Psychopharmacol Bull 23:68-73, 1987

Altshuler LL, Post RM, Leverich GS, et al: Antidepressant-induced mania and cycle acceleration: a controversy revisited. Am J Psychiatry 152:1130-1138, 1995

Amsterdam J: Efficacy and safety of venlafaxine in treatment of bipolar II major depressive episode. J Clin Psychopharmacol 18:414-417, 1998

Amsterdam JD, Garcia-Espana F: Venlafaxine monotherapy in women with bipolar II and unipolar major depression. J Affect Disord 59:225-229, 2000

Amsterdam JD, Shults J: Flouxetine monotherapy of bipolar type II and bipolar NOS major depression: a double-blind, placebo-substitution, continuation study. Int Clin Psychopharmacol 20:257-264, 2005

Amsterdam JD, Garcia-Espana F, Fawcett J, et al: Efficacy and safety of fluoxetine in treating bipolar II major depressive episode. J Clin Psychopharmacol 18:435-440, 1998

Amsterdam JD, Shults J, Brunswick DJ, Hundert M: Short-term fluoxetine monotherapy for bipolar type II or bipolar NOS major depression-low manic switch rate. Bipolar Disord 6:75-81, 2004

Biederman J, Mick E, Spencer TJ, et al.: Therapeutic dilemmas in the pharmacotherapy of bipolar depression in the young. J Child Adolesc Psychopharmacol 10:185-192, 2000

Cohn JB, Collins G, Ashbrook E, et al: A comparison of fluoxetine, imipramine and placebo in patients with bipolar depressive disorder. Int Clin Psychopharmacol 4:313-322, 1989

Colditz GA, Burdick E, Mosteller F: Heterogeneity in meta-analysis of data from epidemiologic studies: a commentary: Am J Epidemiol 142:371-382, 1995

Dilsaver S, Chen Y, Swann A, et al: Suicidality in patients with pure and depressive mania. Am J Psychiatry 151: 1312-1315, 1994

El-Mallakh RS: Lithium: Actions and Mechanisms. Washington, DC, American Psychiatric Press, 1994

El-Mallakh RS: Bupropion manic induction during euthymia but not during depression. Bipolar Disord 3:159-160, 2001

El-Mallakh RS, Karippot A: Antidepressant-associated chronic irritable dysphoria (ACID) in bipolar disorder. J Affect Disord 84:267-272, 2005

Geller B, Zimerman B, Williams M, et al: Bipolar disorder at prospective follow-up of adults who had prepubertal major depressive disorder. Am J Psychiatry 158: 125-127, 2001

Ghaemi SN (ed): Polypharmacy in Psychiatry. New York, Marcel Dekker, 2002

Ghaemi SN, Goodwin FK: Antidepressants for bipolar depression. Am J Psychiatry 162:1545-1546, 2005

Ghaemi SN, Boiman EE, Goodwin FK: Diagnosing bipolar disorder and the effect of antidepressants: a naturalistic study. J Clin Psychiatry 61:804-808, 2000

Ghaemi SN, Lenox MS, Baldessarini RJ: Effectiveness and safety of long-term antidepressant treatment in bipolar disorder. J Clin Psychiatry 62:565-569, 2001

Ghaemi SN, Hsu DJ, Soldani F, et al: Antidepressants in bipolar disorder: the case for caution. Bipolar Disord 5:421-433, 2003

Ghaemi SN, Rosenquist KJ, Ko JY, et al: Antidepressant treatment in bipolar versus unipolar depression. Am J Psychiatry 161:163-165, 2004

Ghaemi SN, El-Mallakh RS, Baldassano CF, et al: A randomized clinical trial of efficacy and safety of long-term antidepressant use in bipolar disorder (abstract). Bipolar Disord 7 (suppl 2):59, 2005

Gijsman HJ, Geddes JR, Rendell JM, et al: Antidepressants for bipolar depression: a systematic review of randomized, controlled trials. Am J Psychiatry 161:1537-1547, 2004

Goldberg J, Whiteside J: The association between substance abuse and antidepressant-induced mania in bipolar disorder: a preliminary study. J Clin Psychiatry 63:791-795, 2002

Goldberg JF, Truman CJ: Antidepressant-induced mania: an overview of current controversies. Bipolar Disord 5:407-420, 2003

Goodwin F, Jamison K: Manic Depressive Illness. New York, Oxford University Press, 1990

Henry C, Sorbara F, Lacoste J, et al: Antidepressant-induced mania in bipolar patients: identification of risk factors: J Clin Psychiatry 62:249-255, 2001

Himmelhoch JM, Fuchs CZ, Symons BJ: A double-blind study of tranylcypromine treatment of major anergic depression. J Nerv Mental Disease 170:628-634, 1982

Himmelhoch JM, Thase ME, Mallinger AG, et al: Tranylcypromine versus imipramine in anergic bipolar depression. Am J Psychiatry 148:910-916, 1991

Hirschfeld RM, Lewis L, Vornik LA: Perceptions and impact of bipolar disorder: how far have we really come? Results of the national depressive and manic-depressive association 2000 survey of individuals with bipolar disorder. J Clin Psychiatry 64:161-174, 2003

Judd LL, Akiskal HS, Schettler PJ, et al: The long-term natural history of the weekly symptomatic status of bipolar I disorder. Arch Gen Psychiatry 59:530-537, 2002

Judd LL, Akiskal HS, Schettler PJ, et al: A prospective investigation of the natural history of the long-term weekly symptomatic status of bipolar II disorder. Arch Gen Psychiatry 60:261-269, 2003

Kukopulos A, Caliari B, Tundi A, et al: Rapid cyclers, temperament, and antidepressants. Comprehen Psychiatry 24:249-258, 1983

Manwani S, Pardo TB, Albanese M, et al: Bipolar disorder, substance abuse, and antidepressant induced mania (abstract). Bipolar Disord 7 (suppl 2):75, 2005

Nemeroff CB, Evans DL, Gyulai L, et al: A double-blind, placebo-controlled comparison of imipramine and paroxetine in the treatment of bipolar depression. Am J Psychiatry 158:906-912, 2001

Post RM, Denicoff KD, Leverich GS, et al: Morbidity in 258 bipolar outpatients followed for 1 year with daily prospective ratings on the NIMH life chart method. J Clin Psychiatry 64:680-690, 2003a

Post R, Altshuler L, Leverich G, et al: Randomized comparison of bupropion, sertraline, and venlafaxine as adjunctive treatment in acute bipolar depression, in New Research and Abstracts, 157th Annual Meeting of the American Psychiatric Association. New York, May 1-6,2004. Washington DC, American Psychiatric Association, 2004, pp 259-265

Quitkin FM, Kane J, Rifkin A, et al: Prophylactic lithium carbonate with and without imipramine for bipolar I patients: a double-blind study. Arch Gen Psychiatry 38:902-907, 1981

Quitkin FM, Rabkin JG, Stewart JW, et al: Study duration in antidepressant research: advantages of a 12-week trial. J Psychiatr Res 20:211-216, 1986

Sachs GS, Printz DJ, Kahn DA, et al: The Expert Consensus Guidelines Series: medication treatment of bipolar disorder 2000. Postgrad Med April:1-104, 2000

Simpson SG, DePaulo JR: Fluoxetine treatment for bipolar II depression. J Clin Psychopharmacol 11:52-54, 1991

Stark P, Hardison CD: A review of multicenter controlled studies of fluoxetine vs imipramine and placebo in outpatients with major depressive disorder. J Clin Psychiatry 46:53-58, 1985

Stoll AL, Mayer PB, Kolbrener M, et al: Antidepressant-associated mania: a controlled comparison with spontaneous mania. Am J Psychiatry 151:1642-1645, 1994

Thase ME, Mallinger AG, McKnight D, et al: Treatment of imipramine-resistant recurrent depression. III: efficacy of monamine oxidase inhibitors. J Clin Psychiatry 53:5-11, 1992

Tohen M, Vieta E, Ketter T, et al: Efficacy of olanzapine and olanzapine-fluoxetine combination in the treatment of bipolar I depression. Arch Gen Psychiatry 60:1079-1088, 2003; erratum 61:176, 2004

Wehr T, Goodwin F: Rapid cycling in manic-depressives induced by tricyclic antidepressants. Arch Gen Psychiatry 36:555-559, 1979

Wehr TA, Sack DA, Rosenthal NE, et al: Rapid cycling affective disorder: contributing factors and treatment response in 51 patients. Am J Psychiatry 145:179-184, 1988

Antipsicóticos na depressão bipolar | 8

RIF S. EL-MALLAKH, M.D.

OS ANTIPSICÓTICOS ESTÃO ENTRE as medicações mais utilizadas na doença bipolar. Em estudos com pacientes bipolares que receberam alta do hospital, 47 a 90% deles continuam tomando apenas antipsicóticos ou em combinação com estabilizadores do humor (Keck et al., 1996; Tohen et al., 2001). Os antipsicóticos são mantidos para 60 a 89% dos pacientes ambulatoriais por seis meses ou mais tempo (Keck et al., 1996; Ozerdem et al., 2001; Verdoux et al., 1996).

Até a introdução dos antipsicóticos de segunda geração, mais modernos, acreditava-se que os antipsicóticos não desempenhassem um papel terapêutico significativo na depressão bipolar, pois sempre se acreditou que os antipsicóticos de primeira geração produziam depressão ou um quadro clínico tipo depressivo.

ANTIPSICÓTICOS COMO PRÓ-DEPRESSORES

O efeito depressogênico de antipsicóticos de primeira geração é mais evidente em estudos de prevenção de recaída de longo prazo. Ahlfors e colaboradores (1981) relataram um estudo de 93 pacientes que passaram de tratamento com lítio para tratamento com decanoato de flupentixol devido à profilaxia inadequada ($n = 66$), falta de adesão ($n = 33$), efeitos colaterais desagradáveis ($n = 70$) ou medo de efeitos colaterais ($n = 22$). Apenas 85 eram bipolares, os demais eram depressivos unipolares. Dados prospectivos (sobre 14 meses) foram comparados com doença retrospectiva do paciente nos dois anos anteriores ao ingresso no estudo. Flupentixol foi usado porque, segundo relatos anteriores, teve um efeito antidepressivo na doença unipolar (Gruber e Cole, 1991; Poldinger e Sieberns, 1983). Apesar disso, os pacientes tiveram um aumento no número de episódios depressivos ($0{,}72 \pm 0{,}09$ episódios depressivos/ano com flupentixol *versus* $0{,}47 \pm 0{,}07$ episódios depressivos/ano antes do estudo, $P < 0{,}05$). Houve uma redução significativa nos episódios maníacos nos 85 indivíduos bipolares ($0{,}26 \pm$ EP [erro padrão] $0{,}06$ episódios maníacos/ano durante o estudo *versus* $0{,}47 \pm 0{,}07$ episódios maníacos/ano antes dele, $P = < 0{,}01$), mas, visto que as depressões tendem a durar mais tempo, a porcentagem de tempo passado doente com depressão aumentou de forma significativa ($12 \pm 2\%$ antes do estudo comparado com $20 \pm 3\%$ com flupentixol [$P < 0{,}05$, pares combinados do Wilcoxon]), e a porcentagem de tempo passado doente com mania ou depressão ($21 \pm 2\%$ antes do estudo *versus* $26 \pm 3\%$ durante o estudo) aumentou pouco (29%). O número total de episódios (0,95 ± 0,10 episódios/ano antes do estudo *versus* 0,97 ± 0,10 episódios durante o mesmo) não foi significativamente diferente.

De maneira similar, White e colaboradores (1993) realizaram um estudo de modelo de espelho de antipsicóticos de depósito em 16 pacientes com doença bipolar apresentando resposta inadequada ao lítio ou à carbamazepina. Quando submetidos a decanoato de haloperidol e acompanhados de forma prospectiva por 44,4 meses, apresentaram diminuição significativa nos episódios maníacos, comparado com os investigados de forma retrospectiva 44,4 meses antes do antipsicótico de depósito (de 1,25 ± 0,81 episódios/ano antes do haloperidol de depósito para 0,51 ± 0,6 episódios/ano para decanoato de haloperidol, $P < 0,01$). Além disso, houve diminuição na porcentagem de tempo passado maníaco (de 15,4% ± 11,8 para 7% ± 10,6, $P < 0,01$). Ocorreu aumento não-significativo no número de episódios depressivos (de 0,12 ± 0,25 episódios/ano para 0,15 ± 0,21 episódios/ano, ns) e na porcentagem de tempo passado deprimido (de 2,8% ± 6,7 para 4,7% ± 10,3, ns).

Em um estudo de seis meses com 37 pacientes bipolares estabilizados de um episódio maníaco com estabilizador do humor (lítio, valproato ou carbamazepina) mais perfenazina, os indivíduos foram designados de forma aleatória para continuar a perfenazina ou tê-la substituída por placebo (Zarate e Tohen, 2004). Os que continuaram com ela tiveram mais probabilidade de recair para depressão ou demonstrar sintomas depressivos subsindrômicos ou disforia, comparados com aqueles recebendo apenas um estabilizador do humor (Zarate e Tohen, 2004).

Em contraste, Littlejohn e colaboradores (1994) revisaram os registros de 18 indivíduos bipolares recebendo neurolépticos de depósito com dados utilizáveis. A duração média de tempo passado livre do depósito foi de 8,2 anos (embora possam ter recebido antipsicóticos orais), e o tempo passado no depósito foi de 6,3 anos. Neurolépticos de depósito estavam associados a menos hospitalizações (0,2 *versus* 1,2 hospitalizações/ano, $P < 0,001$) uma redução na quantidade de tempo passado no hospital (de 11,4 semanas/ano para 1,5 semanas/ano, $P = 0,001$) e menor número de episódios maníacos (1 *versus* 9,1, $P < 0,001$), mistos (0 *versus* 1,0, $P < 0,01$) e depressivos (0,2 *versus* 1,4, $P < 0,5$).

Além do efeito de antipsicóticos de primeira geração sobre episódios depressivos, em geral são considerados contribuintes para um quadro clínico tipo depressivo. A maioria dos agentes de primeira geração tem bloqueio de receptor de dopamina D_2 potente. Isso resulta em falta de motivação, anedonia e bradicinesia, todas as quais se assemelham à depressão mesmo que o paciente não satisfaça os critérios sindrômicos para um episódio depressivo maior.

ANTIPSICÓTICOS COMO ANTIDEPRESSIVOS

A introdução da segunda geração de antipsicóticos, com relativamente menos bloqueio de D_2 e bloqueio significativo do receptor de serotonina 5-HT$_{2A}$, sugeriu que esses agentes podem ser efetivos na doença bipolar sem um efeito depressogênico acentuado. Isso ficou sugerido em diversos estudos de curto prazo, controlados por placebo, de antipsicóticos de segunda geração na mania aguda (Keck et al., 2003a, 2003b; Sachs et al., 2002; Tohen et al., 1999, 2000). Em todos os estudos, escalas depressivas foram utilizadas. Elas mostraram reduções nos sintomas depressivos em pacientes bipolares maníacos ou mistos. Entretanto, sintomas depressivos na mania não são depressão, e a questão quanto a se esses agentes são antidepressivos precisa ser investigada em experiências aleatórias de indivíduos bipolares deprimidos.

A olanzapina foi o agente mais estudado em indivíduos bipolares deprimidos. Em um estudo duplo-cego, controlado por placebo, de quase 750 pacientes bipolares Tipo I deprimidos, a monoterapia de olanzapina produziu uma redução estatisticamente significativa, comparada com placebo, na Escala de Avaliação de Depressão de Montgomery-Åsberg (MADRS) (Tohen et al., 2003). Entretanto, a diferença de placebo foi de apenas três pontos, sendo justificada por melhoras no sono e no apetite (Tohen et al., 2003). Isso sugere que a diferença estatística observada resultou dos efeitos colaterais da olanzapina (sedação e apetite aumentado) e alcançou significância estatística devido ao tamanho muito grande da amostra. Mais importante é a observação de que, durante as quatro semanas do estudo, a olanzapina não piorou a depressão.

Foi sugerido que, quando olanzapina é combinada com fluoxetina, há uma interação sinergística unicamente depressiva na doença bipolar (noção que é reforçada pelo nome do produto Symbiax). A U.S. Food and Drug Administration aprovou há pouco essa combinação para depressão bipolar aguda, com base em um único estudo, controlado por placebo (Tohen et al., 2003). Mesmo sendo claro que a combinação olanzapina-fluoxetina (COF) teve um efeito antidepressivo significativo, a magnitude do efeito observado não é diferente daquela observada para um IRS sozinho na depressão unipolar (p. ex., Stark e Hardison, 1985). Contudo, a combinação pode, na verdade, reduzir a indução maníaca capaz de ocorrer com fluoxetina, se administrada isoladamente (Tohen et al., 2003).

Estudos de longo prazo com a COF foram realizados, mas não foram apresentados nem publicados. Entretanto, a administração de longo prazo de olanzapina foi investigada. Sua adição a lítio ou a valproato após um paciente ter se recuperado com monoterapia de lítio ou valproato atrasou a recaída sintomática, mas não a recaída sindrômica em 18 meses, em comparação com um estabilizador do humor administrado sozinho (Tohen et al., 2004).

A quetiapina também foi investigada em um estudo duplo-cego, controlado por placebo, na depressão bipolar (Calabrese et al., 2005). O estudo examinou um grande número de indivíduos bipolares deprimidos ($N = 542$, dos quais 360 eram Tipo I e 182 eram tipo II). No curso do estudo de oito semanas, a quetiapina em doses de 300 ou de 600 mg/dia reduziu bastante o escore tanto na MADRS como na Escala de Avaliação de Depressão de Hamilton (17 itens). A magnitude do efeito de cerca de 0,67 para 300 mg e de 0,81 para 600 mg de diferença em relação ao placebo é um pouco melhor do que costuma ser visto com agentes antidepressivos. Uma análise dos itens da MADRS revelou que todos os itens (exceto apetite) melhoraram, comparado com placebo. Os efeitos de longo prazo não foram estudados.

Em um estudo aberto, de seis meses, de pacientes bipolares Tipo II, no qual 14 pacientes receberam monoterapia de risperidona e 30 receberam risperidona em combinação com um estabilizador do humor, a risperidona estava associada a uma taxa muito baixa de hipomania (4%, dois pacientes tiveram dois episódios) e uma taxa aparentemente baixa de recaída depressiva (12%, nove pacientes tiveram um episódio cada) (Vieta et al., 2001).

RESUMO

Parece haver uma diferença real entre os medicamentos antipsicóticos de primeira e os da segunda geração. Os de primeira geração parecem aumentar tanto episódios depressivos como síndromes depressivas em pacientes bipolares recebendo este medicamento em regime durante um longo tempo. Agentes de segunda geração ou são benignos ou, de fato, reduzem sintomas e síndromes depressivas agudas e de longo prazo. Parece improvável que esses agentes sejam adequados para controlar depressões agudas e prevenir recaídas depressivas em monoterapia. Tal efeito parece ser verdadeiro para olanzapina e quetiapina e pode estar relacionado à classe. Estudos adicionais são necessários para confirmar essas observações preliminares.

REFERÊNCIAS

Ahlfors UG, Baastrup PC, Dencker SJ, et al: Flupenthixol decanoate in recurrent manic depressive illness. A comparison with lithium. Acta Psychiatr Scand 64:226-237, 1981

Calabrese J, Keck PE Jr, Macfadden W, et al: A randomized, double-blind, placebo-controlled trial of quetiapine in the treatment of bipolar I or II depression. Am J Psychiatry 162:1351-1360, 2005

Gruber AJ, Cole JO: Antidepressant effects of flupenthixol. Pharmacotherapy 11:450-459, 1991

Keck PE Jr, McElroy SL, Strakowski SM, et al: Factors associated with maintenance antipsychotic treatment in patients with bipolar disorder. J Clin Psychiatry 57:147-151, 1996

Keck PE Jr, Marcus R, Tourkodimitris S, et al: A placebo-controlled, doubleblind study of the efficacy and safety of aripiprazole in patients with acute bipolar mania. Am J Psychiatry 160:1651-1658, 2003a

Keck PE Jr, Versiani M, Potkin S, et al: Ziprasidone in the treatment of acute bipolar mania: a three-week, placebo-controlled, double-blind, randomized trial. Am J Psychiatry 160:741-748, 2003b

Littlejohn R, Leslie F, Cookson J: Depot antipsychotics in the prophylaxis of bipolar affective disorder. Br J Psychiatry 165:827-829,1994

Ozerdem A, Tunca Z, Kaya N: The relatively good prognosis of bipolar disorders in a Turkish bipolar clinic. J Affect Disord 64:27-34, 2001

Poldinger W, Sieberns S: Depression-inducing and antidepressive effects of neuroleptics. Experiences with flupenthixol and flupenthixol decanote. Neuropsychobiology 10:131-136, 1983

Sachs GS, Grossman F, Ghaemi SN, et al: Combination of a mood stabilizer with risperidone or haloperidol for treatment of acute mania: a double-blind, placebo-controlled comparison of efficacy and safety. Am J Psychiatry 159:1146-1154, 2002

Stark P, Hardison CD: A review of multicenter controlled studies of fluoxetine vs imipramine and placebo in outpatients with major depressive disorder. J Clin Psychiatry 46:53-58, 1985

Tohen M, Sanger TM, McElroy SL, et al: Olanzapine versus placebo in the treatment of acute mania. Am J Psychiatry 156:702-709, 1999

Tohen M, Jacobs TG, Grundy SL, et al: Efficacy of olanzapine in acute bipolar mania: a double-blind, placebo-controlled study. The Olanzapine HGGW Study Group. Arch Gen Psychiatry 57:841-849, 2000

Tohen M, Zhang F, Taylor CC, et al: A meta-analysis of the use of typical antipsychotic agents in bipolar disorder. J Affect Disord 65:85-93, 2001

Tohen M, Vieta E, Ketter T, et al: Efficacy of olanzapine and olanzapine-fluoxetine combination in the treatment of bipolar I depression. Arch Gen Psychiatry 60:1079-1088, 2003; erratum 61:176, 2004

Tohen M, Chengappa KN, Suppes T, et al: Relapse prevention in bipolar I disorder: 18-month comparison of olanzapine plus mood stabiliser v. mood stabiliser alone. Br J Psychiatry 184:337-345, 2004

Verdoux H, Gonzales B, Takei N, et al: A survey of prescribing practice of antipsychotic maintenance treatment for manic-depressive outpatients. J Affect Disord 38:81-87, 1996

Vieta E, Gastó C, Colom F, et al: Role of risperidone in bipolar ll: an open 6-month study. J Affect Disord 67:213-219, 2001

White E, Cheung P, Silverstone T: Depot antipsychotics in bipolar affective disorder. Int Clin Psychopharmacol 8:119-122, 1993

Zarate CA Jr, Tohen M: Double-blind comparison of the continued use of antipsychotic treatment versus its discontinuation in remitted manic patients. Am J Psychiatry 161:169-171, 2004

Novos tratamentos na depressão bipolar | 9

JOSEPH LEVINE, M.D.
JULIA APPELBAUM, M.D.
ROBERT H. BELMAKER, M.D.

O TRATAMENTO PARA TRANSTORNO BIPOLAR é caracterizado, atualmente, por polifarmácia, mesmo nos melhores centros de tratamento (Kupfer et al., 2002) – muitos pacientes não podem ser estabilizados sem esse recurso. Em um acompanhamento prospectivo de um estudo realizado pela Stanley Foundation Bipolar Network, no qual 258 pacientes bipolares foram acompanhados, Post e colaboradores (2003) observaram que dois terços permaneceram bastante afetados por sua doença, apesar do tratamento, com um quarto deles permanecendo sintomáticos por mais de nove meses. Os pacientes eram deprimidos três vezes mais do que eram maníacos. Eles estavam sendo tratados com polifarmácia, conforme refletido pelo uso de uma média de 4,4 medicamentos psicotrópicos cada um (Post et al., 2003). A tendência à polifarmácia no tratamento de pacientes bipolares também foi relatada por Levine e colaboradores (2000), que verificaram que quase 50% dos pacientes bipolares recebiam três ou mais agentes psicotrópicos. As características demográficas pareciam ter um impacto mínimo nos padrões de prescrição.

Essa situação exige novas abordagens no tratamento de transtornos bipolares. Dado o período de tempo que esses pacientes passam na fase depressiva, novos métodos e novas abordagens ao tratamento são especialmente necessários. Neste capítulo, apresentamos dados sobre uma variedade de novos tratamentos para depressão bipolar e revisamos a eletroconvulsoterapia (ECT).

NEUROLÉPTICOS ATÍPICOS

Foi sugerido que antipsicóticos típicos aumentam a gravidade da depressão ou o número de episódios depressivos no tratamento de manutenção de longo prazo de pacientes bipolares (Keck et al., 1998; Kukopulos et al., 1980), embora a literatura mais antiga, das décadas de 1950 e 1960, sugerisse que eles podem ter efeito antidepressivo (Barsa e Kline, 1957). Os antipsicóticos típicos também são caracterizados por efeitos colaterais incômodos, incluindo efeitos colaterais extrapiramidais e discinesia tardia (Kane, 1988).

Uma variedade de antipsicóticos atípicos demonstrou efeitos benéficos na depressão resistente a tratamento, em especial como estratégias de combinação (Barbee et al., 2004; Kennedy e Lam, 2003; Masan, 2004). Visto que tratamentos para depressão unipolar costumam ser efetivos na depressão bipolar, os antipsicóticos atípicos despertam inrteresse crescente em pesquisadores que estudam a depressão bipolar. Desde a década de 1990, dados preliminares sugerem um papel para os neurolépticos atípicos no tratamento de mania disfórica ou mania mista: clozapina (McElroy et al., 1991), risperidona (Vieta et al., 1998) e olanzapina (Zullino e Baumann, 1999) foram relatadas em estudos abertos como tendo alguns efeitos benéficos na mania disfórica (ver Capítulo 8, "Antipsicóticos na Depressão Bipolar").

Clozapina

Foi relatado que a clozapina tem alguns efeitos sobre os componentes disfóricos de mania (Suppes et al., 1992). Entretanto, sua eficácia antidepressiva não é clara. O uso desse agente requer monitoração semanal, devido à incidência de 1 a 2% de agranulocitose, sendo reservado para pacientes com condições resistentes a tratamento.

Risperidona

Em ensaios abertos com pacientes com mania bipolar, a risperidona reduziu significativamente os escores de depressão, comparados com o basal. Quatro estudos abertos com indivíduos bipolares exibindo mania, estado misto ou depressão bipolar foram realizados de 2001 a 2003 (McIntyre e Katzman, 2003; Vieta et al., 2001a, 2001b; Yatham et al., 2003). A Escala de Avaliação de Depressão de Hamilton (Ham-D) ou a Escala de Avaliação de Depressão de Montgomery-Åsberg (MADRS) serviram como referenciais de avaliação, e a risperidona foi adicionada ao tratamento estabilizador do humor em andamento. Esses estudos examinaram a eficácia da risperidona por 3 a 6 meses, demonstrando redução de escores de Ham-D ou MADRS do basal em pacientes com mania bipolar de 5 a 12 pontos.

Olanzapina

Vieta e colaboradores (2001c) conduziram um estudo aberto com olanzapina em um grupo de 23 pacientes bipolares Tipo I e Tipo II manifestando recaídas freqüentes, sintomas subsindrômicos residuais e respostas inadequadas a estabilizadores do humor, tal como lítio, valproato ou carbamazepina. O tratamento foi mantido durante todo o estudo. A análise de LOCF (*last-observation-carried-forward*) indicou que, após a introdução de olanzapina, houve redução significativa dos escores de Impressão Global Clínica (CGI – Clinical Global Impression) tanto para sintomas maníacos como para sintomas depressivos.

As reduções nos escores de depressão em pacientes com mania bipolar foram muito maiores com olanzapina do que com placebo quando ela foi administrada como monoterapia ou como tratamento adjunto a estabilizadores do humor (Tohen et al., 2002, 2003). Sanger e colaboradores (2001) acompanharam 113 pacientes bipolares que anteriormente participaram de estudos duplo-cegos em uma fase de extensão aberta de 49 semanas. Os pacientes demonstraram melhora significativa nos escores de Ham-D de 21 itens, juntamente com efeitos antimaníacos. Baker e colaboradores (2003) analisaram dados de dois estudos controlados por placebo semelhantes ($N = 246$) de olanzapina na mania, focalizando-se nos escores de depressão em pacientes maníacos agudamente doentes com sintomas depressivos significativos ($n = 86$). A olanzapina demonstrou um amplo espectro de eficácia, tratando de forma efetiva sintomas maníacos sintomas depressivos. Entretanto, é importante lembrar que depressão durante mania pode ser o mesmo que depressão bipolar isolada. É importante investigar com especificidade a eficácia de modalidades de tratamento em pacientes deprimidos não-maníacos.

Olanzapina e combinação olanzapina-fluoxetina no tratamento de depressão bipolar I

Tohen e colaboradores (2003) conduziram um ensaio multicêntrico randomizado controlado, duplo-cego, de oito semanas, com 833 adultos com depressão bipolar I com um escore da MADRS de, pelo menos, 20 pontos. Os pacientes foram alocados randomicamente a receber placebo ($n = 377$), 5 a 20 mg/dia de olanzapina ($n = 370$) ou combinação de olanzapina-fluoxetina (COF) nas doses de 6 e 25 mg/dia 6 e 50 mg/dia e 12 e 50 mg/dia ($n = 86$). A olanzapina revelou-se mais efetiva do que placebo, mas com uma magnitude de efeito pequena, clinicamente insignificante. A combinação foi mais efetiva do que olanzapina e placebo no tratamento de depressão bipolar I, sem risco aumentado de desenvolver sintomas maníacos durante o breve período do estudo. Shi e colaboradores (2004) analisaram esse estudo para os efeitos de qualidade de vida, relacionados à saúde dos tratamentos, e verificaram que pacientes com depressão bipolar recebendo olanzapina ou COF por oito semanas tiveram maior melhora na qualidade de vida relacionada à saúde do que aqueles recebendo placebo. O tratamento com COF estava associado a melhora mais consistente na qualidade de vida relacionada à saúde do que olanzapina em monoterapia.

Comparação entre risperidona e olanzapina

McIntre e colaboradores (2002) compararam olanzapina com risperidona como tratamento adjunto a lítio ou valproato por seis meses em 21 indivíduos bipolares Tipo I e Tipo II em um modelo aberto. Os escores de Ham-D serviram como medida de sintomas depressivos, e uma redução significativa nessa escala foi observada em ambos os grupos, sem diferença marcante entre eles.

Quetiapina

Calabrese e colaboradores (2005) relataram um estudo de 360 pacientes deprimidos bipolares Tipo I e 182 Tipo II recebendo monoterapia de quetiapina ou placebo, em um modelo duplo-cego, por oito semanas. As taxas de resposta para pacientes recebendo 300 ou 600 mg/dia de quetiapina foram de 57,6 e 58,2%, respectivamente, bem mais altas do que 36,1% para placebo e apenas um pouco menores do que o efeito de antidepressivos na doença depressiva unipolar. Similarmente, a taxa de remissão (definida como MADRS < 12) foi muito mais alta entre os pacientes tratados com quetiapina (52,9%), comparada com placebo (28,4%). A distinção de placebo foi observada já na primeira semana e permaneceu mais alta durante todas as oito semanas do estudo (Calabrese et al., 2005).

Um estudo prospectivo aberto de 12 semanas foi conduzido para avaliar a eficácia e a tolerância da quetiapina no tratamento de pacientes com transtorno bipolar e esquizoafetivo que apresentaram respostas abaixo da ideal à monoterapia com estabilizadores do humor. Os autores relataram uma melhora global nesses pacientes, incluindo a melhora significativa nos sintomas depressivos (Sajatovic et al., 2001).

Altamura e colaboradores (2003) relataram um estudo aberto de quetiapina com 28 pacientes bipolares, os quais receberam quetiapina ou estabilizadores do humor clássicos em doses flexíveis por 12 meses. Pacientes tratados com ambos os agentes mostraram melhora de sintomas maníacos e depressivos. Sokolski e Denson (2003) adicionaram quetiapina a pacientes bipolares que eram responsivos em parte a lítio ou a valproato e verificaram que isso resultou em melhoras significativas em escores de gravidade bipolar avaliada pelo médico (CGI-BP) tanto para sintomas maníacos como para sintomas depressivos.

Ziprasidona

Não foram publicados dados de pesquisa controlada sobre ziprasidona, uma droga atípica que, segundo relatos, também inibe a recaptação de norepinefrina e serotonina (Schmidt et al., 2001). Entretanto, Papakostas e colaboradores (2004) relataram que esse agente pode intensificar a ação de inibidores seletivos da recaptação de serotonina (ISRSs) no transtorno depressivo resistente a essa classe.

Resumo

Estudos preliminares sugerem que neurolépticos atípicos podem exibir alguns efeitos benéficos na depressão bipolar. A maioria dos estudos foi controlada ou ateve-se aos efeitos de neurolépticos atípicos sobre sintomas depressivos em pacientes bipolares mistos. Entretanto, dada a eficácia clara de antipsicóticos típicos na depressão (cujo uso clínico foi impedido principalmente por sintomas extrapiramidais e discinesia tardia), é provável que antipsicóticos atípicos sejam cada vez mais úteis na depressão. Nesse caso, isso pode obscurecer as fronteiras diagnósticas tradicionais entre esquizofrenia e transtorno afetivo. Também pode tornar o *continuum* entre mania, estados mistos e depressão menos relevante para o tratamento.

ELETROCONVULSOTERAPIA

A eletroconvulsoterapia (ECT) é um tratamento efetivo para depressão bipolar (Zornberg e Pope, 1993). Diversos autores examinaram se essa intervenção é mais efetiva na depressão bipolar do que na depressão unipolar. Exceto pelos resultados relatados por Perris e d'Elia (1966), não existe uma vantagem para a depressão bipolar em relação à unipolar. Kukopulos e colaboradores (1980) sugeriram que a ECT, em comparação com antidepressivos tricíclicos, não induz um curso acelerado de doença bipolar. Entretanto, relataram que 39% dos seus pacientes desenvolveram mania enquanto tratados com ECT.

Srisurapanont e colaboradores (1995) revisaram a literatura sobre tratamento com ECT na depressão bipolar. Ainda que muitos estudos não diferenciassem entre depressão unipolar e bipolar, os autores concluíram que a ECT é considerada por muitos especialistas um tratamento potente para depressão bipolar.

Ciapparelli e colaboradores (2001) apresentaram um estudo sobre ECT em pacientes com mania mista e depressão bipolar não-responsivos a medicamentos. Quarenta e um pacientes com mania mista e 23 com depressão bipolar designados consecutivamente a tratamento de ECT foram incluídos. Eles foram avaliados usando a MADRS, a Escala de Avaliação Psiquiátrica Breve (BPRS – Brief Psychiatric Rating Scale) e a Escala de Gravidade da Doença do Impressões Globais Clínicas (CGI-S – Clinical Global Impressions – Severity of Illness Scale). As avaliações foram realizadas no dia anterior ao início de sessões de ECT, 48 horas após o término da terceira sessão e uma semana após a última sessão. Ambos os grupos receberam um número igual de sessões de ECT. O tratamento foi associado a uma redução substancial na sintomatologia, tanto em pacientes com mania mista como naqueles com depressão bipolar. Entretanto, o grupo de mania mista exibiu resposta mais rápida e acentuada, bem como maior redução na ideação suicida. A resposta à ECT não foi influenciada pela presença de delírios.

Grunhaus e colaboradores (2002) relataram a efetividade de ECT em pacientes com mania mista e depressão bipolar não-responsivos a medicação. Quarenta e um pacientes tinham mania mista e 23 apresentavam depressão bipolar. A ECT estava associada a uma redução substancial na sintomatologia em ambos os grupos.

Curiosamente, ECT também pode induzir mania. Não há uma resposta clara na literatura sobre se mania induzida por ECT pode ser controlada se a ECT for mantida ou seus parâmetros elétricos modificados.

ESTIMULAÇÃO MAGNÉTICA TRANSCRANIANA

A estimulação magnética transcraniana (TMS – *transcranial magnetic stimulation*) está sendo estudada como um método novo de estimular neurônios cerebrais em humanos conscientes (Hallett e Cohen, 1989). Estimulação magnética cortical pode induzir movimentos motores contralaterais quando aplicada à faixa motora (Hallett e Cohen, 1989) e interromper a fala quando administrada sobre a área de fala (Pascual-Leone et al., 1991). Estimulação magnética foi utilizada por neurologistas por muitos anos para fins diagnósticos.

O desenvolvimento relativamente recente de estimuladores capazes de descarregar a freqüências de até 60 Hz ampliou as aplicações de TMS nas ciências cognitivas e comportamentais. Dependendo da freqüência, da intensidade e da duração da estimulação, séries de TMS de taxa rápida (rTMS) podem, de forma transitória, bloquear ou inibir a função de determinada região cortical e aumentar a excitabilidade das estruturas corticais afetadas. Foi proposto que a estimulação sobre áreas do cérebro como o córtex pré-frontal leva a alterações emocionais de possível valor terapêutico na psiquiatria (Belmaker e Fleischmann, 1995). Estudos não-controlados (Grisaru et al., 1994) e controlados (George et al., 1996; Pascual-Leone et al., 1996) relataram efeitos antidepressivos para TMS, em especial a TMS rápida pré-frontal esquerda. Em controles normais, foi relatado que a TMS também causou alterações do humor específicas ao lado do cérebro em dois estudos controlados separados (Pascual-Leone et al., 1996). De forma paradoxal, estudos de voluntários psiquiatricamente normais encontraram tristeza aumentada com estimulação pré-frontal esquerda e felicidade aumentada com estimulação pré-frontal direita (Pascual-Leone et al., 1996).

Numerosos estudos focalizaram-se em avaliar a eficácia e a segurança de TMS na depressão unipolar, mas apenas uma pequena quantidade deles foi feita na depressão bipolar. Nahas e colaboradores (2003) realizaram um estudo de rTMS pré-frontal esquerda para determinar a segurança, a viabilidade e a eficácia potencial do uso de estimulação para tratar os sintomas depressivos de transtorno afetivo bipolar. Vinte e três pacientes foram designados de forma aleatória para receber ou rTMS pré-frontal esquerda todos os dias (5 Hz, 110% do limiar motor, 8 segundos ativa, 22 segundos inativa, durante 20 minutos) ou placebo (rTMS simulada) toda manhã, durante duas semanas. Não foi encontrada uma diferença estatisticamente significativa entre os dois grupos em relação ao número dos que responderam. Avaliações do humor pós-tratamento diárias, subjetivas, mostraram uma tendência a melhora com rTMS ativa, comparada com rTMS simulada. Nesse estudo-piloto, rTMS pré-frontal esquerda pareceu segura em indivíduos bipolares deprimidos, e o risco de indução de mania nesses pacientes sob medicação foi pequeno.

Outro estudo controlado de 20 pacientes com depressão bipolar foi realizado por Dolberg e colaboradores (2002). Dez pacientes foram tratados com 20 sessões de rTMS pré-frontal esquerda e os demais receberam 10 sessões de TMS simulada, seguidas de 20 sessões de rTMS. A rTMS ativa foi superior à simulada, com melhora mais marcada após duas semanas. Não houve melhora adicional após mais duas semanas de estimulação.

Tamas e colaboradores (no prelo) realizaram um estudo preliminar de rTMS lenta, do lado direito. A rTMS direita lenta ($\leq H_3$) pode ser efetiva na depressão unipolar (Menkes et al., 1999). Apenas cinco pacientes foram estudados e, devido à designação aleatória, apenas um recebeu rTMS lenta simulada. Não pareceu haver qualquer diferença ao final de quatro semanas (100 estímulos consecutivos ao córtex pré-frontal dorsolateral direito a um limiar motor de 95%, duas vezes por semana). Entretanto, duas semanas após o tratamento, houve uma diferença de 11 pontos entre ativos e placebo e melhora de 13 pontos em indivíduos recebendo TMS.

Diversos relatos de caso de episódios maníacos após tratamento com rTMS foram publicados (Dolberg et al., 2001; Garcia-Toro, 1999; Sakkas et al., 2003). O número total de participantes nesses estudos foi pequeno, e mais pesquisas são necessárias. Além disso, o efeito da TMS lenta pré-frontal direita precisa ser examinado.

ESTIMULAÇÃO DO NERVO VAGO

Estimulação do nervo vago (VNS – vagus nerve stimulation) é um procedimento interessante, no qual um dispositivo tipo marcapasso é preso a um eletrodo que envolve o vago esquerdo na parte inferior do pescoço (Rush et al., 2000). A estimulação periódica do nervo vago altera a atividade funcional em múltiplas regiões do cérebro (Chae et al., 2003).

Rush e colaboradores (2005a) relataram um estudo aleatório, controlado por simulação de VNS, na depressão resistente a tratamento em 210 indivíduos com transtorno depressivo maior e em 25 indivíduos deprimidos bipolares. Simulação e VNS foram administradas por 10 semanas após um período de recuperação cirúrgica de duas semanas. Ao final do estudo, não houve diferença significativa na medida de resultado primária, a Ham-D. Entretanto, melhora subjetiva medida pelo Inventário de Auto-relato para Sintomatologia Depressiva (IDS-SR$_{30}$ – Inventory for Depressive Symptomatology – Self Report) foi muito maior no grupo ativo (17% de resposta) *versus* o grupo de simulação (7,3% de resposta, $P = 0,03$) (Rush et al., 2005a). Quando esses pacientes continuaram a receber VNS aberta ativa nos 12 meses seguintes (depressão maior $n = 185$; bipolar $n = 20$), 27,2% alcançaram remissão (definida como escore Ham-D < 9) (Rush et al., 2005b). Não houve um número adequado de pacientes bipolares para realizar uma análise à parte. Três desenvolveram mudança de humor. Em dois pacientes bipolares, os episódios foram leves: o tratamento ocorreu em ambulatório, e os episódios se resolveram de forma espontânea. No terceiro paciente, antes diagnosticado com doença unipolar, o episódio exigiu hospitalização e durou dois meses. Todos os três pacientes tiveram interrupção temporária da estimulação nervosa, que foi retomada após os episódios (Rush et al., 2005b). Além disso, um caso de hipomania após VNS para epilepsia refratária foi relatado anteriormente (Klein et al., 2003). Nenhum outro caso de mania ou hipomania secundária a VNS foi relatado.

George e colaboradores (2005) compararam abertamente tratamento conforme o usual (TAU – *treatment as usual*; n = 124) com VNS mais TAU (n = 205) em indivíduos com depressão maior resistente a tratamento (nenhum indivíduo bipolar). Ao final de 12 meses, uma fração bem maior de indivíduos sob VNS mais TAU (27%) alcançou remissão, conforme definido por redução na Ham-D, em comparação com aqueles recebendo apenas TAU (13%, $P < 0,01$).

Rush e colaboradores (2000) examinaram o efeito de VNS em pacientes depressivos resistentes a tratamento. Pacientes adultos internados ($N = 30$) com depressão resistente a tratamento não-psicótica ($n = 21$), ou depressão bipolar Tipo I ($n = 4$) ou Tipo II ($n = 5$) que tinham falhado em pelo menos duas experiências com medicação no episódio depressivo maior atual foram tratados com VNS por 10 semanas. Os escores basais de Ham-D de 28 itens foram, em média, 38 pontos. As taxas de resposta (> 50% de redução nos escores basais) foram de 40% para a Ham-D e de 50% para a MADRS. As respostas sintomáticas (acompanhadas por melhora funcional substancial) foram mantidas durante o acompanhamento de longo prazo até agora.

Sackeim e colaboradores (2001) conduziram um estudo-piloto aberto de VNS em 60 pacientes com episódios depressivos maiores resistentes a tratamento (MDE – *major depressive episode*) visando a

1. definir a taxa de resposta,
2. determinar o perfil de efeitos colaterais e
3. estabelecer prognosticadores de resultado clínico.

Os participantes eram pacientes ambulatoriais com transtorno depressivo maior ou bipolar, não-psicótico, não-atípico, que não tinham respondido a, pelo menos, duas tentativas de medicação de diferentes classes de antidepressivos no MDE atual. O tratamento de VNS durou 10 semanas. De 59 que completaram (um paciente melhorou durante o período de recuperação), a taxa de resposta foi de 30% para a medida de Ham-D de 28 itens primária e de 34% para a MADRS. O efeito colateral mais comum foi alteração da voz ou rouquidão (55%), que foi, em geral, leve e relacionada à intensidade da saída de corrente. História de resistência a tratamento foi preditiva do resultado da VNS. Pacientes que nunca tinham recebido ECT tiveram quatro vezes mais probabilidade de responder. Nenhum dos 13 pacientes que não haviam respondido a mais de sete tentativas com antidepressivo no MDE atual responderam a VNS, em comparaçãoo com 39% dos 46 pacientes restantes ($P = 0,006$).

Portanto, VNS parece ser mais efetiva em pacientes com resistência a antidepressivo baixa a moderada, mas não extrema. Os autores afirmam que evidências relativas a benefícios terapêuticos e tolerância de longo prazo serão fundamentais para determinar o papel dessa prática na depressão resistente a tratamento (Rush et al., 2005a).

DIETA CETOGÊNICA

A dieta cetogênica (DC) tem sido usada para tratar epilepsia desde a década de 1920. Ela cria e mantém um estado de cetose como resultado de alteração do combustível corporal de carboidratos para gordura. É um tratamento que costuma ser utilizado em crianças com epilepsia intratável grave e que se revelou mais efetivo para pessoas com convulsões mioclônicas e convulsões motoras menores. A dieta também tem sido útil para pessoas com convulsões tônico-clônicas e convulsões parciais complexas. Embora pareça funcionar melhor em crianças de 1 a 10 anos, também tem sido usada em adultos (Levy e Cooper, 2003; Thiele, 2003).

Há dois tipos principais: a dieta clássica e a dieta de triglicerídeos de cadeia média (MCT – *medium chain triglyceride*). A primeira envolve uma proporção de 3:1 a 5:1 de gorduras para proteína mais carboidratos. A segunda faz o paciente obter cerca de 60% de suas calorias totais de óleos MCT. Esta dieta, comparada com a dieta clássica, permite maior consumo de proteínas e carboidratos.

Ainda que a eficácia clínica da DC na epilepsia seja bem-documentada, a base de sua eficácia anticonvulsivante ainda é desconhecida. Schwartzkroin (1999) resumiu a base teórica relativa aos mecanismos subjacentes à DC sugerindo cinco possíveis formas de ação:

1. alteração do metabolismo de energia no cérebro, alterando, desse modo, a excitabilidade cerebral;
2. alterações celulares que diminuem a excitabilidade e impedem descarga epileptiforme;
3. indução de alterações na função do neurotransmissor e na transmissão sináptica, alterando, desse modo, o equilíbrio inibitório-excitatório e desencorajando hipersincronização;
4. relação com alterações em uma variedade de fatores circulantes que agem como neuromoduladores capazes de regular a excitabilidade do sistema nervoso central; e
5. alterações no ambiente extracelular cerebral, que serve para diminuir a excitabilidade e a sincronia.

Dieta cetogênica e transtorno bipolar

El-Mallakh e Paskitti (2001) sugeriram que a DC pode ser uma forma efetiva de tratamento para transtorno bipolar. Eles postularam que a acidose associada à dieta reduz o sódio intracelular e o cálcio livre intracelular, sendo ambos elevados em pacientes bipolares doentes. Entretanto, Yaroslavsky e colaboradores (2002) não relataram um efeito benéfico da DC em um estudo de caso de uma mulher bipolar. Estes autores aplicaram uma DC consistindo de gorduras, carboidratos e proteínas em uma proporção de 4:1 (gorduras e carboidratos para proteínas), para induzir produção de cetoácidos em uma mulher magra, de 49 anos, fisicamente saudável, com transtorno bipolar de ciclagem rápida, grave, resistente a tratamento. A paciente tinha um transtorno bipolar de início precoce que se deteriorou para episódios cíclicos contínuos de doença maníaco-depressiva, sem intervalos eutímicos. A paciente não respondia a lítio, carbamazepina e ácido valpróico (sozinhos ou em combinação) e ela, sua família e a equipe multidisciplinar concordaram com o tratamento de DC. O tratamento com 10 mg/dia de olanzapina continuou; ela jejuou por 48 horas e continuou a DC clássica por duas semanas. Nenhuma cetose urinária ou melhora clínica foi observada, e as gorduras da dieta foram, então, substituídas por óleos MCT. Ainda que a adesão da paciente às restrições dietéticas fosse muito boa durante a experiência de um mês, nenhuma melhora clínica foi observada, e não houve perda de peso, nem cetose urinária. A ausência de cetose urinária e a falta de medições de cetona no sangue levantam dúvidas quanto a se um metabolismo cetogênico cerebral efetivo foi obtido. Mais pesquisas são necessárias para determinar a viabilidade e a efetividade desse tratamento em vários subgrupos de pacientes bipolares.

Efeitos colaterais

Deficiência de vitamina, hipocalemia e deficiência de carnitina devido a consumo inadequado desses agentes foram relatadas em estudos de epilepsia (Levy e Cooper, 2003). Outros efeitos colaterais apontados incluem desidratação, constipação e, às vezes, complicações de cálculos renais ou na vesícula (Levy e Cooper, 2003). Mulheres adultas na dieta podem ter irregularidades menstruais, pancreatite e densidade óssea diminuída (Levy e Cooper, 2003). Hematomas excessivos e aumento em sangramentos menores em pacientes após a instituição da dieta podem estar associados a alterações induzidas por ela na função plaquetária (Berry-Kravis et al., 2001). Estudos recentes demonstraram que a DC também pode ter alguns efeitos prejudiciais sobre a capacidade cognitiva (Zhao et al., 2004).

ÁCIDOS GRAXOS ÔMEGA-3

Ácidos graxos ômega-3 são ácidos graxos poliinsaturados de cadeia longa (PUFA – *polyunsatured fatty acids*) encontrados em fontes vegetais e marinhas. Eles também parecem exercer efeitos intracelulares em sistemas de segundo-mensageiro. Mirnikjoo e colaboradores (2001) relataram que ácidos graxos ômega-3 podem prevenir ativação de proteína quinase mitogênica ativada (MAPK – *nitrogenic-activated protein kinase*) induzida por receptor de serotonina em preparações de cortes hipocampais. Os resultados de estudos tanto em preparações *in vitro* como em células vivas sugerem que a inibição de proteínas quinases reguladas por segundo-mensageiro é um local de ação de ácidos graxos ômega-3.

Em uma comparação americana, Noaghiul e Hibbeln (2003) encontraram uma co-relação entre maior consumo de frutos do mar e taxas de prevalência mais baixas de transtornos bipolares. Entretanto, a pesquisa sobre o uso de PUFA no tratamento de transtorno bipolar está atrasada em relação à pesquisa sobre sua eficácia como tratamento para depressão unipolar. Até o momento, inúmeros estudos abertos e controlados foram realizados para examinar se ácidos graxos ômega-3 também são úteis na depressão bipolar e exibem propriedades estabilizadoras do humor no transtorno bipolar. Chiu e colaboradores (2003) encontraram composições de ácido araquidônico (20:4n-6) e ácido docosaexaenóico (22:6n-3) significativamente reduzidas em pacientes bipolares, comparados com controles normais. Não houve diferenças entre os ácidos graxos poliinsaturados ômega-3 e ômega-6.

O primeiro e mais conhecido estudo publicado sobre profilaxia de ômega-3 em transtornos bipolares foi relatado por Stoll e colaboradores (1999), que verificaram que ácidos graxos ômega-3 eram bem-tolerados pelos pacientes, melhoravam o curso de doença a curto prazo e resultavam em incidência diminuída de episódios depressivos. Su e colaboradores (2003) reanalisaram os resultados apresentados por Stoll e colaboradores (1999) e relataram que a maioria dos efeitos benéficos de ácidos graxos ômega-3 estava associada à prevenção de depressão bipolar, mas não de mania.

Em um estudo de pacientes com depressão bipolar, Frangou e Lewis (2002) relataram melhora mais consistente no grupo de ômega-3, comparado com o grupo de placebo (ver Tabela 9.1). Keck e colaboradores em duas experiências clínicas separadas – uma com pacientes bipolares hipomaníacos ou deprimidos e outra com bipolares deprimidos – não encontraram benefício na adição diária de ácido eicosapentaenóico (EPA) a estabilizadores do humor (P.E. Keck Jr., M.P. Freeman, S.L. McElroy, et al., dados não-publicados, 2003) (ver Tabela 9.1).

Osher e colaboradores (2005) conduziram um estudo aditivo aberto de EPA (1,5-2 g/dia) em pacientes bipolares ambulatoriais com sintomatologia depressiva significativa, sem aspectos psicóticos. Oito dos 10 pacientes que completaram um mês de administração de EPA experimentaram melhora superior a 50% na Ham-D. Entretanto, as limitações desse estudo são seu modelo aberto e um tamanho de amostra pequeno. É encorajador o fato de que as experiências clínicas bipolares não tenham relatado mudanças para mania relacionadas a ômega, embora exista um relato de caso na literatura que descreve hipomania em um paciente reconhecidamente bipolar, que pode ter sido atribuível à automedicação com ácidos graxos ômega-3 (2 g/dia de ácido docosaexaenóico mais 1,3 g/dia de EPA) (Kinrys, 2000).

Inúmeras questões associadas ao uso de PUFA no transtorno bipolar permanecem incertas. Além de possíveis efeitos colaterais, como sintomas gastrintestinais e um sabor residual de peixe, esses ácidos graxos podem induzir prolongamento do tempo de sangramento. Outra curiosidade não respondida é a relação entre os dois ingredientes ativos, EPA e ácido docosaexaenóico (DHA): por que doses menores de EPA (1-2 g/dia) parecem ser mais efetivas do que doses maiores, a menos que as doses maiores sejam combinadas com pequenas doses de DHA? Além disso, não está claro qual é a duração de tempo ideal para uma boa resposta clínica.

Tabela 9.1
Ácidos graxos poliinsaturados na depressão bipolar

Estudo	Diagnóstico	N	EPA g/dia	DHA g/dia	Resultados	Modelo
Keck et al., 2003	Depressão bipolar	59	6	0	Sem benefícios	Duplo-cego, controlado por placebo, adjunto a tratamento de estabilizador do humor
Keck et al., 2003	Bipolar (ciclagem rápida), hipomaníaca ou depressão	62	6	0	Sem benefícios	Duplo-cego, controlado por placebo, tratamento adjunto
Frangou et al., 2002	Depressão bipolar	75	1 ou 2	0	Maior melhora no grupo de ômega	Duplo-cego, controlado por placebo, tratamento adjunto
Osher et al., 2005	Depressão bipolar	12	2	0	Dois terços de pacientes com mais de 50% de redução em Ham-D no primeiro mês	Aberto, tratamento adjunto

Nota: DHA, ácido docosaexaenóico; EPA, ácido eicosapentaenóico.

MIOINOSITOL

Mioinositol, um poliol, é um importante osmólito cerebral e um precursor fundamental para o ciclo de fosfatidilinositol (PI) do sistema de segundo-mensageiro (Baraban et al., 1989). Levine e colaboradores (1995) relataram a administração de inositol a pacientes deprimidos unipolares em uma experiência duplo-cega, controlada. Inositol (12 g/dia) ou placebo foi administrado a 28 pacientes deprimidos por quatro semanas. A melhora global nos escores da Ham-D foi bem maior para inositol do que para placebo na última semana. Nenhuma alteração foi observada na hematologia ou na função renal ou hepática.

O ciclo PI foi sugerido como desempenhando um papel fundamental nos transtornos bipolares. Berridge e colaboradores (1989) verificaram que depleção de inositol pode ser a chave para o efeito do lítio no transtorno afetivo bipolar.

Williams e colaboradores (2002) demonstraram que todos os três estabilizadores do humor (lítio, ácido valpróico e carbamazepina) inibem o colapso de cones de crescimento de neurônios sensoriais e aumenta a área do cone de crescimento. Esses efeitos são reversíveis por inositol implicando, assim, a depleção de inositol na ação de agentes estabilizadores do humor. Tais dados sugerem que depleção de inositol, como o lítio, possa ser terapêutico no transtorno bipolar. Além disso, os resultados encorajadores do tratamento com inositol na depressão maior sugerem que o mesmo pode ser terapêutico também na depressão bipolar.

Chengappa e colaboradores (2000) estudaram 24 pacientes com depressão bipolar ($n = 21$, Tipo I; $n = 3$, Tipo II) aleatoriamente designados para receber ou 12 g de inositol ou D-glicose como placebo por seis semanas. As taxas de eficácia e segurança foram medidas a cada semana. Os estabilizadores do humor (lítio, valproato e carbamazepina) em doses estáveis e em níveis terapêuticos no início do estudo permaneceram inalterados. Vinte e dois indivíduos completaram a experiência e 50% daqueles tratados com inositol ($n = 12$) responderam com uma diminuição de 50% ou mais no escore basal de Ham-D e com uma mudança no escore da escala CGI de "muito" ou "muitíssimo" melhor, comparados com 30% dos indivíduos que receberam placebo ($n = 10$), uma diferença que não é significativa do ponto de vista estatístico. Na MADRS, 67% dos indivíduos tratados com inositol tiveram uma diminuição de 50% ou mais nos escores basais comparados com 33% dos indivíduos designados para placebo ($P = 0,010$). O inositol foi bem-tolerado, com efeitos colaterais mínimos, e os níveis sangüíneos timolépticos ficaram inalterados. Esses dados-piloto sugerem que um estudo controlado com uma amostra de tamanho adequado pode demonstrar a eficácia do inositol na depressão bipolar.

Evins e colaboradores (2003) apresentaram dados preliminares de pacientes com depressão bipolar Tipo I ou Tipo II que estavam recebendo lítio ou valproato em níveis terapêuticos por, pelo menos, duas semanas, os quais foram incluídos em um estudo duplo-cego, controlado por placebo, de seis semanas de inositol *versus* placebo. A escala Ham-D e a Escala de Mania de Young foram administradas a cada semana. Dezesseis indivíduos (escore Ham-D basal de 24,6 ± 3,6) foram divididos de forma aleatória; nove receberam inositol ativo (dose média de 13,87 ± 2,50 g/dia) e sete receberam placebo. Os critérios de resposta (> 50% de redução do escore basal na Ham-D no ponto final) foram satisfeitos por 33% daqueles recebendo inositol (95% IC = 2,3-63,7%) e por nenhum dos indivíduos tratados com placebo (teste exato de Fisher, $P = 0,09$). Os escores da Escala de MAnia de Young não mudaram de forma significativa em nenhum dos grupos. Um indivíduo tratado com placebo foi retirado do estudo devido a mania. Não ocorreram outros eventos adversos graves. Portanto, dois estudos diferentes, realizados por dois grupos distintos, apóiam um pequeno efeito terapêutico do inositol na depressão bipolar. Ainda que ambos os estudos fossem de significância estatística limítrofe, eram muito pequenos e tinham pouco poder para detectar mesmo uma magnitude de efeito moderado. A falta de apoio do laboratório farmacêutico talvez seja a razão para o pequeno número desses estudos. Seus resultados consistentes e a ausência de efeitos colaterais podem encorajar os médicos a experimentar o inositol em pacientes adequados.

Em um caso interessante, Antelman e colaboradores (1998, 2000) relataram que tanto inositol como lítio são efetivos para reduzir a ciclicidade na liberação de monoamina induzida por administração repetida de cocaína em cortes de cérebros de ratos – um modelo de ciclagem para doença bipolar.

AGONISTAS DE DOPAMINA

De um ponto de vista fenomenológico, a depressão bipolar apresenta-se como oposto de mania. Enquanto aquela apresenta atividade retardada, pensamento lento e humor reduzido, esta possui atividade aumentada, pensamento rápido e humor elevado ou irritável. Tal apresentação dicotômica do transtorno é de natureza rara. Himmelhoch (2000) sugeriu que depressão bipolar está centrada na inibição da vontade e que há uma relação entre ela e transtornos motores involuntários. Agentes farmacológicos efetivos na doença de Parkinson podem ser úteis na depressão bipolar, os quais são, principalmente, substâncias que afetam os sistemas dopaminérgicos.

Pramipexol

Pramipexol, um agonista da dopamina usado para tratar doença de Parkinson, foi relatado em dois estudos duplo-cegos como sendo efetivo na depressão bipolar (Goldberg et al., 2004; Zarate et al., 2004). Zarate e colaboradores (2004) referiram a eficácia do agente na depressão bipolar Tipo II. Esses autores conduziram um estudo duplo-cego, controlado por placebo, em 21 pacientes com transtorno bipolar Tipo II, fase depressiva, segundo o DSM-IV-TR. Os mesmos estavam tomando lítio ou valproato em níveis terapêuticos e foram alocados de forma randomizada a tratamento com pramipexol ($n = 10$) ou placebo ($n = 11$) por seis semanas. Todos os indivíduos, exceto um em cada grupo, completaram o estudo. Uma resposta terapêutica (> 50% de diminuição na MADRS no basal) ocorreu em 60% daqueles que tomaram pramipexol e em 9% tomando placebo, uma diferença estatisticamente significativa. Um indivíduo tomando pramipexol e dois recebendo placebo desenvolveram sintomas hipomaníacos.

Goldberg e colaboradores (2004) conduziram um ensaio randomizado, duplo-cego, controlado por placebo, de pramipexol adicionado a estabilizadores do humor para depressão bipolar resistente a tratamento. Nesse estudo, 22 pacientes ambulatoriais deprimidos com transtorno bipolar não-psicótico, segundo o DSM-IV-TR, foram alocados de forma randomizada para receber placebo ou uma dose flexível de pramipexol adicionado a estabilizadores do humor por seis semanas. Mais pacientes recebendo pramipexol (10 de 12) do que recebendo placebo (6 de 10) completaram o estudo. Sessenta e seis por cento dos pacientes tomando pramipexol e apenas 20% dos submetidos a placebo tiveram uma melhora de pelo menos 50% em seus escores na Ham-D: a porcentagem média de melhora foi maior para pacientes tomando pramipexol do que para aqueles tomando placebo (48 *versus* 21%). Um indivíduo desenvolveu hipomania enquanto tomava pramipexol.

Esses dois estudos sugerem que pramipexol pode ter efeitos antidepressivos em pacientes com depressão bipolar. Ensaios randomizados, controlados, maiores são necessários para confirmar tais observações.

METABOLISMO DE ENERGIA CEREBRAL NA DEPRESSÃO BIPOLAR

Transtorno bipolar manifestado por seus pólos opostos de depressão e mania é caracterizado por gasto de energia motora e mental diminuída ou aumentada. Essa apresentação única sugere estados alterados de metabolismo de energia cerebral no transtorno?

Ainda que o cérebro constitua cerca de 2% de nosso peso corporal total, ele consome uma média de 20 a 25% de dióxido e glicose corporal total, respectivamente. A atividade neural depende do metabolismo de energia, principalmente para o transporte ativo de íons e de outras moléculas através das membranas celulares necessárias para a excitação neural. O consumo de energia é particularmente alto para Na^+/K^+-ATPase e para Ca^{2+}-ATPase nas membranas plasmática e endoplasmática. O metabolismo de energia cerebral é refletido no *turnover* de adenosina trifosfato (ATP). Esta é uma molécula rica em energia, com duas ligações de fosfoanidrido de alta energia, doando energia para a maioria dos processos que consomem energia, e sua produção no cérebro é altamente regulada. Outra molécula rica em energia é o fosfato de creatina, que permite a produção de ATP a partir de adenosina difosfato, mediante o sistema creatina quinase/fosfato de creatina. Esse sistema também pode funcionar na regulação de atividade mitocondrial.

A organela celular fundamental na produção de energia celular é a mitocôndria. Seu fluxo de elétrons produz grandes quantidades de energia, convertida na energia química de ATP durante a fosforilação oxidativa nas mitocôndrias. Os mecanismos de metabolismo de energia neuronal não são completamente entendidos. Ames (2000) propôs as seguintes porcentagens para demandas energéticas de processos neuronais básicos: metabolismo vegetativo, 5 a 15%; influxo dependente de sódio através das membranas plasmáticas, 40 a 50%; influxo de cálcio das organelas, 3 a 7%; processamento de neurotransmissores, 10 a 20%; sistemas de sinalização intracelular, 20 a 30%; e transtorno axonal e dendrítico, 5 a 15%. Agentes que diminuem a atividade do influxo dependente de sódio através das membranas plasmáticas ou que afetam sistemas intracelulares de segundo-mensageiro podem interferir no metabolismo de energia.

Estudo de tomografia de emissão de pósitrons (PET) relatam fluxo sangüíneo diminuído em estados de humor deprimido, incluindo depressão bipolar (Baxter et al., 1985; Drevets et al., 1997; Ketter et al., 2001). Estudos com essa técnica indicaram captação de fluorodesoxiglicose (FDG) mais baixa nos córtices pré-frontal e temporal e captação mais alta no córtex occipital de pacientes deprimidos em comparação com controles saudáveis, embora, em estados maníacos, a direção inversa de resultados fosse menos clara. Estudos de tomografia computadorizada por emissão de fóton único sugeriram fluxo sangüíneo cerebral mais baixo nos córtices frontal e temporal de pacientes com transtorno bipolar, em especial no hemisfério esquerdo (Strakowski et al., 2000).

A espectroscopia de ressonância magnética (MRS) fornece uma janela não-invasiva para a neuroquímica cerebral. Nucleotídeo trifosfato beta e total diminuídos (primariamente ATP) foi relatado na depressão maior no lobo frontal (Volz et al., 1998) e nos gânglios basais (Moore et al., 1997). Kato e colaboradores (1992) relataram que fosfato de creatina (CP) – mas não ATP – estava reduzido no lobo frontal de pacientes de depressão maior; além disso, ele era mais baixo naqueles gravemente deprimidos do que nos poucos deprimidos. Esses dados sugerem que estados depressivos podem estar associados a níveis mais baixos de metabólitos com fósforo alto.

Kato e colaboradores (1994) relataram redução de fosfocreatina cerebral no transtorno bipolar Tipo II – mas não no Tipo I – pelo uso de ^{31}P-MRS, que foi encontrado nos lobos frontais de pacientes durante estados depressivos, maníacos e eutímicos. Kato e colaboradores (1995) também observaram uma anormalidade lateralizada de metabolismo de fosfato de alta energia nos lobos frontais de pacientes com transtorno bipolar detectados por ^{31}P-MRS codificado para a fase, relatando baixos níveis de CP no lobo frontal esquerdo durante estados depressivos. Yildiz e colaboradores (2001) conduziram uma metanálise de estudos de ^{31}P-MRS no transtorno bipolar, apoiando alterações de fosfolipídeo e fosfato de alta energia no transtorno bipolar, refletidas, principalmente, por fosfomonoésteres aumentados e fosfocreatina diminuída no estado depressivo. Isso contribui para a idéia de metabolismo de energia incompatível na doença bipolar.

Foi verificado que o pH celular cerebral era diminuído no transtorno bipolar, sendo sugerido como um marcador de estado de metabolismo de energia cerebral alterado, talvez refletindo disfunção mitocondrial. Níveis de lactato aumentados costumam estar associados com pH relativamente baixo. Há pouco foi referido que o lactato pode estar envolvido na bioenergética cerebral. Kato e colaboradores (1998) relataram pH intracelular diminuído em pacientes eutímicos, que também estavam livres de drogas, enquanto seu valor era normal em estados maníacos ou depressivos. Hamakawa e colaboradores (2004) relataram pH intracelular reduzido nos gânglios basais e no cérebro total, conforme medido por ^{31}P-MRS no transtorno bipolar.

Dager e colaboradores (2004) estudaram 32 pacientes livres de medicação com depressão bipolar ou com estado de humor misto que apresentavam lactato e glutamina, glutamato e ácido γ-aminobutírico da substância cinzenta elevados. Uma correlação inversa entre a Ham-D de 17 itens e a creatina da substância cinzenta (creatina e fosfocreatina) foi observada em pacientes bipolares. Isso representa uma mudança no metabolismo de energia, de metabolismo oxidativo para glicose, possivelmente devido a alterações mitocondriais.

Implicações para tratamentos futuros

Os tratamentos futuros de depressão bipolar devem basear-se no aumento do metabolismo de energia cerebral. Visto que a creatina oral penetra no cérebro e, conforme já demonstrado, eleva a creatina cerebral, está sendo conduzido um estudo de creatina na depressão bipolar.

REFERÊNCIAS

Altamura AC, Salvadori D, Madaro D, et al: Efficacy and tolerability of quetiapine in the treatment of bipolar disorder: preliminary evidence from a 12-month open-label study. J Affect Disord 76:267-271, 2003

Ames A 3rd: CNS energy metabolism as related to function. Brain Res Brain Res Rev 34:42-68, 2000

Antelman SM, Caggiula AR, Kucinski BJ, et al: The effects of lithium on a potential cycling model of bipolar disorder. Prog Neuropsychopharmacol Biol Psychiatry 22:495-510, 1998

Antelman SM, Levine J, Gershon S, et al: Is inositol likely to be effective in treating bipolar disorder? A prediction from a cycling model of the illness, in Basic Mechanisms and Therapeutic Implications of Bipolar Disorder. Edited by Soares JC, Gershon S. New York, Marcel Dekker, 2000, pp 49-58

Baker RW, Tohen M, Fawcett J, et al: Acute dysphoric mania: treatment response to olanzapine versus placebo. Clin Psychopharmacol 23:132-137, 2003

Baraban JM, Worley PF, Snyder SH: Second messenger systems and psychoactive drug action: focus on the phosphoinositide system and lithium. Am J Psychiatry 146:1251-1260, 1989

Barbee JG, Conrad EJ, Jamhour NJ: The effectiveness of olanzapine, risperidone, quetiapine, and ziprasidone as augmentation agents in treatment-resistant major depressive disorder. J Clin Psychiatry 65:975-981, 2004

Barsa JA, Kline NS: Depression treated with chlorpromazine and promethazine. Am J Psychiatry 113:744-745, 1957

Baxter LR Jr, Phelps ME, Mazziotta JC, et al: Cerebral metabolic rates for glucose in mood disorders. Studies with positron emission tomography and fluorodeoxyglucose F 18. Arch Gen Psychiatry 42:441-447, 1985

Belmaker RH, Fleischmann A: Transcranial magnetic stimulation: a potential new frontier in psychiatry. Biol Psychiatry 38:419-421, 1995

Berridge MJ, Downes CP, Hanley MR: Neural and developmental actions of lithium: a unifying hypothesis. Cell 59:411-419, 1989

Berry-Kravis E, Booth G, Taylor A, et al: Bruising and the ketogenic diet: evidence for diet-induced changes in platelet function. Ann Neurol 49:98-103, 2001

Calabrese JR, Keck PE Jr, Macfadden W, et al: A randomized, double-blind, placebo-controlled trial of quetiapine in the treatment of bipolar I or II depression. Am J Psychiatry 162:1351-1360, 2005

Chae JH, Nahas Z, Lomarev M, et al: A review of functional neuroimaging studies of vagus nerve stimulation (VNS). J Psychiatr Res 37:433-455, 2003

Chengappa KN, Levine J, Gershon S, et al: Inositol as an add-on treatment for bipolar depression. Bipolar Disord 2:47-55, 2000

Chiu CC, Huang SY, Su KP, et al: Polyunsaturated fatty acid deficit in patients with bipolar mania. Eur Neuropsychopharmacol 13:99-103, 2003

Ciapparelli A, Dell'Osso L, Tundo A, et al: Electroconvulsive therapy in medication-nonresponsive patients with mixed mania and bipolar depression. J Clin Psychiatry 62:552-555, 2001

Dager SR, Friedman SD, Parow A, et al: Brain metabolic alterations in medication-free patients with bipolar disorder. Arch Gen Psychiatry 61:450-458, 2004

Dolberg OT, Schreiber S, Grunhaus L: Transcranial magnetic stimulation-induced switch into mania: a report of two cases. Biol Psychiatry 49:468-470, 2001

Dolberg OT, Dannon PN, Schreiber S, et al: Transcranial magnetic stimulation in patients with bipolar depression: a double blind, controlled study. Bipolar Disord 4 (suppl1):94-95, 2002

Drevets WC, Price JL, Simpson JR Jr, et al: Subgenual prefrontal cortex abnormalities in mood disorders. Nature 386:824-827, 1997

El-Mallakh RS, Paskitti ME: The ketogenic diet may have mood-stabilizing properties. Med Hypotheses 57:724-726, 2001

Evins EA, Nierenberg AA, Eisner L, et al: Inositol augmentation of mood stabilizers for bipolar depression. Paper presented at the Fifth International Conference for Bipolar Disorder, Pittsburgh, PA, June 12-14, 2003

Frangou S, Lewis M: The Maudsley bipolar disorder project: a double-blind, randomized, placebo-controlled study of ethyl-epa as an adjunct treatment of depression in bipolar disorder. Bipolar Disord 4:123, 2002

Garcia-Toro M: Acute manic symptomatology during repetitive transcranial magnetic stimulation in a patient with bipolar depression. Br J Psychiatry 175:491, 1999

George MS, Wassermann EM, Williams WA, et al: Changes in mood and hormone levels after rapid-rate transcranial magnetic stimulation (rTMS) of the prefrontal cortex. J Neuropsychiatry Clin Neurosci 8:172-180, 1996

George MS, Rush AJ, Marangell LB, et al: A one-year comparison of vagus nerve stimulation with treatment as usual for treatment-resistant depression. Biol Psychiatry 58:364-373, 2005

Goldberg JF, Burdick KE, Endick CJ: Preliminary randomized, double-blind, placebo-controlled trial of pramipexole added to mood stabilizers for treatment-resistant bipolar depression. Am J Psychiatry 161:564-566, 2004

Grisaru N, Yaroslavsky Y, Abarbanes J, et al: Transcranial magnetic stimulation in depression and schizophrenia. Eur Neuropsychopharmacol 4:287-288, 1994

Grunhaus L, Schreiber S, Dolberg OT, et al: Response to ECT in major depression: are there differences between unipolar and bipolar depression? Bipolar Disord 4 (suppl 1):91-93, 2002

Hallett M, Cohen LG: Magnetism: a new method for stimulation of nerve and brain. JAMA 262:538-541, 1989

Hamakawa H, Murashita J, Yamada N, et al: Reduced intracellular pH in the basal ganglia and whole brain measured by 31P-MRS in bipolar disorder. Psychiatry Clin Neurosci 58:82-88, 2004

Himmelhoch JM: Relationship of bipolar depression to involuntary motor disorders, in Basic Mechanisms and Therapeutic Implications. Edited by Soares JC, Gershon S. New York, Marcel Dekker, 2000, pp 317-342

Kane JM: The role of neuroleptics in manic-depressive illness. J Clin Psychiatry 49(suppl):12-14, 1988

Kato T, Takahashi S, Shioiri T, et al: Brain phosphate metabolism in patients with manic-depressive psychosis [in Japanese]. Seishin Shinkeigaku Zasshi 94:972-976, 1992

Kato T, Takahashi S, Shioiri T, et al: Reduction of brain phosphocreatine in bipolar II disorder detected by phosphorus-31 magnetic resonance spectroscopy. J Affect Disord 31:125-133, 1994

Kato T, Shioiri, T, Murashita J: Lateralized abnormality of high energy phosphate metabolism in the frontal lobes of patients with bipolar disorder detected by phase-encoded ^{31}P-MRS. Psychol Med 25:557-566, 1995

Kato T, Murashita J, Kamiya A, et al: Decreased brain intracellular pH measured by ^{31}P-MRS in bipolar disorder: a confirmation in drug-free patients and correlation with white matter hyperintensity. Eur Arch Psychiatry Clin Neurosci 248:301-306, 1998

Keck PE Jr, McElroy SL, Strakowski SM: Anticonvulsants and antipsychotics in the treatment of bipolar disorder. J Clin Psychiatry 59 (suppl 6):74-81, (discussion 82), 1998

Kennedy SH, Lam RW: Enhancing outcomes in the management of treatment resistant depression: a focus on atypical antipsychotics. Bipolar Disord 5 (suppl 2):36-47, 2003

Ketter TA, Kimbrell TA, George MS, et al: Effects of mood and subtype on cerebral glucose metabolism in treatment-resistant bipolar disorder. Biol Psychiatry 49:97-109, 2001

Kinrys G: Hypomania associated with omega3 fatty acids. Arch Gen Psychiatry 57:715-716, 2000

Klein JP, Jean-Baptiste M, Thompson JL, et al: A case report of hypomania following vagus nerve stimulation for refractory epilepsy. J Clin Psychiatry 64:485, 2003

Kukopulos A, Reginaldi D, Laddomada P, et al: Course of the manic-depressive cycle and changes caused by treatment. Pharmakopsychiatr Neuropsychopharmakol 13:156-167, 1980

Kupfer DJ, Frank E, Grochocinski VJ, et al: Demographic and clinical characteristics of individuals in a bipolar disorder case registry. J Clin Psychiatry 63:120-125, 2002; comment 63:1045-1046; author reply 63:1046, 2002

Levine J, Barak Y, Gonzalves M, et al: Double-blind, controlled trial of inositol treatment of depression. Am J Psychiatry 152:792-794, 1995

Levine J, Chengappa KN, Brar JS, et al: Psychotropic drug prescription patterns among patients with bipolar I disorder. Bipolar Disord 2:120-130, 2000

Levy R, Cooper P: Ketogenic diet for epilepsy. Cochrane Database Syst Rev CD001903, 2003

Masan PS: Atypical antipsychotics in the treatment of affective symptoms: a review. Ann Clin Psychiatry 16:3-13, 2004

McElroy SL, Dessain EC, Pope HG Jr, et al: Clozapine in the treatment of psychotic mood disorders, schizoaffective disorder, and schizophrenia. J Clin Psychiatry 52:411-414, 1991

McIntre R, Mancini DA, McCann SM, et al: Antidepressant efficacy and tolerability of risperidone and olanzapine in bipolar disorder. Presented at the XXIII Congress of the Collegium Internationale Neuro-Psychopharmalogicium, Montreal, Canada, MONTH 2002

McIntyre R, Katzman M: The role of atypical antipsychotics in bipolar depression and anxiety disorders. Bipolar Disord 5 (suppl 2):20-35, 2003

Mirnikjoo B, Brown SE, Kim HF, et al: Protein kinase inhibition by omega-3 fatty acids. J Biol Chem 276:10888-10896, 2001

Moore CM, Christensen JD, Lafer B, et al: Lower levels of nucleoside triphosphate in the basal ganglia of depressed subjects: a phosphorous-31 magnetic resonance spectroscopy study. Am J Psychiatry 154:116-118, 1997

Nahas Z, Kozel FA, Li X, et al: Left prefrontal transcranial magnetic stimulation (TMS) treatment of depression in bipolar affective disorder: a pilot study of acute safety and efficacy. Bipolar Disord 5:40-47, 2003

Noaghiul S, Hibbeln JR: Cross-national comparisons of seafood consumption and rates of bipolar disorders. Am J Psychiatry 160:2222-2227, 2003

Osher Y, Bersudsky Y, Belmaker RH: Omega-3 eicosapentaenoic acid in bipolar depression: report of a small open-label study. J Clin Psychiatry 66:726-729, 2005

Papakostas GI, Petersen TJ, Nierenberg AA, et al: Ziprasidone augmentation of selective serotonin reuptake inhibitors (SSRIs) for SSRI-resistant major depressive disorder. J Clin Psychiatry 65:217-221, 2004

Pascual-Leone A, Gates JR, Dhuna A: Induction of speech arrest and counting errors with rapid-rate transcranial magnetic stimulation. Neurology 41:697-702, 1991

Pascual-Leone A, Rubio B, Pallardo F, et al: Rapid-rate transcranial magnetic stimulation of left dorsolateral prefrontal cortex in drug-resistant depression. Lancet 348:233-237, 1996

Perris C, d'Elia G: A study of bipolar (manic-depressive) and unipolar recurrent depressive psychoses. IX: therapy and prognosis. Acta Psychiatr Scand Suppl 194:153-171, 1966

Post RM, Denicoff KD, Leverich GS, et al: Morbidity in 258 bipolar outpatients followed for 1 year with daily prospective ratings on the NIMH life chart method. J Clin Psychiatry 64:680-690, 2003

Rush AJ, George MS, Sackeim HA, et al: Vagus nerve stimulation (VNS) for treatment-resistant depressions: a multicenter study. Biol Psychiatry 47:276-286, 2000

Rush AJ, Marangell LB, Sackeim HA, et al: Vagus nerve stimulation for treatment-resistant depression: a randomized, controlled acute phase trial. Biol Psychiatry 58:347-354, 2005a

Rush AJ, Sackeim HA, Sackeim HA, et al: Effects of 12 months of vagus nerve stimulation in treatment-resistant depression: a naturalistic study. Biol Psychiatry 58:355-363, 2005b

Sackeim HA, Rush AJ, George MS, et al: Vagus nerve stimulation (VNS) for treatment-resistant depression: efficacy, side effects, and predictors of outcome. Neuropsychopharmacology 25:713-728, 2001

Sajatovic M, Brescan DW, Perez DE, et al: Quetiapine alone and added to a mood stabilizer for serious mood disorders. J Clin Psychiatry 62:728-732, 2001

Sakkas P, Mihalopoulou P, Mourtzouhou P, et al: Induction of mania by rTMS: report of two cases. Eur Psychiatry 18:196-198, 2003

Sanger TM, Grundy SL, Gibson PJ, et al: Long-term olanzapine therapy in the treatment of bipolar I disorder: an open-label continuation phase study. J Clin Psychiatry 62:273-281, 2001

Schmidt AW, Lebel LA, Howard HR Jr, et al: Ziprasidone: a novel antipsychotic agent with a unique human receptor binding profile. Eur J Pharmacol 425:197-201, 2001

Schwartzkroin PA: Mechanisms underlying the anti-epileptic efficacy of the ketogenic diet. Epilepsy Res 37:171-180, 1999

Shi L, Namjoshi MA, Swindle R, et al: Effects of olanzapine alone and olanzapine/fluoxetine combination on health-related quality of life in patients with bipolar depression: secondary analyses of a double-blind, placebo-controlled, randomized clinical trial. Clin Ther 26:125-134, 2004

Sokolski KN, Denson TF: Adjunctive quetiapine in bipolar patients partially responsive to lithium or valproate. Prog Neuropsychopharmacol Biol Psychiatry 27:863-866, 2003

Srisurapanont M, Yatham LN, Zis AP: Treatment of acute bipolar depression: a review of the literature. Can J Psychiatry 40:533-544, 1995

Stoll AL, Severus WE, Freeman MP: Omega 3 fatty acids in bipolar disorder: a preliminary double-blind, placebo-controlled trial. Arch Gen Psychiatry 56:407-412, 1999

Strakowski SM, DelBello MP, Adler C, et al: Neuroimaging in bipolar disorder. Bipolar Disord 2:148-164, 2000

Su KP, Huang SY, Chiu CC, et al: Omega-3 fatty acids in major depressive disorder: a preliminary double-blind, placebo-controlled trial. Eur Neuropsychophannacol 13(4):267-271, 2003

Suppes T, McElroy SL, Gilbert J, et al: Clozapine in the treatment of dysphoric mania. Biol Psychiatry 32:270-280, 1992

Tamas RL, Menkes D, El-Mallakh RS: Stimulating research: a prospective, randomized, double-blind, sham controlled study of slow transcranial magnetic stimulation in depressed bipolar patients. J Neuropsychiatry Clin Neurosci (in press)

Thiele EA: Assessing the efficacy of antiepileptic treatments: the ketogenic diet. Epilepsia 44 (suppl 7):26-29, 2003

Tohen M, Chengappa KN, Suppes T, et al: Efficacy of olanzapine in combination with valproate or lithium in the treatment of mania in patients partially nonresponsive to valproate or lithium monotherapy. Arch Gen Psychiatry 59:62-69, 2002

Tohen M, Vieta E, Calabrese J, et al: Efficacy of olanzapine and olanzapine-fluoxetine combination in the treatment of bipolar I depression. Arch Gen Psychiatry 60:1079-1088, 2003

Vieta E, Gasto C, Colom F, et al: Treatment of refractory rapid cycling bipolar disorder with risperidone. J Clin Psychopharmacol 18(2):172-174, 1998

Vieta E, Gasto C, Colom F, et al: Role of risperidone in bipolar II: an open 6-month study. T Affect Disord 67:213-219. 2001a

Vieta E, Goikolea JM, Corbella B, et al: Risperidone safety and efficacy in the treatment of bipolar and schizoaffective disorders: results from a 6-month, multicenter, open study. J Clin Psychiatry 62:818-825, 2001b

Vieta E, Reinares M, Corbella B, et al: Olanzapine as long-term adjunctive therapy in treatment-resistant bipolar disorder. J Clin Psychopharmacol 21:469-473, 2001c

Volz HP, Rzanny R, Riehemann S, et al: ^{31}P magnetic resonance spectroscopy in the frontal lobe of major depressed patients. Eur Arch Psychiatry Clin Neurosci 248:289-295, 1998

Williams RS, Cheng L, Mudge AW, et al: A common mechanism of action for three mood-stabilizing drugs. Nature 417:292-295, 2002

Yaroslavsky Y, Stahl Z, Belmaker RH: Ketogenic diet in bipolar illness. Bipolar Disord 4:75, 2002

Yatham LN, Binder C, Riccardelli R, et al: Risperidone in acute and continuation treatment of mania. Int Clin Psychopharmacol 18:227-235, 2003

Yildiz A, Sachs GS, Dorer DJ, et al: ^{31}P Nuclear magnetic resonance spectroscopy findings in bipolar illness: a meta-analysis. Psychiatry Res 106:181-191, 2001

Zarate CA, Jr, Payne JL, Singh J, et al: Pramipexole for bipolar II depression: a placebo-controlled proof of concept study. Biol Psychiatry 56:54-60, 2004

Zhao Q, Stafstrom CE, Fu DD, et al: Detrimental effects of the ketogenic diet on cognitive function in rats. Pediatr Res 55:498-506, 2004

Zornberg GL, Pope HG Jr: Treatment of depression in bipolar disorder: new directions for research. J Clin Psychopharmacol 13:397-408, 1993

Zullino D, Baumann P: Olanzapine for mixed episodes of bipolar disorder. T Psychopharmacol 13:198, 1999 ns psicológicas na depressão bipolar

10 Intervenções psicológicas na depressão bipolar

FRANCESC COLOM, PSY.D., M.SC., PH.D.
EDUARD VIETA, M.D., PH.D.

OS ÚLTIMOS CINCO ANOS FORAM essenciais para o estudo do tratamento psicológico como um poderoso adjunto à medicação no tratamento profilático de transtornos bipolares. Após muitos anos de especulação e poucas evidências, diversos estudos publicados em revistas científicas importantes demonstraram a eficácia de diversas abordagens psicológicas na prevenção de recaídas para mania ou depressão. Treinamento na identificação prodrômica (Perry et al., 1999), intervenções focalizadas na família (Miklowitz et al., 2003), terapia cognitivo-comportamental (Lam et al., 2003), e psicoeducação (Colom et al., 2003a, 2003b) alcançaram resultados mais do que aceitáveis em experiências clínicas aleatórias. Hoje, as diretrizes de tratamento incluem intervenções psicológicas como um instrumento regular para manter a eutimia (Calabrese et al., 2004; Goodwin et al., 2003). Entretanto, ao se examinar a eficácia da psicoterapia nas fases agudas de doença bipolar, é possível encontrar um cenário muito diferente (i.e., a psicoterapia, de fato, tem eficácia significativa na depressão bipolar). Ainda que diversas intervenções psicológicas tenham demonstrado eficácia na prevenção de mania (Colom et al., 2003a; Lam et al., 2003; Perry et al., 1999), qualquer tipo de terapia psicológica para pacientes agudamente maníacos parece ser uma opção de tratamento improvável, dada a notável eficácia de agentes antimaníacos mais modernos, que deixa pouco espaço para abordagens não-farmacológicas além de eletroconvulsoterapia (ECT) para mania resistente a tratamento. Este não é o caso da depressão bipolar, para a qual há inúmeras razões para validar o uso de estratégias psicológicas específicas como complementação da farmacologia (ver Tabela 10.1).

É interessante notar que a combinação de psicoterapia e antidepressivos foi mencionada como a primeira escolha no tratamento de depressão bipolar em um levantamento realizado com psiquiatras canadenses (Sharma et al., 1997). De acordo com esse estudo, apenas 15% dos psiquiatras começariam tratando depressão bipolar apenas com medicação. Cerca de 20% escolheriam uma intervenção cognitivo-comportamental, e apenas 5% mencionaram psicoeducação como opção. Infelizmente, no mesmo levantamento, metade dos participantes escolheria o que eles chamaram de psicoterapia "eclética", embora não definissem de maneira adequada o termo (tornando qualquer interpretação de eficácia quase sem sentido), e atualmente não há estudos baseados na referida abordagem. Os

Tabela 10.1
Razões para considerar intervenções psicológicas na depressão bipolar

- Depressão e ciclagem depressiva continuam sendo um problema substancial para cerca de dois terços dos pacientes ambulatoriais bipolares tratados de forma intensiva (Post et al., 2003).
- Depressão bipolar é o pólo afetivo anormal predominante e causa maior incapacidade e carga econômica do que mania (Bowden e Krishnan, 2004).
- Sintomas de depressão bipolar ocorrem com mais freqüência, duram mais tempo, são mais disruptivos e estão associados a maior risco de suicídio do que sintomas de mania (Hirschfeld, 2004).
- Alguns estudos sugerem uma razão de custo/benefício desfavorável para tratamento de depressão bipolar com antidepressivos (Ghaemi et al., 2004).
- Não foi demonstrado que os antidepressivos previnem, de forma definitiva, o suicídio e reduzem a mortalidade (Ghaemi et al., 2003).
- Os antidepressivos possuem o risco de induzir uma mudança, devendo ser reservados para casos graves; não é recomendado usá-los rotineiramente em casos leves a moderados (Ghaemi et al., 2003). Entretanto, ver Vieta (2003) para uma visão oposta.
- Pacientes bipolares têm auto-estima muito mais baixa, comparados com controles (Blairy et al., 2004), que pode ser melhorada por diversos tipos de psicoterapia.

leitores precisam ter em mente que esse estudo foi realizado antes de 1999, quando a psicoterapia bipolar começava a tornar-se aceita e amplamente praticada; se o levantamento fosse repetido hoje, os resultados poderiam indicar o uso de abordagens baseadas em evidências, como intervenções cognitivo-comportamentais ou terapia interpessoal. Contudo, a mensagem para psicólogos clínicos e especialistas em psicoterapia é bastante clara: os psiquiatras não estão usando qualquer tipo de critério para escolher um tipo específico de psicoterapia para o tratamento de depressão bipolar; antes, estão dependendo apenas da intuição. Essa confiança na intuição pode ser facilmente atribuída à falta de ensaios clínicos randomizados no campo da psicologia clínica durante as últimas décadas. Em outras palavras, os psiquiatras não usam com regularidade critérios baseados em evidências ao decidirem incluir determinados tratamentos psicológicos para certas sintomatologias, porque não há dados suficientes de estudos bem-projetados nos quais basear tais critérios. Ainda que a pesquisa sobre farmacoterapia tenha feito um grande esforço para mostrar sua eficácia com estudos bem-planejados, a pesquisa sobre psicoterapia focalizou-se mais em persuadir os médicos com argumentos não-científicos. Foi demonstrado que, tendo os psicólogos provado a eficácia profilática de suas intervenções nos transtornos bipolares (p.ex., Colom et al., 2003a; Lam et al., 2003; Miklowitz et al., 2003), há pouca relutância por parte destes para incluí-las como uma escolha de tratamento – mesmo em suas diretrizes psiofarmacológicas (Goodwin et al., 2003).

Mesmo que a evidência ainda seja escassa, há, atualmente, duas abordagens promissoras no tratamento de depressão bipolar: terapia cognitivo-comportamental (TCC) e terapia interpessoal com um componente do ritmo social (IPSRT). Ambas têm eficácia comprovada na depressão unipolar, e a maioria dos médicos aceita-as como estratégias úteis ao tratar depressão bipolar não-psicótica, apesar do fato de que ainda são necessários estudos controlados, aleatórios, definitivos, para determinar sua eficácia real (Frances et al., 1998).

As diretrizes de tratamento norte-americanas consideram as intervenções psicológicas uma segunda escolha no tratamento de depressão bipolar, imediatamente após a otimização de estabilizadores do humor e no mesmo nível que antidepressivos ou ECT (American Psychiatric Association, 2002). De um ponto de vista europeu, não há tanto otimismo em relação a essa posição privilegiada; a psicoterapia é, sem dúvida, um tratamento muito seguro em termos de evitar risco de mudança, mas pouco se sabe sobre seu resultado. Portanto, é preciso considerar com cuidado a relação entre segurança e eficácia em pacientes depressivos, em especial dadas as altas taxas de suicídio associadas à depressão bipolar, o que justifica uma intervenção mais ambiciosa (Vieta, 2003). Com isso em mente, não se pode considerar psicoterapia como estando no mesmo nível de antidepressivos ou ECT, principalmente porque o perfil clínico do paciente é diferente para cada tratamento. Por exemplo, psicoterapia é um tratamento adjunto de primeira linha no caso de depressão leve ou moderada em pacientes com ciclagem rápida ou com transtorno bipolar Tipo III (i.e., com mania induzida por antidepressivos), em cujo tratamento cautela no uso de antidepressivos é especialmente recomendada devido ao risco de induzir uma mudança. Entretanto, há poucos dados em apoio a essa afirmação, e a disponibilidade de lamotrigina pode mudar um pouco o panorama. Não foram excluídos algoritmos de tratamento de intervenções psicológicas para tratar depressão bipolar grave, pois junto com antidepressivos e estabilizadores do humor, a psicoterapia pode desempenhar um papel muito importante na prevenção de suicídio e na ajuda aos pacientes para lidar com atitudes e comportamentos disfuncionais.

As diretrizes norte-americanas mencionadas refletem o que é uma opinião comum entre muitos médicos – ou seja, que a psicoterapia seria bastante útil para aqueles pacientes com fatores precipitantes psicossociais. Em nossa opinião, reduzir a indicação de intervenções psicológicas apenas a episódios precipitados por eventos adversos é altamente inespecífico, demasiado restritivo e limita a indicação de intervenções psicológicas a primeiros episódios depressivos, porque episódios subseqüentes podem ser interpretados como sendo espontâneos ou induzidos por medicamentos. Além disso, embora não haja dados disponíveis sobre a eficácia da psicoterapia no tratamento de disforia ou hipotimia, que, em geral, acompanha mania, alguns autores consideram a terapia cognitiva o primeiro tratamento de escolha para esses sintomas (Jacobs, 1982).

TERAPIA COGNITIVO-COMPORTAMENTAL NA DEPRESSÃO BIPOLAR

A eficácia da TCC no tratamento de depressão unipolar é inquestionável, tanto em terapia de combinação como em monoterapia (Keller et al., 2000; Scott et al., 2000; Ward et al., 2000). Entretanto, esses resultados não podem ser generalizados para depressão bipolar, porque as duas têm diferenças clínicas sutis, mas relevantes. A depressão bipolar costuma ser caracterizada por hipersonia, inibição, letargia e apatia (principalmente sintomas comportamentais), enquanto a depressão unipolar é definida por desespero, pensamentos pessimistas e outros sinais cognitivos (Goodwin e Jamison, 1990). Embora seja verdade que sintomas cognitivos não estão ausentes na depressão bipolar, eles podem ser mais típicos de depressão unipolar. Portanto, depressão bipolar responderia melhor a uma terapia comportamental focalizada na ativação, enquanto a terapia cognitiva clássica seria mais adequada para pacientes unipolares. (Por essa razão, a partir de agora, nos referiremos a TCC como *terapia comportamental cognitiva* porque acredita-se que as estratégias comportamentais sejam muito mais importantes do que as estratégias cognitivas no tratamento de transtorno bipolar e, portanto, devem ser as primeiras indicadas no nome do tratamento.)

Essa diferença tem sido largamente desconsiderada por especialistas oriundos de escolas cognitivas acadêmicas, ortodoxas, que têm tentado, sem sucesso, tratar depressão bipolar seguindo o modelo clássico de Beck (Leahy e Beck, 1988). No campo da psicoterapia, uma posição acadêmica sobre determinado tratamento para transtornos mentais graves, em geral, encontra problemas para obter evidência clínica de apoio, em especial porque dominar um modelo não significa, necessariamente, entender determinada doença. Basicamente, a terapia cognitivo-comportamental supõe que comportamento mal-adaptativo e certos padrões cognitivos causam sintomas psiquiátricos. O tratamento se focaliza em mudar esses padrões com o uso de discussão lógica ou ativação comportamental, a fim de melhorar os sintomas. O problema em adaptar essa suposição de padrões cognitivos como uma causa de sintomas no transtorno bipolar é que ela, simplesmente, não é verdadeira: os padrões cognitivos não estão *causando* emoções na depressão bipolar. Na maioria dos pacientes bipolares, não há alteração cognitiva; se houver, ela é melhor descrita como sendo modificada pelo estado emocional: é mais provável que alterações cognitivas sejam conseqüência não a causa de depressão bipolar.

Seria muito interessante comparar a eficácia de terapia cognitiva "pura" com terapia comportamental no campo da depressão bipolar – embora, de um ponto de vista "comportamental", esse estudo seria quase impossível, porque cognição é comportamento. Atualmente, o número de estudos sobre terapia comportamental cognitiva bipolar é tão pequeno que não se poderia dizer exatamente que estudos futuros seriam mais relevantes e úteis para suplementar o volume atual de trabalho.

Há alguma ambigüidade em relação ao significado de termos para intervenções psicológicas. *Psicanálise* inclui uma ampla variedade de intervenções bastante diferentes, assim como *cognitivo-comportamental*. Embora a terapia comportamental cognitiva clássica nunca tenha demonstrado qualquer evidência no tratamento de depressão bipolar, há alguns estudos promissores sobre a eficácia de algumas estratégias cognitivas/psicoeducacionais – também denominadas terapia comportamental cognitiva – tanto como tratamento para depressão bipolar aguda como adjunto profilático (Lam et al., 2003). O estudo mais notável sobre uma terapia e tratamento de depressão bipolar é relatado em Scott e colaboradores (2001). Nele, 42 pacientes foram designados de forma aleatória para receber ou terapia cognitiva imediata ou seis meses em uma lista de espera para acompanhamento por terapia cognitiva. Após esse período, aqueles que já tinham recebido terapia cognitiva apresentaram melhoras muito maiores nos sintomas depressivos, medido pelo Inventário de Depressão de Beck (BDI). Seis meses após a terapia cognitiva ter terminado, houve apenas um aumento leve, mas não significativo, nos sintomas quando a terapia acabou. Os autores enfatizaram que a intervenção cognitiva foi mais complexa para pacientes bipolares do que para unipolares, mas os resultados obtidos são especialmente encorajadores, levando-se em consideração a dificuldade de tratar depressão bipolar apenas com medicação, o risco de mudança e as taxas de suicídio. O mesmo estudo também sugere a eficácia de terapia comportamental cognitiva na melhora de sintomas subliminares.

Diversos estudos preliminares mostram a viabilidade de terapia comportamental cognitiva como tratamento para depressão bipolar e sugerem sua implementação em rotinas de tratamento, embora esses relatos sejam, em sua maioria, baseados em uma amostra pequena (Palmer e Williams, 1995; Patelis-Siotis et al., 2001). O mesmo perigo interferiu seriamente nas conclusões de outros estudos que tentam avaliar a eficácia da terapia na melhora de sintomas depressivos bipolares (Zaretsky et al., 1999).

A terapia comportamental cognitiva também pode ser eficaz para tratar períodos pós-maníacos (Jacobs, 1982). Após uma fase hipomaníaca ou maníaca, o paciente pode parecer hipoativo e abúlico. Nesses casos, o tratamento com antidepressivo deve ser evitado, porque pode haver um risco de induzir mudança para mania ou ciclagem rápida (Wehr, 1993). Técnicas de autocontrole, manejo e inoculação de estresse, exposição e enfrentamento podem ser úteis no tratamento de problemas específicos derivados da doença.

Um elemento comum de toda psicoterapia que trabalha no tratamento de transtornos bipolares é que o racional é completamente baseado na experiência clínica e no bom senso. Mesmo que apresentar a evidência mais óbvia seja sempre uma parte de estudos científicos e, como conseqüência, experiências clínicas, aleatórias, sejam sempre indispensáveis, a verdade é que bons médicos têm conhecimento do que é uma prática satisfatória através de experiência – por exemplo, muitos sabiam que informar a família favorece o paciente, muito antes de David Miklowitz relatar evidência para tal afirmação (Miklowitz et al., 2003), e o mesmo pode ser dito sobre psicoeducação ou abordagens cognitivas. A modificação comportamental de rotinas do paciente talvez seja a abordagem pragmática mais utilizada na prática clínica, sem pensar em avaliar formalmente sua eficácia. Portanto, no caso de um paciente bipolar deprimido, não é necessário ser um perito em terapia comportamental cognitiva para encorajar ativação, aconselhar uma redução de tempo de sono ou incentivar exercícios – é apenas bom senso. Infelizmente, apenas poucos ensaios ocupam-se da utilidade do bom senso na psicoterapia.

Entre as intervenções comportamentais tradicionalmente usadas para depressão, a privação do sono demonstrou fortes taxas de eficácia – 40 a 75% dos pacientes melhoraram (Schilgen e Tolle, 1980), mas a maioria dos pacientes (50-80%) recaiu após regulação do sono (Giedke e Schwarzler, 2002). Pelo que se sabe, o único estudo existente sobre privação do sono incluindo pacientes de espectro bipolar é o de Heim (1988), que comparou 50 pacientes bipolares e ciclotímicos recebendo terapia luminosa com 50 pacientes bipolares e ciclotímicos recebendo privação de sono parcial; os resultados foram ligeiramente superiores para o grupo de terapia luminosa. No entanto, o estudo não incluiu um grupo de placebo, sendo impossível obter qualquer resultado terapêutico de tal metodologia. A privação do sono pode não ser uma intervenção adequada para depressão bipolar, mas estratégias comportamentais para reduzir o número de horas de sono são bastante aconselhadas.

TERAPIA INTERPESSOAL COM UM COMPONENTE DO RITMO SOCIAL

A terapia interpessoal com um componente do ritmo social ilustra outro problema na terminologia. A terapia interpessoal era anteriormente conhecida como uma abordagem psicodinâmica, desenvolvida por Harry Stack Sullivan. Ela inspirou Gerald Klerman e sua equipe (1984), que reformularam uma nova terapia interpessoal "focalizada no comportamento", que permite uma avaliação simples e confiável de seus resultados, sendo de tempo limitado. Essas características permitiram que a IPSRT – uma adaptação da terapia interpessoal de Klerman, desenvolvida pelo grupo de Pittsburgh (Frank et al., 1990), para tratar as necessidades de pacientes bipolares – se tornasse um padrão desejável para intervenções psicológicas nos transtornos bipolares. A eficácia da IPSRT na depressão unipolar foi amplamente comprovada (Elkin et al., 1989, 1995; Frank et al., 1991), e os dados sobre depressão bipolar são bastante promissores: pacientes recebendo a terapia tiveram menos recaídas depressivas, recuperação mais precoce da depressão e menos sintomatologia depressiva subliminar do que aqueles designados para outros tratamentos (Frank, 1999; Frank et al., 1999; Miklowitz et al., 2000). A IPSRT demonstrou ser eficaz para reduzir o risco de suicídio em pacientes bipolares (Rucci et al., 2002), mas é urgente a necessidade de novos estudos para determinar sua eficácia no tratamento de depressão bipolar.

TRATAMENTO DE PSICOTERAPIA DE SINTOMAS NUCLEARES E PROBLEMAS ASSOCIADOS

Um dos principais preconceitos que muitos psiquiatras têm em relação à psicologia clínica é a crença de que ela não funciona com sintomas essenciais, sendo útil apenas para problemas associados ou para entender os fatores precipitantes, desse modo limitando o papel da intervenção psicológica ao de simplesmente apoiar o paciente. Contudo, as intervenções psicológicas demonstraram eficácia para melhorar algumas condições nucleares graves, tal como o número de recaídas (Colom et al., 2003a; Lam et al., 2003), dando esperança de que este também possa ser o caso para depressão bipolar.

Problemas associados

Há diversos problemas associados a transtornos bipolares que podem piorar a qualidade de vida e, portanto, merecem atenção especial. Os pacientes podem encontrar problemas durante seu ajustamento a um diagnóstico; as reações comuns à notícia de um diagnóstico de doença grave, crônica, são negação, raiva, ambivalência e ansiedade (Goodwin e Jamison, 1990). É fundamental que o médico responda de forma adequada, a fim de melhorar a consciência da doença, a adesão ao tratamento e evitar problemas de auto-estima (Colom e Vieta, 2002a, 2002b). Outro problema que pode ser tratado com cuidado pelos terapeutas é o sentimento do paciente de perda e luto após a perda de objetos reais ou abstratos, tais como emprego (que é mencionado por 70% dos pacientes e de seus parceiros como a dificuldade mais relevante a longo prazo [Targum et al., 1981]), posição profissional (que afeta mais de 30% dos pacientes [Harrow et al., 1990]), situação econômica e perda de relacionamentos amorosos e do apoio da família. Todas essas perdas costumam ser acompanhadas por sentimentos intensos de culpa, derivados de uma forma sutil de *insight* pobre da doença, no qual o paciente tem uma falsa expectativa de controle sobre seus sintomas, a qual se torna frustração quando ele percebe que é completamente impossível manter um humor estável sem medicação. Todas essas questões são reativadas durante a fase depressiva, e precisam ser abordadas durante a psicoterapia, incluindo psicoeducação. A perda de objetos abstratos inclui luto pela perda do *self* saudável, em geral ocorrendo em pacientes ansiosos excessivamente envolvidos em sua doença. Psicoeducação regular não é a primeira escolha de tratamento para esse tipo de paciente; uma abordagem cognitiva é recomendada quando ocorre envolvimento excessivo. Luto pelo *self* saudável pode ser observado como uma suposição disfuncional que piora o curso do transtorno bipolar, conforme relatado por Lam e colaboradores (2004).

Sintomas centrais depressivos

Qualquer tratamento psicológico abordando depressão bipolar deve incluir ativação comportamental e atividades de reestruturação diárias para lidar com a apatia e a falta de energia – dois sintomas comuns de depressão bipolar. Portanto, a terapia comportamental costuma ser indicada, embora IPSRT seja outra escolha possível. Para aqueles com depressão bipolar não-melancólica, é especialmente útil iniciar psicoterapia. Pacientes deprimidos que já passaram por psicoeducação em geral respondem de imediato às instruções comportamentais de seus terapeutas, porque assumiram um modelo médico de sua doença, e as cognições tendem a estar menos alteradas.

Em relação ao tratamento da ansiedade, comum na depressão bipolar e em muitas outras fases da doença, vale mencionar que, em algum grau, a maioria dos programas psicoterapêuticos inclui técnicas comportamentais como relaxamento muscular. Entretanto, ansiedade durante depressão bipolar está relacionada, principalmente, a sentimentos de culpa e apatia. Portanto, uma abordagem cognitiva seria muito útil para lidar com esse aspecto.

Pesquisas sobre a abordagem comportamental-cognitiva para insônia em pacientes psiquiátricos são raras. Um dos estudos de referência no campo inclui um pequeno número de pacientes bipolares; portanto, é necessário cautela ao afirmar que essas técnicas são benéficas para o tratamento de pacientes bipolares (Dashevsky e Kramer, 1998). Contudo, embora seja possível tratar insônia de pacientes bipolares com técnicas comportamentais, esta pode não ser a melhor escolha, uma vez que há medicamentos eficazes para lidar com ela.

RESUMO

Tratamentos psicológicos como adjuntos a medicação podem ser adequados para tratar depressão bipolar, mas há, atualmente, muito pouca evidência indicando que tal tratamento seja o correto. Além disso, nem todas as depressões bipolares podem responder à psicoterapia, não sendo esta, portanto, uma escolha padrão.

Nossa recomendação é pensar na inclusão de terapia comportamental cognitiva ou IPSRT em depressões não-melancólicas, particularmente para pacientes já tratados com psicoeducação, e sempre como adjuntas a antidepressivos ou a lamotrigina. Os critérios para iniciar a psicoterapia devem ir além da mera existência de um fator precipitante psicossocial ou de um transtorno da personalidade. De fato, esses dois critérios seriam prognosticadores de resposta insatisfatória à psicoterapia. Intervenções psicológicas podem abordar com sucesso alguns sintomas depressivos nucleares, podendo ser incluídas nas diretrizes de tratamento tão logo demonstrem alguma eficácia em experiências clínicas aleatórias bem-planejadas.

REFERÊNCIAS

American Psychiatric Association Steering Committee on Practice Guidelines: Treatment guidelines for bipolar disorder. Am J Psychiatry 159 (suppl 4):1-50, 2002

Blairy S, Linotte S, Souery D, et al: Social adjustment and self-esteem of bipolar patients: a multicentric study. J Affect Disord 79:97-103, 2004

Bowden CL, Krishnan AA: Pharmacotherapy for bipolar depression: an economic assessment. Expert Opin Pharmacother 5:1101-1107, 2004

Calabrese JR, Kasper S, Johnson G, et al: International consensus group on bipolar I depression treatment guidelines. J Clin Psychiatry 65:569-579, 2004

Colom F, Vieta E: Non-adherence in psychiatric disorders: misbehavior or clinical feature? Acta Psychiatr Scand 105:161-163, 2002a

Colom F, Vieta E: Treatment adherence in bipolar disorders. Clin Approaches Bipolar Disord 1:49-56, 2002b

Colom F, Vieta E, Martínez-Arán A, et al: A randomized trial on the efficacy of group psychoeducation in the prophylaxis of recurrences in bipolar patients whose disease is in remission. Arch Gen Psychiatry 60:402-407, 2003a

Colom F, Vieta E, Reinares M, et al: Psychoeducation efficacy in bipolar disorders beyond compliance enhancement. J Clin Psychiatry 4:1101-1105, 2003b

Dashevsky BA, Kramer M: Behavioral treatment of chronic insomnia in psychiatrically ill patients. J Clin Psychiatry 59:693-699, 1998

Elkin I, Shea MT, Watkins JT, et al: National Institute of Mental Health Treatment of Depression Collaborative Research Program: general effectiveness of treatments. Arch Gen Psychiatry 46:971-982, 1989

Elkin I, Gibbons R, Shea MT, et al: Initial severity and differential treatment outcome in the National Institute of Mental Health Treatment of Depression Collaborative Research Program. J Consult Clin Psychol 63:841-847, 1995

Frances AJ, Kahn DA, Carpenter D, et al: The expert consensus guidelines for treating depression in bipolar disorder. J Clin Psychiatry 59 (suppl 4):73-79, 1998

Frank E: Interpersonal and social rhythm therapy prevents depressive symptomatology in bipolar I patients. Bipolar Disord 1(suppl):13, 1999

Frank E, Kupfer DJ, Perel JM, et al: Three-year outcome for maintenance therapies in recurrent depression. Arch Gen Psychiatry 47:1093-1099, 1990

Frank E, Kupfer DJ, Wagner EF, et al: Efficacy of interpersonal psychotherapy as a maintenance treatment of recurrent depression: contributing factors. Arch Gen Psychiatry 48:1053-1059, 1991

Frank E, Swartz HA, Malinger AG, et al: Adjunctive psychotherapy for bipolar disorder: effects of changing treatment modality. J Abnor Psychol 108:579-587, 1999

Ghaemi SN, Hsu DJ, Soldani F, et al: Antidepressants in bipolar disorder: the case for caution. Bipolar Disord 5:421-433, 2003

Ghaemi SN, Rosenquist KJ, Ko JY, et al: Antidepressant treatment in bipolar versus unipolar depression. Am J Psychiatry 161:163-165, 2004

Giedke H, Schwarzler F: Therapeutic use of sleep deprivation in depression. Sleep Med Rev 6:361-377, 2002

Goodwin FK, Jamison KR: Manic-Depressive Illness. New York, Oxford University Press, 1990

Goodwin GM, Consensus Group of the British Association for Psychopharmacology: Evidence-based guidelines for treating recommendations from British Association for Psychopharmacology. J Psychopharmacol 17:149-173, 2003

Harrow M, Goldberg J, Grossman L, et al: Outcome in manic disorders: a naturalistic follow-up study. Arch Gen Psychiatry 47:665-671, 1990

Heim M: Effectiveness of bright light therapy in cyclothymic axis syndromes- a cross-over study in comparison with partial sleep deprivation. Psychiatr Neurol Med Psychol (Leipz) 40:269-277, 1988

Hirschfeld RM: Bipolar depression: the real challenge. Eur Neuropsychopharmacol 14 (suppl 2):83-88, 2004

Jacobs LI: Cognitive therapy of postmanic and postdepressive dysphoria in bipolar illness. Am J Psychother 36:450-458, 1982

Keller MB, McCullough JP, Klein DN, et al: A comparison of nefazodone, the cognitive behavioral-analysis system of psychotherapy, and their combination for the treatment of chronic depression. N Engl J Med 342:1462-1470, 2000

Klerman GL, Weissman MM, Rounsaville BJ, et al: Interpersonal Psychotherapy of Depression. New York, Basic Books, 1984

Lam DH, Watkins ER, Hayward P, et al: A randomized controlled study of cognitive therapy for relapse prevention for bipolar affective disorder. Outcome of the first year. Arch Gen Psychiatry 60:145-152, 2003

Lam D, Wright K, Smith N: Dysfunctional assumptions in bipolar disorder. J Affect Disord 79:193-199, 2004

Leahy RL, Beck AT: Cognitive therapy of depression and mania, in Depression and Mania. Edited by Gorgotas A, Cancro R. New York, Elsevier, 1988

Miklowitz DJ, Simoneau TL, George EL, et al: Family-focused treatment of bipolar disorder: 1-year effects of a psychoeducational program in conjunction with pharmacotherapy. Biol Psychiatry 48:582-592, 2000

Miklowitz DJ, George EL, Richards JA, et al: A randomized study of family focused psychoeducation and pharmacotherapy in the outpatient management of bipolar disorder. Arch Gen Psychiatry 60:904-912, 2003

Palmer A, Williams H, Adams M: CBT in a group format for bipolar affective disorder. Beh Cogn Psychother 23:153-168, 1995

Patelis-Siotis I, Young LT, Robb JC, et al: Group cognitive behavioral therapy for bipolar disorder: a feasibility and effectiveness study. J Affect Disord 65:145-153, 2001

Perry A, Tarrier N, Morris R, et al: Randomised controlled trial of efficacy of teaching patients with bipolar disorder to identify early symptoms of relapse and obtain treatment. Br Med J 318:149-153, 1999

Post RM, Leverich GS, Nolen WA, et al: A re-evaluation of the role of antidepressants in the treatment of bipolar depression: data from the Stanley Foundation Bipolar Network. Bipolar Disord 5:396-406, 2003

Rucci P, Frank E, Kostelnik B, et al: Suicide attempts in patients with bipolar I disorder during acute and maintenance phases of intensive treatment with pharmacotherapy and adjunctive psychotherapy. Am J Psychiatry 159:1160-1164, 2002

Schilgen B, Tolle R: Partial sleep deprivation as therapy for depression. Arch Gen Psychiatry 37:267-271, 1980

Scott J, Teasdale JD, Paykel ES, et al: Effects of cognitive therapy on psychological symptoms and social functioning in residual depression. Br J Psychiatry 177:440-446, 2000

Scott J, Garland A, Moorhead S: A pilot study of cognitive therapy in bipolar disorders. Psychol Med 31:459-467, 2001

Sharma V, Mazmanian DS, Persad E, et al: Treatment of bipolar depression: a survey of Canadian psychiatrists. Can J Psychiatry 42:298-302, 1997

Targum SD, Dibble ED, Davenport YB, et al: The Family Attitudes Questionnaire: Patients' and spouses' views of bipolar illness. Arch Gen Psychiatry 38:562-568, 1981

Vieta E: Case for caution, case for action. Bipolar Disord 5:434-435, 2003

Ward E, King M, Lloyd M, et al: Randomised controlled trial of non-directive counselling, cognitive-behaviour therapy, and usual general practitioner care for patients with depression. I: clinical effectiveness. Br Med J 321:1383-1388, 2000

Wehr TA: Can antidepressants induce rapid cycling? Arch Gen Psychiatry 50:495-496, 1993

Zaretsky A, Segal Z, Gemar M: Cognitive therapy for bipolar depression: a pilot study. Can J Psychiatry 44:491-494, 1999

Orientações para prática e pesquisa futuras

11

S. NASSIR GHAEMI, M.D., M.P.H.
JACLYN SAGGESE, B.A.
FREDERICK K. GOODWIN, M.D.

ATÉ POUCO TEMPO, o desenvolvimento de novos tratamentos farmacológicos para depressão focalizavam-se tanto na depressão unipolar que *depressão maior* e *depressão unipolar* pareciam ser quase sinônimos. Talvez a depressão bipolar tenha ficado de lado porque, até recentemente, todos os agentes desenvolvidos de forma específica para o tratamento de transtorno bipolar foram introduzidos como agentes antimaníacos. Quando a depressão ocorria em um paciente bipolar, ela era tratada com os mesmos agentes antidepressivos desenvolvidos para depressão unipolar. Agora, com o desenvolvimento de novos agentes (lamotrigina e, talvez, também, quetiapina), que podem ser mais efetivos para depressão bipolar do que para depressão unipolar, o interesse naquela se intensificou. Outra razão para essa nova ênfase na depressão bipolar é a recente pesquisa longitudinal indicando que a depressão representa a maior parte da morbidade associada a transtorno bipolar. Esse componente da doença dura muito mais tempo do que o componente maníaco, é mais difícil de tratar e está associado à mortalidade aumentada. Depressão é o núcleo da doença bipolar.

Apesar dos avanços da década de 1990 na prática e na pesquisa, há muito espaço para progresso. Neste capítulo, revisaremos algumas direções que a pesquisa e a prática futuras poderão tomar.

DA FENOMENOLOGIA CLÍNICA À VALIDADE DIAGNÓSTICA

O primeiro assunto que a pesquisa futura deve esclarecer é a validade diagnóstica de nosso atual esquema de classificação. Considerando a depressão *per se*, as formas bipolar e unipolar são diferentes? Infelizmente, a estrutura do DSM-IV-TR define transtorno bipolar como uma doença diferente de todos os demais transtornos do humor (i.e., dos transtornos depressivos). Portanto, o atual sistema do DSM obscurece o fato de que, originalmente, a distinção bipolar-unipolar era concebida como uma forma de diferenciar duas apresentações de uma doença *recorrente*. Em outras palavras, a estrutura do DSM dá precedência à polaridade sobre a ciclicidade ou a recorrência, desse modo obscurecendo a realidade de que uma variante bastante comum de doença unipolar é tão recorrente ou cíclica quanto a doença bipolar. O foco original de Kraepelin no curso e na recorrência foi perdido em detrimento da pesquisa e da prática. Assim como o grupo de transtornos resumidos sob o diagnóstico de transtorno depressivo maior unipolar do DSM-IV-TR, é muito amplo para ser significativo, as atuais definições de transtorno bipolar tipos I e II são muito restritas. Resta à pesquisa empírica demonstrar em que ponto do espectro maníaco-depressivo deve ser traçada a melhor linha entre essas duas variedades de doença depressiva.

Para alcançar tal objetivo, métodos de validação precisam ser desenvolvidos para além de seu estado atual. Por exemplo, mais estudos familiares, de larga escala, baseados na comunidade, como o de Roscommon (Kendler et al., 1993a), são necessários.

Estudos sobre validade também podem ser usados para acentuar a confiabilidade de critérios diagnósticos para transtornos do humor. Tal ênfase teria um impacto nas estimativas atuais da prevalência de transtornos do humor, que são baseados, de forma substancial no estudo da Área de Captação Epidemiológica (ECA), usando o Programa de Entrevista Diagnóstica (DIS) como instrumento (baseado no DSM-III), administrado por pessoas leigas. É interessante notar, entretanto, que entrevistas de pesquisa administradas por médicos correlacionaram-se de forma insatisfatória com diagnósticos baseados no DIS em um dos locais do ECA (Anthony et al., 1985). Em seguida, métodos de diagnóstico semelhantes ao ECA foram usados no Levantamento Nacional de Co-morbidade (National Comorbidity Survey); mesmo com métodos parecidos, a prevalência de mania foi duas vezes mais alta do que no ECA (1,6 comparado com 0,8%), assim como a prevalência de depressão unipolar (17 *versus* 8%) (Kessler et al., 1994). Um novo diagnóstico de uma subamostra nesse estudo, feito por pesquisadores médicos, relatou taxas mais baixas de diagnósticos de psicose não-afetiva do que naqueles feitos por entrevistadores leigos treinados (Kendler et al., 1996). Estudos epidemiológicos recentes não melhoraram ou evitaram esses problemas de validade diagnóstica. Por exemplo, aplicações de larga escala do instrumento de auto-relato, o Questionário de Transtorno do Humor (MDQ), enfrentou o problema de baixa sensibilidade e baixo valor preditivo positivo na comunidade (Hirschfeld et al., 2003) ou em cuidado primário (Das et al., 2005), ao contrário do cenário psiquiátrico clínico (Hirschfeld et al., 2000). Estudos futuros sobre tais instrumentos de avaliação precisam enfatizar, pelo menos no cenário de cuidados primários, maneiras de combinar essas escalas de auto-relato com sinais clínicos de doença bipolar e informação de membros da família, de modo a melhorar a precisão do diagnóstico.

Os médicos nem sempre concordam entre si sobre diagnósticos de transtornos do humor. Por exemplo, em nossa pesquisa sobre padrões diagnósticos na comunidade, verificamos que apenas 63% dos pacientes que diagnosticamos com transtorno bipolar receberam esse diagnóstico de psiquiatras anteriores (Ghaemi et al., 2000). Taxas de diagnóstico errôneo semelhantes, cerca de 50%, foram encontradas usando o MDQ no cenário psiquiátrico clínico (Hirschfeld et al., 2003).

Ainda que um pouco disso represente confiança excessiva no paciente deprimido como a única fonte de informação (ou seja, um membro da família não é entrevistado), parte dessa discordância diagnóstica pode representar diferentes interpretações da informação disponível. A pesquisa futura precisa investigar fatores envolvidos com questões de confiabilidade nos transtornos do humor, bem como as implicações para estudos clínicos e de tratamento. Um fator relevante pode ser o fenômeno de falta de *insight* da fase maníaca de transtorno bipolar (Ghaemi e Rosenquist, 2004), que pode levar a diagnóstico errôneo e, além de informação da família, pode requerer técnicas de entrevista sofisticadas, que são difíceis de padronizar para fins de pesquisa.

PROGRESSO NA NEUROBIOLOGIA

Há inúmeros aspectos clínicos sobre depressão bipolar que deveriam ser o foco de investigação fisiopatológica (Goodwin e Jamison, 1990): primeiro, parece que diversas funções do sistema nervoso central (SNC) desempenham um papel na doença. Segundo, episódios depressivos costumam ser reativos ao ambiente. Terceiro, há uma vulnerabilidade genética à doença afetiva. Quarto, existe uma demora no início de sintomas clínicos, em geral durante a segunda ou a terceira décadas de vida. Quinto, a recuperação espontânea ocorre, e os episódios podem ser recorrentes. Por fim, há um intervalo no tempo de resposta à medicação de cerca de 4 a 6 semanas após o início das primeiras alterações sinápticas. Esse ponto é especialmente significativo, porque a farmacologia clínica da medicação terapêutica tem servido como um roteiro útil para hipóteses biológicas testáveis ("a ponte farmacológica").

É nossa opinião que a hipótese neurobiológica ideal deve explicar os dois aspectos mais fundamentais de transtornos do humor: vulnerabilidade genética e recorrência episódica. Nesse sentido, a maioria dos estudos biológicos sobre pacientes envolve o estado da doença, enquanto muitos estudos sobre marcadores biológicos potenciais (sobretudo estudos genéticos clínicos) envolvem os estados recuperados. Se o objetivo for identificar, de fato, marcadores de traço de predisposição biológica, é imperativo estudar indivíduos antes do início da doença. Tais experiências podem ser possíveis na investigação longitudinal de populações de risco.

A diferenciação estado-traço é, em qualquer caso, uma distinção importante que precisa ser feita para evitar relatos confusos e conflitantes. Alterações neuroendócrinas, como atividade de corticosteróide aumentada, podem estar presentes durante o estado de doença, mas não nos estados pré-mórbido ou recuperado. Além disso, processos patológicos co-mórbidos podem diferir de processos relacionados a estado de doença, bem como de marcadores de traço durante fases recuperadas posteriores. A pesquisa com crianças e adolescentes de risco antes do início da doença também pode ajudar a revelar a patogênese de doença afetiva. Esse tipo de trabalho ajuda a esclarecer quais achados neurobiológicos podem representar processos etiológicos e quais podem representar mecanismos homeostáticos normais, talvez com apenas efeitos patológicos secundários (Post, 1992).

Avanços na neuroimagem são outra área de progresso excitante na pesquisa neurobiológica. Os transtornos do humor ainda estão atrás da esquizofrenia como foco desse tipo de trabalho, e a pesquisa futura sobre neuroimagem deveria focalizar-se mais em transtornos do humor. A relativa escassez de trabalhos nessa área levanta a probabilidade de erro Tipo II (falso-negativo) na interpretação de conjuntos de dados disponíveis, devido à falta de poder estatístico para encontrar diferenças existentes. A neuroimagem funcional, como tomografia de emissão de pósitrons (PET), está começando a demonstrar diferenças fisiopatológicas sutis, que escaparam à imagem cerebral estrutural, tal como tomografia computadorizada (TC) ou imagem de ressonância magnética (IRM) (Mayberg, 2003). Dados recentes sugerem mecanismos neuroanatômicos de resposta a antidepressivos na depressão unipolar (Mayberg et al., 2005); trabalho semelhante precisa ser feito sobre depressão bipolar.

Duas linhas de investigação que se relacionam diretamente ao aspecto clínico único de recorrência nos transtornos do humor também precisam aumentar a ênfase na pesquisa futura. A primeira postula que recorrência clínica envolve anormalidades nos ritmos biológicos, em especial ciclos circadianos, uma área desbravada por Wehr e colaboradores (1983). A segunda traça uma analogia entre a natureza episódica de transtornos do humor e *kindling* (ignição) elétrico, com sensibilização comportamental a episódios de humor, uma hipótese desenvolvida de forma mais extensiva por Post e colaboradores (1992).

A pesquisa sobre ritmos circadianos sugere que anormalidades envolvendo os núcleos supraquiasmáticos no hipotálamo podem explicar muitos dos aspectos clínicos de transtornos de humor recorrentes (incluindo sazonalidade do tipo de episódio), por meio de efeitos secundários sobre sistemas de neurotransmissor. Ritmos de curso livre, ciclos que não estão ligados ao período dia-noite de 24 horas, podem dessincronizar outros ritmos circadianos, afetando de forma adversa o humor (Wehr e Goodwin, 1983). Essa hipótese foi apoiada por um modelo animal de um relógio biológico geneticamente rápido em ratos que não possuíam o gene tau, com características comportamentais análogas a sintomas bipolares. As orientações para pesquisa futura sobre relógios biológicos devem buscar identificar anormalidades potenciais em pacientes com transtornos do humor, em geral, e transtorno afetivo sazonal, em particular. Eventualmente, as diferenças genéticas que subjazem a relógios anormais podem ser identificadas, levando a um entendimento das proteínas traduzidas pelos genes e, desse modo, esclarecer mecanismos fisiopatológicos específicos do transtorno do humor.

A segunda hipótese relevante à recorrência é o paradigma de *kindling*. Desenvolvida por Post e colaboradores (1992), essa teoria desenvolve-se sobre o achado fisiológico de que estímulos elétricos ou químicos intermitentes, subliminares, produzem despolarização cada vez mais forte no sistema límbico, a qual pode levar a um foco convulsivo permanente independente, com possíveis efeitos comportamentais semelhantes a transtornos do humor. Embora uma ligação direta entre fenômeno de *kindling* e recorrência clínica não possa ser estabelecida com facilidade, a hipótese possui a vantagem de explicar inúmeros achados clínicos em uma teoria: primeiro, os episódios iniciais de transtorno bipolar tendem a ser precipitados por estressores ambientais, enquanto episódios posteriores tendem a ser desencadeados, com menos freqüência, por fatores psicossociais; segundo, a gravidade dos episódios de humor não-tratados tende a piorar com o tempo; terceiro, o intervalo entre episódios de humor diminui com o tempo; e quarto, eventos estressantes da infância podem predispor o indivíduo a transtornos do humor na idade adulta (Kendler et al., 1992). Este último aspecto é particularmente apoiado por dados que sugerem que animais mais jovens são mais sensíveis a *kindling* com níveis de intensidade mais baixos do que animais mais velhos (Fanelli e McNamara, 1986). Isso levanta a possibilidade de tratamento farmacológico preventivo precoce (*antikindling*), uma vez que marcadores genéticos sejam identificados.

ORIENTAÇÕES PARA PESQUISA FUTURA

Estudos de gêmeos estão começando a fornecer orientação não apenas para os componentes genéticos de doença, mas também para os fatores ambientais que podem ser relevantes. Em um estudo, a propensão a depressão maior ou a transtorno de ansiedade generalizada foi explicada por um modelo envolvendo uma grande contribuição de herança genética não-mendeliana, cumulativa, e uma contribuição menor de efeitos ambientais específicos ("as vantagens e desvantagens da fortuna excessiva"); nenhuma contribuição significativa pôde ser encontrada para herança genética mendeliana (i.e., padrões qualitativos dominantes ou recessivos, em oposição a padrões quantitativos cumulativos) ou para efeitos ambientais compartilhados (i.e., família) (Kendler et al., 1993b). Esse resultado sugere que a pesquisa psicológica deve concentrar-se nos estressores ambientais atuais, mais do que em experiências da infância ou familiares, como tem sido tradicionalmente o caso. Mais pesquisas são necessárias para confirmar ou refutar esses achados sugestivos.

Para ampliar o tema, uma das associações mais consistente observada entre fatores psicossociais precoces e o desenvolvimento de transtornos mentais em adultos foi a correlação entre perda parental na infância e depressão maior. O único estudo sobre essa relação que se tem notícia que usou uma amostra geneticamente informativa é o de Kendler e colaboradores (1992), que estudaram de forma extensiva uma grande coorte de gêmeas ($N = 1.030$), 57% das quais eram monozigóticas. Após isolar as variáveis de contribuições genéticas e usar regressão múltipla e análise de risco relativo, o grupo encontrou evidência de um efeito modesto de separação ou morte parental, ou de ambas, sobre o risco de depressão maior, transtorno de ansiedade generalizada e transtorno de pânico ou de fobia na progênie. Entretanto, a porcentagem da variação total na probabilidade devido a fatores não-genéticos operando na infância foi pequena, variando de 1,6 a 4,9%. Para depressão maior nesses adultos, a contribuição genética foi cerca de 25 vezes mais importante do que o impacto psicológico precoce de perda parental na infância. Contudo, quando eventos estressantes recentes foram considerados, sua presença foi o único prognosticador mais poderoso de depressão maior. Devido à importância de estresse atual ou recente na precipitação de episódios, Kendler e colaboradores puderam concluir que a genética desempenha um papel substancial, mas não definitivo, no início de depressão.

Por fim, o trabalho sobre suscetibilidades genéticas e ambientais a transtorno do humor precisa estar ligado ao desenvolvimento de alterações neurobiológicas no curso da doença. Seríamos, então, capazes de entender por que certos tratamentos funcionam e outros não e de adaptar tratamentos de forma mais específica ao transtorno do humor em questão, com base em suas raízes etiológicas e em seus mecanismos neurobiológicos. Um trabalho recente começou a examinar os prognosticadores farmacogenéticos de resposta ou efeitos colaterais. Por exemplo, o polimorfismo do gene transportador de serotonina (Rousseva et al., 2003) e a hipoatividade de catecol O-metiltransferase (Papolos et al., 1998) foram ligados a mania induzida por antidepressivos ou a ciclagem ultra-rápida, respectivamente.

AVANÇOS NA PSICOFARMACOLOGIA CLÍNICA

Sem dúvida, o maior avanço prático no tratamento de depressão bipolar foi o desenvolvimento da lamotrigina como um estabilizador do humor, com um benefício de longo prazo proeminente para sintomas depressivos (Calabrese et al., 2003). Apesar de seu risco pequeno, mas real, para síndrome de Stevens-Johnson, esse agente também costuma ser bem-tolerado, proporcionando aos pacientes uma alternativa a outros estabilizadores do humor (que têm efeitos apenas modestos contra depressão e bem mais efeitos colaterais) e a antidepressivos (que possuem algum risco de desestabilização de longo prazo, além de mais efeitos colaterais).

Contudo, muitos pacientes ainda não respondem à lamotrigina ou não a toleram. Infelizmente, a última década não viu muito progresso no conhecimento sobre a eficácia e a segurança de antidepressivos tradicionais na depressão bipolar. Conforme revisto em uma metanálise recente (Gijsman et al., 2004), apenas cinco ensaios clínicos randomizados (RCT) controlados por placebo sobre antidepressivos parecem existir, e apenas dois ocorreram na última década (os outros três deram-se na década de 1980 e envolveram seligilina ou fluoxetina, a maioria das vezes na ausência de estabilizadores do humor). Dos dois estudos mais recentes, um (Tohen et al., 2003) foi bastante grande ($N = 833$) e comparou olanzapina com olanzapina mais fluoxetina (COF) ou placebo; este foi o maior estudo já conduzido sobre depressão bipolar. Infelizmente, com uma amostra tão grande, um benefício clinicamente trivial com apenas olanzapina foi significativo do ponto de vista estatístico, levando a alguma confusão sobre se este agente é efetivo na depressão bipolar. O benefício de COF foi mais notável e levou à única indicação atual da U.S. Federal Drug Administration sobre tratamento para depressão bipolar. Entretanto, não foi demonstrado que esse benefício continua no tratamento de longo prazo, nem mesmo é claro se a parte de olanzapina da combinação confere algum benefício além de proteção antimaníaca. O outro estudo sobre antidepressivos nos últimos anos é talvez o único verdadeiramente bem-desenhado e clinicamente significativo – a comparação entre paroxetina *versus* imipramina *versus* placebo, adicionado a lítio (Nemeroff et al., 2001). Somente o lítio em níveis terapêuticos (> 0,8) foi considerado tão efetivo quanto a adição de antidepressivos.

Em resumo, ainda não há um estudo bem-desenhado que comprove a eficácia de qualquer antidepressivo, mesmo em casos agudos, para depressão bipolar, quando comparado com estabilizadores do humor comprovados, como o lítio; por essa razão, mais estudos sobre antidepressivos são necessários na pesquisa sobre transtorno bipolar.

Os antipsicóticos atípicos se comprovarão de utilidade para depressão bipolar? Os dados de olanzapina, descritos há pouco, são bastante equívocos. Entretanto, um estudo recente encontrou benefício com quetiapina na depressão bipolar, com uma magnitude de efeito muito maior e mais benefício para sintomas de humor centrais (em oposição a sintomas neurovegetativos) do que o estudo de olanzapina referido aqui (Calabrese et al., 2005). Tal benefício pode representar eficácia de antidepressivo ou melhora em pessoas com estados de humor mistos subliminares para critérios restritos de episódio misto segundo o DSM-IV-TR. Mais reproduções serão necessárias para esclarecer esse aparente benefício de quetiapina na depressão bipolar.

A natureza e a freqüência de mudança maníaca aguda, bem como a desestabilização de longo prazo com antidepressivos na depressão bipolar, também precisam ser estabelecidas por estudos maiores e por estudos epidemiológicos grandes, melhor planejados.

Os modelos de experiência clínica futuros também se beneficiariam de cruzamentos aleatórios de indivíduos que não respondem a tratamento e de uma ênfase em fatores clínicos e neurobiológicos que prognosticam resposta. Esse trabalho permitiria que futuros investigadores direcionassem agentes antidepressivos específicos a pacientes com determinados aspectos clínicos ou neurobiológicos e possibilitaria a tomada de decisão sistemática no curso de mudança entre agentes antidepressivos.

Além da eficácia de curto prazo e da segurança dos antidepressivos, a controvérsia sobre seus riscos de longo prazo intensificou-se. Estudos de observação estão sendo agora publicados de ambos os lados, alguns sugerindo que os antidepressivos fazem determinados pacientes com transtorno bipolar piorar a longo prazo (Ghaemi et al., 2003) e outros defendendo que os antidepressivos levam a bons resultados (Altshuler et al., 2003). A fim de que os médicos cheguem a um consenso, deve-se aumentar os RCTs sobre eficácia e segurança de manutenção de novos antidepressivos na depressão bipolar. Novos estudos (Ghaemi et al., 2005; Post et al., 2004) estão perto de serem completados e fornecerão alguma orientação aos médicos, ainda que mais reproduções sejam necessárias.

É imperativo que se obtenha esse tipo de dados, porque trata-se de um problema de saúde pública importante. Se for descoberto que os antidepressivos são, de fato, ineficazes para a maioria dos pacientes e prejudiciais para um número apreciável, isso significaria, então, que os médicos expuseram desnecessariamente a população de pacientes a esses agentes durante décadas. É fundamental que tal questão seja esclarecida e que a prática clínica seja alterada de forma drástica na próxima década.

INTEGRAÇÃO ENTRE ASPECTOS BIOLÓGICOS E PSICOSSOCIAIS DO TRANSTORNO DO HUMOR

As futuras conceituações de transtorno do humor têm menos probabilidade de sofrerem os efeitos reducionistas do dualismo cartesiano do que no passado. Dada a compreensão cada vez maior de que mente e cérebro não são entidades diferentes, pertencentes a diferentes esferas de experiência, a distinção entre os aspectos biológicos e psicossociais da doença começa a ser desfeita. Essa abordagem é apoiada por avanços na própria pesquisa biológica. Novos desenvolvimentos na neurociência estão começando a mostrar que mesmo alterações sutis no ambiente (em especial no início da vida) podem resultar em alterações duradouras no cérebro. Os avanços baseiam-se em novos *insights* sobre a plasticidade do SNC, com demonstrações refinadas de influências ambientais específicas sobre processos neurobiológicos determinados, incluindo expressão de gene. No estudo sobre efeitos do estresse, por exemplo, o campo passou rapidamente das respostas biológicas imediatas, em geral de curto prazo (p. ex., ativação do eixo hipotalâmico-hipofisário-adrenal), para demonstrações de manipulações ambientais, produzindo alterações duradouras, inclusive permanentes (Gynter et al., 1998). Foi demonstrado que essas alterações operam através de caminhos de transdução de sinal, intracelulares, acoplados a receptor, que regulam a expressão genética, a qual, por sua vez, altera a síntese de proteínas e de componentes celulares específicos (Manji, 1992). Kandel (1999) sugeriu que um mecanismo de ação para psicoterapia pode envolver alterações na estrutura e na função sináptica. Se isso for verdadeiro, então tratamento com medicação e psicoterapia podem ter seus efeitos mediante um caminho comum final de função cerebral alterada. Essa possibilidade é apoiada por trabalho sobre transtorno obsessivo-compulsivo (Baer, 1996), no qual terapia cognitivo-comportamental (TCC) produziu alterações semelhantes na neuroimagem de PET, da mesma forma que tratamento com inibidores da recaptação de serotonina. Um fato interessante é que, em um estudo de 30 pacientes ambulatoriais deprimidos (Goldapple et al., 2004), aqueles que responderam à TCC apresentavam um padrão diferente de alterações de PET (diminuições pré-frontais na atividade e aumentos hipocampais/cingulados) daqueles que responderam à paroxetina (aumentos pré-frontais na atividade e diminuições hipocampais/cinguladas). Mais trabalhos são necessários nesse campo prolífico de traduzir tratamento psicoterapêutico em alterações na estrutura e na função cerebral.

Uma vez que o cérebro seja entendido como uma via final comum tanto para tratamentos de medicação como de psicoterapia, então o conflito entre abordagens biológicas e psicossociais torna-se mais manejável. Ambas as abordagens de tratamento são mediadas pelo cérebro. Pode ser que transtornos do humor tenham origens amplamente biológicas, e ainda ser responsivos à psicoterapia. De forma inversa, algumas formas de transtorno do humor podem ser de origem psicossocial e, contudo, responder a tratamento com medicação. É um erro elementar de lógica raciocinar a partir da conclusão para as premissas; deve-se sempre trabalhar no sentido inverso. Como conseqüência, embora a eficácia de tratamentos farmacológicos ou psicoterapêuticos possa oferecer indícios sobre para onde é preciso olhar na busca pelas etiologias de transtornos do humor, o fato de que esses tratamentos podem funcionar não estabelece qualquer etiologia específica.

Certamente, um objetivo importante é integrar experiências clínicas psicofarmacológicas com metas de tratamento psicoterapêuticas e incluir, também, combinações das duas modalidades de tratamento. Essa pesquisa tem implicações práticas valiosas; por exemplo, dados atuais sugerem que decisões relativas à medicação como um componente do tratamento *versus* psicoterapia sozinha (de forma mais específica, terapia interpessoal ou cognitivo-comportamental) deveriam basear-se mais na natureza dos sintomas e no fato de a doença ser recorrente ou não do que em bases etiológicas especulativas. O último ponto relativo à recorrência é reforçado pelo estudo referencial de Frank e colaboradores (1990) comparando imipramina, terapia interpessoal, uma combinação das duas e placebo, no qual aqueles com três ou mais episódios responderam melhor à medicação ou ao tratamento de combinação do que apenas à psicoterapia. Em outros estudos de pacientes com um ou dois episódios de doença, a TCC tendia a ser tão efetiva quanto tratamento com medicação para depressão aguda de leve a moderada (Elkin et al., 1989). No transtorno bipolar, inúmeros estudos recentes estão demonstrando mais benefícios com psicoterapias (tais como psicoeducação de grupo ou terapias focalizadas na família) (Colom et al., 2003; Miklowitz e Craighead 2001) do que o observado com muitos medicamentos, como antidepressivos, em modelos semelhantes (Ghaemi et al., 2001). Experiências clínicas recentes, patrocinadas pela indústria farmacêutica, começaram a seguir a orientação estabelecida pelo trabalho pioneiro sobre psicoterapia combinada e pelos estudos de tratamento de medicação patrocinados pelo National Institute of Mental Health em décadas anteriores. Espera-se que tal tendência continue.

QUALIDADE DE VIDA E PREJUÍZO FUNCIONAL

Não devemos mais nos limitar a avaliar o tratamento focalizando apenas os sintomas. Na pesquisa e na prática de depressão unipolar, a sorte foi lançada. Resposta a tratamento, definida como 50% ou mais de melhora nos sintomas de humor, não é mais suficiente. Remissão – a quase completa remoção dos sintomas depressivos – é o objetivo (Thase et al., 2002), pois foi demonstrado que mesmo sintomas residuais leves a moderados estão associados a prejuízo funcional contínuo em pacientes com doença depressiva unipolar (Thase, 2001). Observações semelhantes foram feitas com transtorno bipolar (Altshuler et al., 2002). Além disso, demonstrou-se que melhora sintomática no transtorno bipolar não acarreta melhora funcional em todos os casos. Em um estudo, apesar de recuperação prodrômica, cerca de 40% dos pacientes que tinham se recuperado de um primeiro episódio maníaco não conseguiram alcançar a recuperação funcional (Tohem et al., 2000). Alguns dos prejuízos funcionais que persistiram, mesmo em pacientes com transtorno bipolar que alcançaram a eutimia, podem estar relacionados a prejuízo cognitivo de longo prazo (Martinez-Aran et al., 2004; van Gorp et al., 1998). Esse prejuízo pode ser a conseqüência de efeitos excitotóxicos de hiperatividade de catecolamina durante episódios de humor repetidos (Altshuler, 1993; Lampe et al., 2003). Tratar prejuízo cognitivo em pessoas com transtorno bipolar será uma tarefa importante para pesquisadores e médicos. A nova geração de agentes otimizadores da cognição pode ter potencial nesse sentido.

Contudo, não está de todo claro que os medicamentos atuais levarão à remissão. Conforme observado, o uso de psicoterapias somado ao medicamento não foi tentado com vigor suficiente. Medicamentos costumam ser instrumentos cegos no transtorno bipolar, ultrapassando ou ficando abaixo da marca de eutimia: quando se tenta alcançar remissão usando diversos agentes em combinação, a probabilidade de efeitos colaterais aumentados capazes de prejudicar o funcionamento e a qualidade de vida deve ser avaliada com cuidado; também é necessário prestar atenção ao potencial da psicoterapia para melhorar o funcionamento global. Portanto, experiências clínicas futuras devem focalizar-se na qualidade de vida e no prejuízo funcional como resultados-chave e os médicos precisam ater-se a essas questões, e não apenas ao estado sintomático, ao escolherem o melhor tratamento. Essa abordagem pode levar ao uso de menos, em vez de mais medicamentos enquanto o equilíbrio entre efeitos colaterais e benefícios é avaliado – pelo menos até que medicamentos efetivos mais toleráveis sejam desenvolvidos para transtorno bipolar.

ÉTICA E POLÍTICA PÚBLICA: NOVAS QUESTÕES

A capacidade de conduzir uma pesquisa e de desenvolver conhecimento sobre transtornos do humor depende, em grande escala, de financiamentos governamentais. Ao mesmo tempo em que trabalha com famílias e grupos de defesa de pacientes, a profissão precisa estar envolvida na comunicação e na participação em estruturas governamentais para assegurar que tal financiamento esteja disponível. No momento em que o orçamento federal é apertado nos Estados Unidos, o financiamento de pesquisa é cada vez mais promissor no setor privado, principalmente na indústria farmacêutica. Para investigadores que participam de pesquisas financiadas pela indústria farmacêutica, é necessário não apenas avaliar os benefícios que resultam tanto para a indústria como para a sociedade, mas também reconhecer que o setor privado pode ter interesses financeiros talvez não compartilhados pela sociedade como um todo. O recente debate sobre antidepressivos e risco de suicídio (Cipriani et al., 2005) trouxe essa questão para o primeiro plano. Como cientistas, os pesquisadores futuros terão que continuar a promover as necessidades da ciência e da sociedade como primárias, ao mesmo tempo reconhecendo que muito menos pesquisa seria possível sem o envolvimento da indústria farmacêutica. Espera-se que a pesquisa sobre psicoterapia possa ser integrada a esses esforços.

Há, também, um possível impacto negativo das restrições éticas sobre a capacidade de conduzir de forma adequada os estudos científicos. Em alguns estudos controlados por placebo de transtorno bipolar, pacientes mais doentes tendem a ser excluídos por médicos que estão legitimamente preocupados com os riscos da falta de tratamento. Entretanto, como resultado, vê-se, com freqüência, magnitudes de efeito relativamente pequenas para a diferença entre substância ativa e placebo entre pacientes nem tão doentes que participam desses estudos. Às vezes essas magnitudes pequenas de efeito são entendidas pelos críticos como evidência da falta de benefício de psicotrópicos. Esse tipo de raciocínio foi usado com antidepressivos, tanto em crianças como em adultos, e com alguns estabilizadores do humor, tal como o estudo sobre profilaxia de divalproex. Nossa profissão precisa chegar a um melhor consenso sobre como obter proteções éticas e, ao mesmo tempo, ser capaz de estudar pacientes gravemente doentes em experiências clínicas aleatórias.

Outra área de preocupação é o impacto do tratamento gerenciado sobre a inovação. À medida que centros acadêmicos tornam-se mais limitados pelo reembolso de seguro de tratamento gerenciado, pouco sobra dos fundos anteriormente usados para manter os salários dos pesquisadores que conduziam pesquisas sem financiamento ou financiadas por instituições. Quando os benefícios demorados de descobertas de pesquisa são sacrificados em favor do benefício imediato da contenção de custos, surgem preocupações legítimas. Uma preocupação mais sutil, mas, a longo prazo, mais séria, origina-se da transformação de diretrizes em receitas. Historicamente, a inovação na medicina começou com um médico tentando alguma coisa não-convencional. Essas observações iniciais pouco sistemáticas são, então, submetidas a estudo pela comunidade de pesquisa, eventualmente separando o joio do trigo. No entanto, se diretrizes rígidas tornam-se um desincentivo à inovação, o progresso a longo prazo será gravemente ameaçado.

RESUMO

O futuro da prática e da pesquisa sobre depressão bipolar depende de inúmeros fatores científicos e políticos. Ainda que avanços tenham sido feitos na última década, o estado de nosso conhecimento sobre depressão bipolar ainda é bastante limitado, em especial quando comparado com nosso conhecimento acerca de depressão unipolar. São necessários mais estudos de diagnóstico para esclarecer as fronteiras da depressão bipolar, mais estudos neurobiológicos e genéticos sobre prognosticadores de resposta, estudos mais sérios sobre psicoterapias e um novo foco sobre a qualidade de vida e prejuízo funcional. No processo, deve-se prestar atenção a tendências políticas e econômicas que dificultaram esses processos – principalmente diminuição de financiamento governamental para pesquisa clínica, restrições éticas com rigor desnecessário e impacto prejudicial do tratamento gerenciado sobre centros acadêmicos. A influência ambígua da indústria farmacêutica (como um importante patrocinador de pesquisa clínica – mas como uma agenda privada) também precisa ser reconhecida de forma honesta e direta, e conduzida de acordo com os interesses do público, antes de tudo.

Médicos e pesquisadores têm pela frente um futuro que pode tomar muitas direções. Esperamos que as direções seguidas levem a novos avanços no entendimento e no tratamento desta importante doença.

REFERÊNCIAS

Altshuler LL: Bipolar disorder: are repeated episodes associated with neuroanatomic and cognitive changes? Biol Psychiatry 33:563-565, 1993

Altshuler LL, Gitlin MJ, Mintz J, et al: Subsyndromal depression is associated with functional impairment in patients with bipolar disorder. J Clin Psychiatry 63:807-811, 2002

Altshuler L, Suppes T, Black D, et al: Impact of antidepressant discontinuation after acute bipolar depression remission on rates of depressive relapse at 1-year follow-up. Am J Psychiatry 160:1252-1262, 2003

Anthony JC, Folstein M, Romanoski AJ: Comparison of lay DIS and a standardized psychiatric diagnosis. Arch Gen Psychiatry 42:667-675, 1985

Baer L: Behavior therapy: endogenous serotonin therapy? J Clin Psychiatry 57 (suppl 6):33-35, 1996

Calabrese J, Bowden C, Sachs G, et al: A placebo-controlled 18-month trial of lamotrigine and lithium maintenance treatment in recently depressed patients with bipolar I disorder. J Clin Psychiatry 64:1013-1024, 2003

Calabrese JR, Keck PE Jr, MacFadden W, et al: A randomized, double-blind, placebo-controlled trial of quetiapine in the treatment of bipolar I or II depression. Am J Psychiatry 162:1351-1360, 2005

Cipriani A, Barbui C, Geddes JR: Suicide, depression, and antidepressants. Br Med J 330:373-374, 2005

Colom F, Vieta E, Martinez-Aran A, et al: A randomized trial on the efficacy of group psychoeducation in the prophylaxis of recurrences in bipolar patients whose disease is in remission. Arch Gen Psychiatry 60:402-407, 2003

Das AK, Olfson M, Gameroff MJ, et al: Screening for bipolar disorder in a primary care practice. J Am Med Assoc 293:956-963, 2005

Elkin I, Shea MT, Watkins JT, et al: National Institute of Mental Health Treatment of Depression Collaborative Research Program: general effectiveness of treatments. Arch Gen Psychiatry 46:971-982, 1989

Fanelli RJ, McNamara JO: Effects of age on kindling and kindled seizure-induced increase of benzodiazepine receptor binding. Brain Res 362:17-22, 1986

Frank E, Kupfer DJ, Perel JM, et al: Three-year outcomes for maintenance therapies in recurrent depression. Arch Gen Psychiatry 47:1093-1099, 1990

Ghaemi SN, Rosenquist KJ: Is insight in mania state-dependent? A meta-analysis. J Nerv Ment Dis 192:771-775, 2004

Ghaemi SN, Boiman EE, Goodwin FK: Diagnosing bipolar disorder and the efect of antidepressants: a naturalistic study. J Clin Psychiatry 61:804-808, 2000

Ghaemi SN, Lenox MS, Baldassarini RJ: Effectiveness and safety of long-term antidepressant treatment in bipolar disorder. J Clin Psychiatry 62:565-569, 2001

Ghaemi SN, Hsu DJ, Soldani F, et al: Antidepressants in bipolar disorder: the case for caution. Bipolar Disord 5:421-433, 2003

Ghaemi SN, El-Mallakh RS, Baldassano CF, et al: A randomized clinical trial of efficacy and safety of long-term antidepressant use in bipolar disorder (abstract). Bipolar Disord 7 (suppl 2): 59, 2005

Gijsman HJ, Geddes JR, Rendell JM, et al: Antidepressants for bipolar depression: a systematic review of randomized, controlled trials. Am J Psychiatry 161:1537-1547, 2004

Goldapple K, Segal Z, Garson C, et al: Modulation of cortical-limbic pathways in major depression: treatment-specific effects of cognitive behavior therapy. Arch Gen Psychiatry 61:34-41, 2004

Goodwin FK, Jamison KR: Manic Depressive Illness. New York, Oxford University Press, 1990

Gynther BD, Calford MB, Sah P: Neuroplasticity and psychiatry. Aust N Z J Psychiatry 32:119-128, 1998

Hirschfeld RM, Williams JB, Spitzer RL, et al: Development and validation of a screening instrument for bipolar spectrum disorder: the Mood Disorder Questionnaire. Am J Psychiatry 157:1873-1875, 2000

Hirschfeld, RM, Calabrese JR, Weissman MM, et al: Screening for bipolar disorder in the community. J Clin Psychiatry 64:53-59, 2003

Kandel ER: Biology and the future of psychoanalysis: a new intellectual framework for psychiatry revisited. Am J Psychiatry 156:505-524, 1999

Kendler KS, Neale MC, Kessler RC, et al: Childhood parental loss and adult psychopathology in women. A twin study perspective. Arch Gen Psychiatry 49:109-116,1992

Kendler KS, McGuire M, Gruenberg AM: The Roscommon family study, I: methods, diagnosis of probands, and risk of schizophrenia in relatives. Arch Gen Psychiatry 50:527-540, 1993a

Kendler KS, Walters EE, Neale MC: The structure of the genetic and environ- mental risk factors for six major psychiatric disorders in women. Arch Gen Psychiatry 52:374-383, 1993b

Kendler KS, Gallagher TJ, Abelson JM, et al: Lifetime prevalence, demographic risk factors, and diagnostic validity of nonaffective psychosis as assessed in a US community sample: the national comorbidity survey. Arch Gen Psychiatry 53:1022-1031, 1996

Kessler RC, McGonagle KA, Zhao S: Lifetime and 12-month prevalence of DSM-III-R psychiatric disorders in the United States. Arch Gen Psychiatry 51:8-19, 1994

Lampe IK, Hulshoff Pol HE, Janssen J, et al: Association of depression duration with reduction of global cerebral gray matter volume in female patients with recurrent major depressive disorder. Am J Psychiatry 160:2052-2054, 2003

Manji HK: G proteins: implications for psychiatry. Am J Psychiatry 149:746-760, 1992

Martinez-Aran A, Vieta E, Colom F, et al: Cognitive impairment in euthymic bipolar patients: implications for clinical and functional outcome. Bipolar Disord 6:224-232, 2004

Mayberg HS: Positron emission tomography imaging in depression: a neural systems perspective. Neuroimaging Clin N Am 13:805-815, 2003

Mayberg HS, Lozano AM, Voon V, et al: Deep brain stimulation for treatment-resistant depression. Neuron 45:651-660, 2005

Miklowitz D, Craighead W: Bipolar affective disorder: does psychosocial treatment add to the efficacy of drug therapy? Economics of Neuroscience 3:58-64, 2001

Nemeroff CB, Evans DL, Gyulai L, et al: Double-blind, placebo-controlled comparison of imipramine and paroxetine in the treatment of bipolar depression. Am J Psychiatry 158:906-912, 2001

Papolos DF, Veit S, Faedda GL, et al: Ultra-ultra rapid cycling bipolar disorder is associated with the low activity catecholamine-O-methyltransferase allele. Mol Psychiatry 3:346-349, 1998

Post RM: The transduction of psychosocial stress into the neurobiology of recurrent affective illness. Am J Psychiatry 149:999-1010, 1992

Post R, Altshuler L, Leverich G, et al: Randomized comparison of bupropion, sertraline, and venlafaxine as adjunctive treatment in acute bipolar depression, in Program and Abstracts, American Psychiatric Association 157th Annual Meeting, New York, May 1-6, 2004. Washington, DC, American Psycuiatric Association, 2004, pp 259-265

Rousseva A, Henry C, van den Bulke D, et al: Antidepressant-induced mania, rapid cycling and the serotonin transporter gene polymorphism. Pharmacogenomics J 3:101-104, 2003

Thase ME: The clinical, psychosocial, and pharmacoeconomic ramifications of remission. Am J Manag Care 7:5377-S385, 2001

Thase ME, Sloan DM, Kornstein SG: Remission as the critical outcome of depression treatment. Psychopharmacol Bul 136:12-25, 2002

Tohen M, Hennen J, Zarate CJ, et al: The McLean first episode project: two-year syndromal and functional recovery in 219 cases of major affective disorders with psychotic features. Am J Psychiatry 157:220-228, 2000

Tohen M, Vieta E, Calabrese J, et al: Efficacy of olanzapine and olanzapine-fluoxetine combination in the treatment of bipolar I depression. Arch Gen Psychiatry 60:1079-1088, 2003

van Gorp WG, Altshuler L, Theberge DC, et al: Cognitive impairment in euthymic bipolar patients with and without prior alcohol dependence. A preliminary study. Arch Gen Psychiatry 55:41-46, 1998

Wehr TA, Goodwin FK: Biological rhythms in manic-depressive illness, in Circadian Rhythms in Psychiatry. Edited by Wehr TA, Goodwin FK. Pacific Grove, CA, Boxwood Press, 1983, pp 129-184

Índice

Números de página em **negrito** referem-se a tabelas ou a figuras.

Abordagem baseada na polaridade, ao diagnóstico, 24-27, **26**
Abordagem de delimitação, ao diagnóstico, 11-12
Abordagem de resultado, ao diagnóstico, 11-12
Abordagem de sintomas
  a depressões mistas, 44-45
  ao diagnóstico, 11-18, 31-32
  a psicoterapia, 210-212
    para condições nucleares, 210-211
    para depressão central, 210-212
    para problemas associados, 210-211
  a terapia cognitivo-comportamental, 207-209
  a terapia comportamental, 210-212
    em crianças, 101-104, **104**, 110-111
Abuso de drogas
  de anfetaminas, 30-31
  em crianças/adolescentes, **103**-106
  riscos genéticos de, 56-57
  suicídio relacionado a, 115117, 120-124, 134-135
Abuso de polissubstâncias, suicídio relacionado a, 122-123
Abuso de substâncias. *Ver também* Dependência de álcool
  co-mórbido
    em crianças/adolescentes, 103-106, **104**
    risco de suicídio e, 115-117, 120-124, 134-135
  de anfetaminas, 30-31
  riscos genéticos de, 56-57
Abuso sexual, suicídio relacionado a, 115-116, 123-124
AC. *Ver* Anticonvulsivantes
ACC. Ver Córtex cingulado anterior

Acetilcolina
  estudos de, 47-48
  hipóteses clássicas, 45-47, **46**
ACID (disforia irritável crônica associada a antidepressivos), 171-172
Ácido araquidônico, 192-193
  na neurofisiopatologia, 48-50
Ácido docosaexaenóico (DHA), 192194
Ácido eicosapentaenóico (EPA), 193-194
Ácido valpróico
  experiências clínicas sobre, 146-148
  profilaxia de episódios, 147-150
  uso adjunto de, 147-148
Ácido γ-aminobutírico (GABA)
  estudos sobre, 47-48, **49**, 57-58
  hipótese clásssica para, 45-47, **46-47**
  ligação do cromossomo 22 a, 83-84
  ligação do cromossomo 23 a, 75-76
  ligação do cromossomo X a, 77-78
  metabolismo cerebral do, 198-199
Ácidos graxos ômega-13-14, 193-194
Ácidos graxos ômega-3, 192-194, **194**
Ácidos graxos poliinsaturados (PUFA), 192-194, **194**
Acidose, com dieta cetogênica, 191-193
Acréscimo de N1-P2, na neurofisiologia, **50**, 50-51
Acting-out, em crianças, 102-103
ADCY9, gene, 75-76, **86**
Adenilato ciclase tipo 16-17, gene, 77-78
Adenosina trifosfato (ATP), no metabolismo cerebral, 196-198
Adesão ao tratamento, psicoterapia para, 210-211
Adoção, transtorno bipolar e, 71-72
Adolescentes
  apresentações clínicas de, **104,** 105-106
  diagnóstico diferencial de, 106-108

epidemiologia de, 101-103
estudo de caso de, 106-107
excesso de diagnóstico de, 27-29
subdiagnóstico de, 27-29, 101-102
tratamento para, 107-111
Adultos, transtorno de déficit de atenção/
    hiperatividade em, 29-31
Agitação
    em crianças, 101-103, **104**, 105
    na disforia irritável crônica associada a
        antidepressivos, 171-172
Agonistas de dopamina, 195-196-196-197
Agorafobia, em adolescentes, 105-106
Alelo G, 81-82
Alelos
    5HTTLPR, 84-85
    associações de esquizofrenia, 81-3
    DRD4, 4 repetições de, 73-74
    G, 81-82
    gene candidato, na depressão recorrente, 56-59
    Met158, 76-77
    predisposição a suicídio e, 125-126
    val66met, 57-58, 74-75
Alta, risco de suicídio após, 117-118-118-119
Ambivalência, psicoterapia para, 210-211
Amish da antiga ordem, estudos genéticos
    sobre, 50-51, 73-74, 79-80
Análise da última observação realizada,
    184-185
Análise de ASP, para ligação de genoma,
    80-83
Análise de linhagem, 77-78, 84-88
    de Amish, 50-51, 73-74, 79-80
Análise de pares de irmãos afetados, para
    ligação de genoma, 80-83
Análise não-paramétrica, para ligação de
    genoma, 79-85
    de alto índice, 72-76
Análise paramétrica de dois pontos, para
    ligação genética, 78-79
Análise paramétrica de múltiplos pontos,
    para ligação de genoma,
    72-74, 78-79
Análise paramétrica, para ligação de
    genoma, 77-78, 84-85
    de múltiplos pontos, 72-79
ANALYZE, para análise de ligação de
    genoma, 77-79
Anedonia, 43-44, 50-51, 178-179
    em adolescentes, 105-106
    estudos de imagem cerebral de, 53-54

Anfetaminas
    abuso de, 30-31
    mania induzida por, 29-30
    para transtorno de déficit de atenção/
        hiperatividade
        em adultos, 30-31
        em crianças, 29-30
Ansiedade
    critérios diagnósticos para, 17-18
    na disforia irritável crônica associada a
        antidepressivos, 171-172
    nas depressões mistas, 44-45
    pesquisa genética na, 219-220
    psicoterapia para, 210-212
Ansiedade de separação, em crianças,
    102-103
Anticonvulsivantes (AC)
    carbamazepina como, 150-152
    dieta cetogênica *versus*, 190-191
    gabapentina como, 153-154
    lamotrigina como, 144-147
    levetiracetam como, 153-154
    oxcarbazepina como, 151-152
    para crianças/adolescentes, 109-110
    para estados mistos, 32-33
    para risco de suicídio, 129-131
    pregabalina como, 153-154
    tiagabina como, 153-154
    topiramato como, 152
    uso histórico de, 143
Antidepressivos tricíclicos (ATC), 164-170
Antidepressivos, 161, 172-173
    alvos cromossômicos de, 75-76
    antipsicóticos como, 177-180, 221-222
    avanços nos, 220-222
    desestabilização do humor/ciclagem
        rápida com, 21-22, 28-29,
        165-166, 220-222
    estudos de observação de, 169-172
    fatores de risco para, 168-169
    questões de segurança com,
        168-170
    disforia irritável crônica associada,
        171-172
    doença bipolar e, 161-162, 171-173
    eficácia de, 161-162, 166-167
        no transtorno bipolar I, 161-163
        no transtorno bipolar II, 162-166
        profilática, para transtorno bipolar,
            165-167
    estabilizadores do humor mais, 166-167
    estados mistos causados por, 32-33

experiências clínicas em, 161-162,
    220-222, 224-225
intervenções psicológicas mais,
    205-206, 211-212
lítio mais, 143-144, 162-169
lítio *versus*, 164-165, 220-222
mania induzida por, 21-22, 28-29,
    32-33, 165-166, 220-222
    em crianças, 101-102, 105-106
    fatores de risco para, 168-169
    psicoterapia para, 206-210
    questões de segurança com, 166-170
    para crianças/adolescentes, 109-111
    para estados mistos, 32-33
    segurança de, 166-167, 172-173
    tolerância a, 21-22
    tricíclicos, 164-170
Antipsicóticos, 177-181
    atípicos, para risco de suicídio, 130-131
    como antidepressivos, 177-180, 221-222
    como pró-depressores, 177-179
    de primeira *versus* de segunda geração,
        177-181
    divalproato mais, 147-150
    estabilizadores do humor mais, 177-180
    para estados mistos, 32-33
Apatia, psicoterapia para, 210-212
Apetite, na depressão, 15-16, 44-45
Área de Captação Epidemiológica (ECA),
    estudo, 102-103, 115-116,
    215-216
Arginase, 48-50
Asperação, 21-22
ASPEX, para análise de ligação de genoma,
    79-80
ATC (antidepressivos tricíclicos), 164-170
Atividades
    diagnóstico de mania baseado em,
        14-15
    dirigidas ao objetivo *versus* relacionadas
        à recompensa, 43-45, 87-88
    em depressões mistas, 44-45
    na depressão
        diagnóstico baseado em, 19-20
        especificidade clínica de, 43-45
Atomoxiteno (Strattera), para
    transtorno de déficit de atenção/
    hiperatividade, 30-31
ATP (adenosina trifosfato), no metabolismo
    cerebral, 196-198
ATPase, bomba de, neurofisiologia de,
    51-52, 196-198

Autodestrutividade, por crianças/
    adolescentes, 107-108
Auto-estima, psicoterapia para, 210-211

BDNF, gene, 74-75, 85-87, **86**
BDNF. *Ver* Fator neurotrófico derivado do
    cérebro
Biologia
    do transtorno bipolar
        genética. *Ver* Genética
        neurofisiológica. *Ver* Neurobiologia
        modelos de especificidade de, 43-
            44, **44**
        integração com, 222-223
Bloqueio de receptor de Dopamina D$_2$,
    178-179
BPRS (Escala de Avaliação Psiquiátrica
    Breve), 187-188
Bradicinesia, 178-179
Brigas, em crianças, 101-102
Bulimia, 152
Bupropiona, 152, 165-169

Cálcio
    impacto da dieta cetogênica sobre,
        192-193
    no metabolismo cerebral, 196-198
Caminhos de transdução de sinal
    no metabolismo de energia cerebral,
        197-198
    no transtorno do humor, 222-223
Carbamazepina
    experiências clínicas sobre, 150-151
    mecanismo de ação, 150-151
    para crianças/adolescentes, 109-110
    para risco de suicídio, 129-131
    profilaxia de episódios, 151-152
Catecol O-metiltransferase, gene de,
    56-59, 76-77, 85-87, **86**
    mania ligada a, 219-220
Catecolaminas, estudos de gene candidato
    de, 56-58, 73-74
Células gliais, anormalidades de, 50-52
Cerebelo, estudos de neuroimagem de,
    52-53
Cérebro de rato, para modelo de
    administração de cocaína,
    195-196
Cetose urinária, com dieta cetogênica,
    191-193
Cetose, urinária, com dieta cetogênica,
    191-193

CGI (Impressão Global Clínica), 144-145, 184-187
CHMP1.5, gene, 76-77, **86**
Ciclagem rápida
  critérios do DSM-IV-TR para, 119-120
  em adolescentes, 102-103
  em crianças pré-púberes, 103-105
  induzida por antidepressivos, 21-22, 28-29, 165-166, 220-222
    estudos de observação de, 169-172
    fatores de risco para, 168-169
    psicoterapia para, 206-210
    questões de segurança com, 168-170
    risco de suicídio relacionado a, 119-121, 130-131
Ciclotimia
  mania aguda induzida por antidepressivos e, 168-169
  privação do sono para, 210
Clozapina, 183-184
Cocaína, administração de, no modelo de cérebro de rato, 195-196
Co-morbidades
  dependência de álcool como
    associações de probando bipolar, 87-90, **89**
    associações genéticas de, 87-88, **89**
  de risco de suicídio, 115-116
    abuso de substâncias, 115-117, 120-124
    como fator de risco, 115-116, 133-135
    doenças médicas, 123-125
    impactos de intervenção, 133-135
    índice de massa corporal como, 118-119, 124-125
    transtorno da conduta, 122-123
    transtornos da alimentação, 123-124
    transtornos da personalidade, 123-124
    transtornos de ansiedade, 121-122
    transtornos psiquiátricos, 24-25, 120-122
    uso de álcool, 116-117, 120-124
  transtornos afetivos como
    associações genéticas, 87-90, **89**
    orientações de pesquisa para, 216-218
    transtorno de ansiedade como, 87-88, 102-103
    em crianças e adolescentes, 102-108
    em depressões de estado misto, 16-18
Complexinas, 57-58
Comportamento agressivo
  diagnóstico de mania baseado em, 28-29
  em crianças, 101-102
  risco de suicídio associado a, 131-132, **133**
Comportamento de compulsão alimentar, 152
Comportamento de risco, diagnóstico de mania baseado em, 14-15
Comportamento disruptivo, em crianças/adolescentes, 101-103
Comportamento obsessivo-compulsivo, 222-223
  em adolescentes, 105-106
COMT Met158, alelos de, 76-77
COMT, gene, 56-59, 76-77, 85-87, **86**
"Conduta histriônica", 171-172
Convulsões, dieta cetogênica para, 190-192
Cooperative Human Linkage Center, 79-80
Corpo caloso, estudos de neuroimagem de, 52-53
Córtex cerebral
  densidade glial no, 51-52
  estudos de neuroimagem de, 52-53
Córtex cingulado anterior (ACC)
  densidade glial no, 50-52
  estudos de neuroimagem de, 53-54, 222-223
Córtex pré-frontal
  densidade glial no, 51-52
  estimulação magnética transcraniana do, 187-190
  estudos de neuroimagem sobre, 52-55, 222-223
Cortisol
  estudos de endofenótipo de, 88-90
  níveis no líquido cerebrospinal de, 47-48
CP (fosfato de creatina), metabolismo cerebral de, 196-199
Creatina, ingestão oral de, 198-199
CREB, gene, 57-58
Crianças
  depressão bipolar em, 101-111. *Ver também* Depressão bipolar pediátrica
  riscos de suicídio em, 118-120
  transtorno de déficit de atenção/hiperatividade em, 28-30
    diagnóstico diferencial de, 106-108
    implicações diagnósticas de, 28-30, 102-103, **104**, 106-107

Índice

Crianças pré-púberes, depressão em
   apresentações de, **104**, 103-105
   diagnóstico diferencial de, 106-108
   estudo de caso de, 103-106
   tratamento para, 107-111
CRIMAP, para análise de ligação de
      genoma, 81-82
Critérios Diagnósticos de Pesquisa (RDC)
   em experiências clínicas, 148-149
   em estudos genéticos, 78-80, 82-83
   de alto índice, 72-74
Critérios do DSM-III-R
   em experiências clínicas, 148-149,
      151-152
   na revisão de mapa pediátrico, 109-110
Critérios do DSM-IV, em experiências
      clínicas, 148-149
Cromossomo 1, ligação ao, 77-79
Cromossomo 10
   estudos de depressão recorrente de,
      58-59
   ligação ao, 81-83
Cromossomo 11, ligação ao, 73-75
Cromossomo 12, ligação ao, 74-76
Cromossomo 13, ligação ao, 82-84
Cromossomo 14
   estudos de depressão recorrente de,
      58-59
   ligação ao, 83-84
Cromossomo 15, ligação ao, 83-84
Cromossomo 16, ligação ao, 75-76
Cromossomo 17, ligação ao, 83-85
Cromossomo 18, ligação ao, 75-77
Cromossomo 2, ligação ao, 78-79
Cromossomo 20, ligação ao, 84-85
Cromossomo 21, ligação ao, 84-85
Cromossomo 22, ligação ao, 76-77
Cromossomo 3, ligação ao, 78-80
Cromossomo 4, ligação ao, 72-73
Cromossomo 5, ligação ao, 79-80
Cromossomo 6, ligação ao, 79-81
Cromossomo 7, ligação ao, 80-81
Cromossomo 8, ligação ao, 80-81
Cromossomo 9
   estudos de depressão recorrente de,
      58-59
   ligação ao, 80-82
Cromossomo X, ligação ao, 77-78
Cromossomos, estudos de
   associações de alto índice, 71-72, 77-78
   associações de ligação, 77-78, 84-85
   na depressão recorrente, 58-59
   orientações futuras para, 85-90
Culpa, sentimentos de, psicoterapia para,
      210-211-211-212
Curso da doença
   diagnóstico baseado no, 14-15, 18-21, **19**
   nas depressões recorrentes,
      neurobiologia de, 54-56
   no diagnóstico errôneo, 24-25
   risco de suicídio e, 117-120
Custos, associados a transtorno bipolar, 71

DA. *Ver* Dependência de álcool
DAT, gene, 79-80, **86**
Decanoato de flupentixol, 177-177-178
Decanoato de haloperidol, 177-178
Deficiência de carnitina, com dieta
      cetogênica, 192-193
Deficiência de vitamina, com dieta
      cetogênica, 192-193
Dependência de álcool (DA), co-mórbida
   em adolescentes, **104**,
      105-106
   associações de probando bipolar,
      87-90, **89**
   associações genéticas de, 87-88, **89**
   risco de suicídio e, 116-117, 120-124,
      134-135
   topiramato para, 152
Depressão
   agitada, 16-18, 44-45
   anérgica, 17-18, 32-33, 44-45
   ansiosa, 16-18
   atípica, 15-16
   atual
      como abordagem diagnóstica, 11-13
      fenomenologia de, 12-14
      SIGECAPS para, 13-14
      taxas de morbidade, 161
   bipolar. *Ver* Depressão bipolar
   diagnóstico diferencial de, 25-27, **26**,
      46-47
   em crianças, 101-101-102. *Ver*
      também Depressão bipolar
      pediátrica
   bipolar, 101-111
   escalas de avaliação para, 24-25, 144-145
   escore-D para, 45-47
   início de, no pós-parto, 19-20, **24**
   maior. *Ver* Depressão maior
   melancólica, 17-18, 43-45

não-bipolar. *Ver* Depressão unipolar
primária, 25-27, **26**
pseudo-unipolar, 24-25
psicótica, 16-17
recorrência de. *Ver* Depressão recorrente
secundária, 25-27, **26**
taxa de suicídio com, 115-117. *Ver também* Risco de suicídio/suicídio
Depressão agitada, 16-18, 44-45
Depressão anérgica, 17-18, 32-33, 44-45
Depressão ansiosa, 16-18
Depressão atípica, 15-16
Depressão bipolar
  biologia de, 43, 60-61. *Ver também* Neurobiologia
  curso de doença na, 14-15, 18-21, **19**
  custos associados a, 71
  diagnóstico de, 11, 33-34. *Ver também* Diagnóstico
  diagnóstico errôneo de, 24-27, **26**
  em crianças, 101, 110-111. *Ver também* Depresão bipolar pediátrica
  espectro de, 22-24, 45-47, 195-196
  excesso de diagnóstico de, 25-27, 32-33
  genética de, 71, 89-91. *Ver também* Genética
  incapacidade associada a, 71
  incidência de, 71, 161
  modelos de especificidade de, 43-44, **444**
  sintomas característicos de, 207-208
  taxa de suicídio com, 115-116. *Ver também* Risco de suicídio/suicídio
  tratamento de. *Ver* Tratamento; *ver também* terapias específicas
  unipolar *versus*, 11, **16**, 16-19
    características clínicas e biológicas, 51-52
    como subgrupo, 54-56
    em crianças, 101-102, 105-106
Depressão bipolar pediátrica, 101-111
  co-morbidades de, 102-108
  diagnóstico diferencial de, 106-108
  diagnóstico insuficiente de, 101-102
  epidemiologia de, 101-103
  excesso de diagnóstico de, 27-29
  incidência de, 101
  perfis de diagnóstico para, 102-104, **104**

prognosticadores de, 101-102
quadro clínico de, 102-107
  adolescente, 105-107
  estágios de desenvolvimento e, 102-104, **104**
  pré-púbere, 103-04-105-106
  risco de suicídio relacionado a, 118-120
  transtorno de déficit de atenção/hiperatividade *versus*, 28-30, 102-103, 106-108
Depressão bipolar Tipo I
  antidepressivos para, 161-163
  associações genéticas, 58-59, 79-83
  em crianças/adolescentes, 101-105
  fluoxetina para, 162-163
  função dos neurotransmissores na, 45-47
  imipramina para, 161-163
  olanzapina mais fluoxetina para, 184-186
  olanzapina para, 162-163, 184-185
  quetiapina para, 185-187
Depressão bipolar Tipo II
  agonistas de dopamina para, 195-197
  antidepressivos para, 162-166
  associações genéticas, 71-72, 79-81
  diagnóstico de, 16-17, 20-21
  em crianças/adolescentes, 103-105
  fluoxetina para, 162-165
  imipramina para, 164-165
  olanzapina para, 164-165, 184-185
  quetiapina para, 185-187
  transtorno da personalidade *borderline* e, 31-32
Depressão maior
  associações genéticas, 87-88, **89**
    orientações de pesquisa para, 219-220
  recorrente, 79-81
  em adolescentes, 105-106
  em crianças, 101-105
  estimulação do nervo vago para, 190-191
  farmacologia para, 215
  taxa de suicídio com, 115-117
    impacto de lítio sobre, 127
Depressão maior recorrente (UPR), associações genéticas, 79-81, 87-88, **89**
Depressão melancólica, 17-18, 43-45
Depressão não-bipolar. *Ver* Depressão unipolar
Depressão pós-parto, início de, 19-20, **24**
Depressão primária

diagnóstico errôneo de, 25-27, **26**
Ver também Depressão unipolar
Depressão pseudo-unipolar, 24-25
Depressão psicótica, 16-17
Depressão recorrente
   biologia da
      curso da doença e, 54-56
      especificidade da, 43-, **44**
      genética na, 55-59
   genética da, 55-59
      estudos de gene candidato sobre, 56-59
      estudos de genoma sobre, 58-59, 79-81
      estudos familiares sobre, 55-57
   maior, 79-81, 87-88, **89**
Depressão secundária, diagnóstico errôneo de, 25-27, **26**
Depressão unipolar
   ausência de resposta a tratamento na, 11-15, 20-22, **21**
   curso da doença na, 18-21, **19-20**
   diagnóstico errôneo de, 25-27, **26**
   bipolar *versus*, 11, **15**, 16-19
      características clínicas e biológicas, 51-52
      como subgrupo, 54-56
      em crianças, 101-102, 105-106
   farmacologia para, 215
   genética da, 14-15, 20-21
   neurobiologia da, 48-50, **49**
   modelos de especificidade de, 43-44, **44**
      clínicos, 43-45
   sintomas característicos de, 207-208
   taxa de suicídio com, 115-116
   terapia cognitivo-comportamental para, 208-210
Desempenho acadêmico, em crianças/adolescentes, **104**, 105-106
Desesperança
   em adolescentes, **104**, 105-106
   risco de suicídio associado a, 131-132, **133**
Desestabilização do humor
   em crianças, 101-102, 105-107
   induzida por antidepressivos, 21-22, 28-29, 165-166, 220-222
      estudos de observação de, 169-172
      fatores de risco para, 168-169
      psicoterapia para, 206-210
      questões de segurança com, 168-170
Desestabilização, do humor
   em crianças, 101-102, 105-106-106-107
   por antidepressivos, 21-22, 28-29, 165-166, 220-221-221-222
      estudos de observação de, 169-172
      fatores de risco para, 168-168-169
      psicoterapia para, 206-210
      questões de segurança com, 168-170
Desinibição, em crianças, 102-103, 109-110
DHA (ácido docosaexaenóico), 192-193-193-194
   diagnóstico de mania baseado em, 14-15, 28-29
   na depressão mista, 44-45
Diagnóstico errôneo
   diagnóstico excessivo *versus* insuficiente, 25-33
   discrepâncias do DSM-IV-TR e, 24-27, **26**, 31-32
   em crianças, 101-102
   em pacientes hospitalizados, 27-28
   estados mistos e, 32-33
   ocorrência de, 24-25
   razões para, 24-27, **26**, 216-217
Diagnóstico insuficiente, *Ver também* Diagnóstico errôneo
   em crianças/adolescentes, 27-29, 101-102
   em pacientes hospitalizados, 27-28
   revisão da literatura de, 26-28
   transtornos da personalidade e, 30-32
Diagnóstico, 11-33-34
   como prognóstico, 11-12
   conceito de espectro para, 22-24
   controvérsias com, 24-32-33
   em crianças, 101-101-102
   estudos de validade de, 215-217
   fenomenologia no, 11-12-22
      além do DSM-IV-TR, 14-16
      depressiva, 15-19
      DIGFAST para, 13-15
      mania *versus* depressão, 11-14
      orientações futuras para, 215217
   por protótipo, 13-14
   reações comuns a, psicoterapia para, 210-211
   validadores de, 1113, 15-16
Dieta cetogênica (CD)
   efeitos colaterais de, 192-193
   mecanismo de ação da, 191-192
   para epilepsia, 190-191
   tipos principais de, 191-192
   transtorno bipolar e, 191-193
Dieta cetogênica clássica, 191-192

Diferenciação estado-traço, 217-218
DIGFAST, para diagnóstico de mania, 13-15
Dióxido, metabolismo cerebral de, 196-197
DISC-1, gene, 57-58
Disforia
  em crianças/adolescentes, 107-108
  irritável crônica associada a antidepressivos, 171-172
  pós-mania, psicoterapia para, 207-210
  risco de suicídio associado a, 117-118
Disforia irritável crônica associada a antidepressivos (ACID), 171-172
Distratibilidade
  diagnóstico de mania baseado em, 13-14
  em crianças/adolescentes, 106-107
Divalproato de sódio
  experiências clínicas com, 146-148
  lamotrigina mais, 145-146
  lítio mais, 147-150, 165-166
  para risco de suicídio, 125-126, 129-130
  profilaxia de episódios, 147-150
  uso adjunto de, 147-148
Doença
  curso da
    em depressões recorrentes, neurobiologia de, 54-56
    no diagnóstico errôneo, 24-25
    no diagnóstico, 14-15, 18-21, **20**
    risco de suicídio e, 117-120
    fase da, risco de suicídio e, 117-118
    gravidade da, risco de suicídio e, 117-119
    idade de início e. *Ver* Idade de início
Doença de Darier, gene de, 74-76
Doença de Parkinson, 195-196
Doença médica
  em crianças/adolescentes, 107-108
  suicídio relacionado a, 123-125
Dopamina
  desregulação de, 74-75
  estudos de, **49**
    genética, 56-57, 73-74, 79-80, 85-87, **86**
DRD2, gene, 74-75, **86**
DRD4, alelos de 4 repetições, 73-74
DRD4, gene, 56-57-57-58, 73-74, **86**
Drogas psicotrópicas. *Ver* Psicofarmacologia; *ver também* drogas específicas
DSM-IV-TR
  critérios de ciclagem rápida, 119-120
  diagnóstico errôneo relacionado a, 24-27, **26-27**, 31-32
  em crianças, 28-29, 101
  fenomenologia diagnóstica além do, 14-15-15-16
  orientações futuras para, 215-217
DST (teste de supressão de dexametasona), 47-48

ECA (Área de Captação Epidemiológica), estudo, 102-103, 115-116, 215-216
Eixo HHA. *Ver* Eixo hipotalâmico-hipofisário-adrenocortical
Eixo hipotalâmico-hipofisário-adrenocortical (HHA)
  disfunção do, 47-48
  resposta de estresse do, 222-223
Eletroconvulsoterapia (ECT), 186-188, 205-206
Eletroencefalograma, 48-50, **50**
  em estudos de endofenótipo, 88-90
Endofenótipos
  de risco de suicídio, 125-126
  em estudos genéticos, 59-60, 88-90
Energia
  falta de, psicoterapia para, 210-212
  flutuações de, em crianças, **103-104**, 103-105
EPA (ácido eicosapentaenóico), 193-194
Epilepsia, dieta cetogênica para, 190-192
Episódio afetivo, índice, risco de suicídio após, 118-119
Episódio afetivo-índice, risco de suicídio após, 118-119
Episódios depressivos
  com transtornos do humor, 217-219
    ciclagem rápida induzida por antidepressivo de, 168-172, 206-207
  em crianças, 101-102
  especificidade clínica de, 43-45
    mista *versus*, 16-17, 21-22, 44-47
    modelos de, 43-44, **44**
  estimulação do nervo vago para, 190-191
  índices, risco de suicídio após, 118-119
  profilaxia de
    ácido valpróico para, 147-150
    ácidos graxos ômega-3 para, 193-194
    antidepressivos para, 162-166

carbamazepina para, 151-152
lamotrigina para, 145-146
lítio para, 143-145
Equilíbrio/desequilíbrio de cátion
neurofisiologia do, 50-52
no metabolismo de energia cerebral, 196-198
Escala CGI-S (Impressão Global Clínica-Gravidade da Doença), 187-188
Escala de Avaliação de Depressão de Montgomery-Åsberg (MADRS)
em tratamentos novos, 183-191, 194-196
na psicofarmacologia, 144-145, 163-164, 178-179
Escala de Avaliação de Hamilton para Depressão (Ham-D)
em tratamentos novos, 183-186, 189-191, 193-199
na profilaxia de suicídio, 130-131
na psicofarmacologia, 144-145, 147-148, 150-151, 163-164, 166-167, 179-180
Escala de Avaliação Psiquiátrica Breve (BPRS), 187-188
Escala de Impressão Global Clínica-Gravidade da Doença (CGI-S), 187-188
Escala de Mania de Young, 163-164, 194-196
Escalas de auto-relato, 24-25, 144-145, 189-190
Escore-D, 45-47-46-47
Espectro maníaco-depressivo, **22**, 22-24
taxa de suicídio do, 115-117
Espectroscopia de ressonância magnética (RM), em estudos de
neurofisiologia, 51-55
de metabolismo de energia, 197-199
Esquizofrenia
amplitude de P300 na, 57-59
depressão psicótica *versus*, 16-17
em crianças/adolescentes, 107-108
estudos neurofisiológicos de, **50**
ligação do cromossomo 10 a, 81-82
ligação do cromossomo 13 a, 83-84
ligação do cromossomo 22 a, 76-77
suicídio relacionado a, 116-117, 120-121
impacto do lítio sobre, 127

validadores de, 11-12
Estabilizadores do humor
ácido valpróico como, 146-150
ácidos graxos ômega-3 mais, 193-194
agonistas de dopamina mais, 196-197
antidepressivos mais, 166-167
antipsicóticos mais, 177--180
antipsicóticos *versus*, 177-178
aplicações clínicas de, 16-17, 48-50, 71, 75-76, 143
avanços em, 220-225
mioinositol mais, 194-195
terapia combinada com, 146-148, 166-167
Estado eutímico
aplicações diagnósticas de, 20-21, 31-32
estudos neurofisiológicos de, **50**
intervenções psicológicas para, 205, 211-212
mania aguda induzida por antidepressivos e, 168-169
neurobiologia de, 47-48-48-50, **49**
prejuízo cognitivo e, 224
Estado misto depressivo, 16-17, 21-22
em crianças/adolescentes, 102-103, 103-105
no transtorno bipolar, 44-47
suicídio e, 32-33, 115-118
Estados mistos, depressivos, 16-17, 21-22
em crianças/adolescentes, 102-105
no transtorno bipolar, 44-47
suicídio e, 32-33, 115-118
Estágio de desenvolvimento
sintomatologia baseada em, 102-104, **104**
Estimulação do nervo vago (VNS), 189-191
Estimulação magnética transcraniana (TMS), 187-190
Estimulação magnética transcraniana de taxa rápida (rTMS), 187-190
Estimulantes. *Ver* Psicoestimulantes
Estresse/estressores
na depressão
especificidade clínica de, 43-45
neurobiologia de, 46-47, 55-56, 218-219
relação clínica e biológica, 51-52, 86-88
transtornos do humor e, 218-219, 222-223

Estudo adjunto aberto, de ácidos graxos ômega-3, 193-194
Estudo Colaborativo Clínico sobre a Psicobiologia da Depressão, 55-56
Estudo de controle de caso, sobre lítio, para risco de suicídio, 126
Estudo de modelo de espelho, de antipsicóticos, 177-178
Estudo de Roscommon, 215-216
Estudos da linhagem Amish, 50-51, 73-74, 79-80
Estudos de associação, de genética, 71-72
  de alto índice, 71-72, 77-78
Estudos de gene candidato
  alto índice, 71-72, 77-78
  associações de ligação cromossômica, 77-78, 84-85
  de depressão recorrente, 56-59
  do cromossomo 18-19, 73-75
  orientações futuras para, 85-90
  visão geral da evidência para, 85-87, **86**
Estudos de genoma
  associações cromossômicas, 77-78-84-85
    de alto índice, 71-72-77-78
  de depressão recorrente, 58-59
  técnicas de análise para, 72-75, 77-84
Estudos de ligação, de genética, 71-72
  de alto índice, 71-72, 77-78
Lipídeos, de membrana, na neurofisiopatologia, 48-50, 54-55
Lítio
  alvos cromossômicos de, 80-82
  antidepressivos mais, 143-144, 162-169
  antidepressivos *versus*, 164-165, 220-222
  antipsicóticos *versus*, 177-178
  como padrão de tratamento, 51-52, 143-144, 154-155
  divalproato mais, 147-150, 165-166
  olanzapina mais, 179-180
  para crianças/adolescentes, 108-109
  para risco de suicídio
    experiências controladas, aleatórias sobre, 128-130
    metanálise de, 125-128
    perigos da descontinuação, 128-129
    profilaxia de episódios, 143-145
Estudos de neuroimagem, 52-55, 198-199, 222-223. *Ver também* modalidades específicas

Estudos de observação
  de desestabilização do humor induzido por antidepressivos, 169-172
  sobre antidepressivos, 161-162, 221-222
    tendência em, 164-165
  sobre neurolépticos atípicos, 184-185
Estudos de validade, de critérios diagnósticos, 215-217
Estudos familiares, de depressão recorrente, 55-56-56-57
Estudos fisiológicos
  de neuropatologia, 48-50, **50**, 51-52
  genes candidatos em, 57-58
Estudos longitudinais
  de suicídio, 116-117
  depressão bipolar pediátrica, 101-102
Ética, orientações futuras para, 224-225
Euforia, na mania clínica, 14-15, 117-118
Exaltação, diagnóstico de mania baseado em, 28-29
Excesso de diagnóstico. *Ver também* Diagnóstico errôneo
  em crianças/adolescentes, 27-29
  em pacientes hospitalizados, 27-28
  revisão da literatura sobre, 25-28
  transtorno de déficit de atenção/hiperatividade e, 28-31
  transtornos da personalidade e, 30-32
Excitação, nos transtornos bipolares, neurofisiologia de, 48-51, **50**
Experiências clínicas
  na psicologia clínica, 205-206
  sobre drogas. *Ver* classes de drogas ou agentes específicos
Experiências clínicas controladas/aleatórias (RCT). *Ver* classes de drogas ou agentes específicos
Exposição, 209-210

Fala, diagnóstico de mania baseado na, 14-15
Falta de energia, psicoterapia para, 210-212
Farmacologia. *Ver* Psicofarmacologia
Fase da doença, risco de suicídio e, 117-118
Fator neurotrófico derivado do cérebro (BDNF), 57-58
  mapeamento cromossômico de, 74-75, 85-87, **86**
Fatores psicossociais
  correlação de transtornos mentais com, 219-220

de transtornos do humor, integração
        da biologia com, 222-223
    de risco de suicídio, 132-133, **133**
        modelo de avaliação para, 132-134
    diagnóstico de depressão baseado em,
        19-20
        em crianças, 101-105
    diagnóstico de mania baseado em,
        14-15, 87-88
    tratamento pediátrico baseado em,
        108-109
Fenomenologia, diagnóstica, 11-22
    além do DSM-IV-TR, 14-16
    depressiva, 15-19
    DIGFAST para, 13-15
    mania *versus* depressão, 11-14
    orientações futuras para, 215-217
Fenótipo, na análise de ligação de genoma,
    77-78, 87-88
FFT. *Ver* Tratamento focalizado na família
Filtro sensorial (P50), na neurofisiologia, **50**
Fluoxetina
    eficácia da
        no transtorno bipolar I, 162-163
        no transtorno bipolar II, 162-165
        profilática, 166-167
    lamotrigina mais, 146-147
    olanzapina mais, 167, 178-180, 220-221
Formulários de auto-relato, sobre risco de
    suicídio, 134-135
Fosfatidilinositol (PI), ciclo de,
    segundo-mensageiro, 193-195
Fosfato de creatina (CP), metabolismo
    cerebral de, 196-199
Fosfato, metabolismo cerebral de, 196-198
    estudos de imagem de, 197-199
Fosfocreatina, metabolismo cerebral
    de, 196-199
Fosfolipídeos, metabolismo cerebral de,
    estudos de imagem de, 197-199
Fosforilação oxidativa, no metabolismo
    cerebral, 197-198
Frustração, em crianças, 103-104, **104**
Fuga de idéias, diagnóstico de mania
    baseado em, 14-15
Função plaquetária, impacto da dieta
    cetogênica sobre, 192-193

G72/G30, gene, 85-87, **86**
Gabapentina, 153-153-154
GABRA3, gene, 77-78, 86-87

GABRA5, gene, 83-84, **86**
Gânglios basais, estudos de neuroimagem
    de, 53-54
Ganho de peso, topiramato para, 152
Gêmeos, estudos de
    na depressão recorrente, 55-57
    no transtorno bipolar, 71-72, 219-220
Gene da molécula de adesão celular
    neural 9, 74-75
Gene quinase 3 do receptor de
    proteína G, 76-77
Gene tau, 218-219
Gene transportador de dopamina, 79-80
Gene transportador de serotonina, 84-85,
    219-221
GENEHUNTER, para análise de ligação de
    genoma, 82-83
GENEHUNTER-PLUS, para análise de
    ligação de genoma, 72-74,
    81-82, 84-85
Gênero, como fator de depressão bipolar,
    71, 161
Genes de receptor de dopamina, 56-58
    cromossomo 11 e, 73-75
Genes-relógio, 57-58, 218-219
Genética, 71, 89-91
    da depressão recorrente, 55-59
        estudos de gene candidato de, 56-59
        estudos de genoma de, 58-59
        estudos familiares de, 55-57
    de risco de suicídio, 124-126
    do transtorno bipolar, 71, 89-91
        associações cromossômicas, 77-78,
            84-85
        cromossomo de alto índice,
            associações de, 71-72-77-78
        no diagnóstico, 14-15, 20-21
        orientações futuras para, 85-87,
            86-87-88-90, 218-219
        revisão de pesquisa, 71-71-72
    do transtorno do humor, orientações
        de pesquisa para, 217-219,
        222-223
    logaritmo de escore de disparidade,
        71-72
    orientações de pesquisa para, 218-220
Glicose, metabolismo cerebral de, 196-197
Glutamato, no metabolismo cerebral,
    198-199
Glutamina, no metabolismo cerebral,
    198-199

G-olf*, gene, 76-77
Grandiosidade
Gravidade da doença, risco de suicídio e, 117-119
GRIN1, gene, 81-82, **86**
GRIN2A , gene, 75-76, **86**
GRK3, gene, 76-77, **86**
GSK-3-beta, 57-58
Guze, Samuel, 11-12, 115-117

Habilidades de Solução de problemas, como intervenção no risco de suicídio, 131-132
Haplótipo, na análise de ligação de genoma, 74-75, 81-84
Hiperatividade, em crianças/adolescentes, 106-107
5-Hidroxitriptofano, 48-50, 56-57
5-HT$_{2A}$ (serotonina), receptor de
  bloqueio de, 178-179
  predisposição a suicídio e, 124-125
5HTT, gene, 84-85, **86**
5HTTLPR, alelo, 84-85, **86**
Hipocampo
  estudos de neuroimagem de, 52-53, 222-223
  impacto de ácidos graxos ômega-3 sobre, 192-193
Hipomania
  anterior
    como abordagem diagnóstica, 11-13
    fenomenologia de, 12-14
  em adolescentes, 105-106
  em crianças, 101-103
  genética de, 14-15, 20-21
Hipotálamo, orientações de pesquisa para, 218-219
Hipotimia, pós-mania, psicoterapia para, 207-210
História familiar
  como prognosticador em crianças, 101-105
  diagnóstico baseado na, 11-12, 16-17, 20-21, 31-32
Hormônio liberador de corticotropina, 57-58
HTR2A, gene, **86**
HTR4, gene, 79-80
Humor
  diagnóstico de depressão baseado em, 15-20
    controvérsias relacionadas a, 28-29, 31-32

  em crianças, **104**, 103-108
  diagnóstico de mania baseado em, 14-15
  escalas de avaliação para, 168
  impacto de antidepressivos sobre, 21-22
  neurobiologia do, 46-48

Idade de início
  contribuições genéticas para, 219-220
  controvérsias diagnósticas relacionadas a, 27-29
  diagnóstico de depressão baseado em, 18-19, **24**, 216-217
  em estudos de gene candidato, 57-58
  impacto de co-morbidade de alcoolismo sobre, 87-90
  precoce, 101-103
    como mau prognóstico, 102-103, 161-162
  risco de suicídio relacionado a, 118-120
  transtornos do humor e, 218-219
Ideação suicida, 117-124, 131-132
  como prognosticador de suicídio, 132-133, **134**
Idéias, fuga de, no diagnóstico de mania, 14-15
Identificação prodrômica, 205
IDS-SR$_{30}$ (Inventário para Sintomatologia Depressiva-Auto-relato), 189-190
Imagem cerebral
  de neuropatologia, 51-55
  estrutural, 52-53
  funcional, 52-54, 217-218
  in vivo, 53-55
  metabolismo de energia
    mecanismos e, 197-199
  orientações futuras para, 217-218
  resumo de, 51-55
  estudos fisiológicos disponíveis anteriores a, 48-51, **50**
Imagem de ressonância magnética (IRM),
  em estudos de neurofisiologia, 51-54
  orientações futuras para, 217-218
Imagem funcional
  de neuropatologia, 52-54, 217-218
  de neurotransmissores, 45-50
IMAO (inibidores da monoaminoxidase), 161-162
Imipramina, 220-221
  eficácia de
    no transtorno bipolar I, 161-163

no transtorno bipolar II, 164-165
profilática, 165-166
segurança de, 167-168
Impressão Global Clínica (CGI), 144-145, 184-187
Imprudência, diagnóstico de mania baseado em, 14-15
Impulsividade, 47-48
em crianças/adolescentes, 106-107
excesso de diagnóstico relacionado a, 31-32
neurofisiologia da, 48-51, **50**
Incapacidades
associadas a transtorno bipolar, 71
orientações futuras para, 223-224
Índice de massa corporal (IMC), risco de suicídio relacionado a, 118-119, 124-125
Infância, perda parental durante, 219-220
Influências ambientais
sobre transtorno bipolar, 86-88, 216-217
sobre transtornos do humor, 218-219
Inibição de pré-pulso, na neurofisiologia, **50**
Inibidor da recaptação de serotonina (IRS)
atípico, 186-187
mania induzida por, 28-29, 32-33, 165-166, 168
seletivo, 56-57, 186-187
Inibidores da monoaminoxidase (IMAOs), 161-162
Inibidores seletivos da recaptação de serotonina (ISRSs), 56-57, 164-165, 186-187
para crianças/adolescentes, 109-111
para risco de suicídio, 131-132
Inositol
em tratamentos novos, 193-196
na neurofisiopatologia, 48-50, 53-54
Inquietação, em crianças, 101-105
Insônia
diagnóstico de mania baseado em, 13-14
na disforia irritável crônica associada a antidepressivos, 171-172
terapia comportamental para, 211-212
Instrumentos de avaliação, para transtornos do humor, 215-217
Intervenções psicológicas, 205-212
abordagens comuns, 205-207
antidepressivos mais, 205-206, 211-212
diretrizes norte-americanas para, 206-208
para depressão bipolar pediátrica, 108-109

para problemas associados, 210-211
para sintomas centrais depressivos, 210-212
para sintomas nucleares, 210-211
razões para, 205, **206**
segurança *versus* eficácia de, 206-208
terapia cognitivo-comportamental como, 205-210
terapia interpessoal com um componente do ritmo social como, 206-207, 210
visão geral de tendências, 205-206, 211-212
Inventário de Depressão de Beck (BDI), 208-209
Inventário para Sintomatologia Depressiva-Auto-relato (IDS-SR$_{30}$), 189-190
IRM. *Ver* Imagem de ressonância magnética
Irritabilidade
diagnóstico de depressão baseado em, 17-19
em crianças, 102-105, **104**
diagnóstico de mania baseado em, 14-15, 28-29
mania aguda induzida por antidepressivos e, 168-169
na disforia crônica associada a antidepressivos, 171-172
IRS. *Ver* Inibidor da recaptação de serotonina
ISRSs. *Ver* Inibidores seletivos da recaptação de serotonina

Kraepelin, Emil, 11-13, 22, 215-216

Labilidade emocional, em crianças/adolescentes, 106-107
Lactato, no metabolismo cerebral, 198-199
Lamotrigina, 144-145, 215, 220-221
experiências clínicas sobre, 144-147
para crianças/adolescentes, 109-110
para risco de suicídio, 129-130
profilaxia de episódios, 145-146
uso adjunto de, 145-147
Lateralização, neurofisiologia, da, 48-50, **50**
LCS (líquido cerebrospinal)
níveis de neurotransmissores no, 47-48
Levetiracetam, 153-154
Libido
diagnóstico de depressão baseado em, 28-29

na disforia irritável crônica associada a antidepressivos, 171-172
nas depressões mistas, 44-45
LINKAGE para análise de ligação de genoma, 78-79
Lipídeos de membrana, na neurofisiopatologia, 48-50, 54-55
Líquido cerebrospinal (LCS), níveis dos neurotransmissores no, 47-48
Logaritmo de escore de disparidade (LOD), em estudos genéticos, 71-72
Luto, psicoterapia para, 210-211

MADRS. *Ver* Escala de Avaliação de Depressão de Montgomery-Åsberg
Manejo do estresse, 209-210
 como intervenção no risco de suicídio, 131-133
Mania
 biologia de, 43-61. *Ver também* Neurobiologia
 desenvolvimento em crianças, 101-105
 diagnóstico errôneo de, 24-27, **26**
 escalas de avaliação para, 163-164, 194-196
 excesso de diagnóstico de, 25-27, 32-33
 genética de, 14-15, 20-21
 induzida por antidepressivos, 21-22, 28-29, 32-33, 165-166, 220-222
 em crianças, 101-102, 105-106
 fatores de risco para, 168-169
 psicoterapia para, 206-210
 questões de segurança com, 166-170
 modelos de especificidade de, 43-44, **44**
 nas depressões mistas, 44-47
 passada
  como abordagem diagnóstica, 11-13
  DIGFAST para, 13-15
  fenomenologia de, 12-14
  taxas de morbidade, 161
 profilaxia com lítio em, 143-145
 resistente a tratamento
  eletroconvulsoterapia para, 186-188, 205-206
 risco de suicídio relacionado a, 117-118
MAO-A (monoaminoxidase A), 57-58
MAPK (proteína quinase mitogênica ativa), impacto de ácidos graxos ômega-3 sobre, 192-193
MAPMAKER/SIBS, para análise de ligação de genoma, 80-81
MDQ (Questionário de Transtorno do Humor), 24-25, 216-217
Melatonina, estudos de endofenótipo sobre, 88-90
Menstruação, impacto da dieta cetogênica sobre, 192-193
Met158, alelos, *COMT*, 76-77
Metabolismo de energia cerebral
 impacto da dieta cetogênica sobre, 191-193
 na depressão bipolar, 196-199
Metabolismo de energia cerebral
 dieta cetogênica e, 191-192-192-193
 impacto da dieta cetogênica sobre, 191-192
 na depressão bipolar, 196-199
Metanálise
 de antidepressivos, 164-167
 de genética, 76-77, 80-84
 de lítio, para risco de suicídio, 125-127
 de metabolismo de fosfolipídeo/fosfato, 197-199
Mioinositol, 193-196
Mitocôndrias, papel no metabolismo celular de, 196-199
MLINK, para análise de ligação de genoma, 77-79
Modelo de Beck, de psicoterapia, 208-209
Modelo de diátese – estresse, de risco de suicídio, 132-133
Modelos de especificidade, de depressão bipolar, 43-44, **43**
Modelos de *kindling* (ignição)
 de depressão recorrente, 55-56, 217-219
 tradução clínica de, 55-56, 143, 217-219
Modelos de sensibilização, de depressão recorrente, 55-56, 217-218
Monoaminoxidase A (MAO-A), 57-58
Mudança para mania
 em crianças, 101-105
 estudos de observação de, 169-172
 fatores de risco para, 168-169
 induzida por droga, 21-22, 28-29, 32-33, 165-166, 220-222
 questões de segurança com, 166-168

National Institute of Mental Health (NIMH)

análise de linhagem realizada pelo, 77-78, 84-88
estudo de ciclagem rápida realizado pelo, 169-170
estudos genéticos realizados pelo, 55-56, 58-59, 73-77
NCAM1, gene, 74-75, **86**
NE. *Ver* Norepinefrina
Negação, psicoterapia para, 210-211
Neurobiologia, 43, 60-61
   características clínicas
      relação entre, 51-52
   de depressões recorrentes, 54-59
      curso de doença e, 54-56
      estudos genéticos de, 55-59
   do transtorno do humor, integração psicossocial com, 222-223
   especificidade da
      estudos de, 45-47, 51-52
      modelos de, 43-44, **44**
   episódios depressivos e mistos, 44-47
   síndrome central da, 43-45
   estudos de neurotransmissores de, 45-50, **49**
   estudos fisiológicos de, 48-51, **50**
   imagem cerebral da, 51-55
      estrutural, 52-53
      funcional, 52-54, 217-218
      in vivo, 53-55
      resumo da, 51-55
   orientações futuras para, 216-219
   resumo da, 59-61
Neurofisiologia
   de anormalidades gliais, 50-52
   de equilíbrio de cátion, 50-51
   estudos de, 48-51, **50**
Neurolépticos
   atípicos, 183-187
   de depósito, 177-179
Neurolépticos atípicos, para depressão bipolar, 183-187
Neurolépticos de depósito, 177-179
Neuromoduladores, impacto da dieta cetogênica sobre, 191-192
Neurônios, metabolismo de energia nos, 196-199
Neurotransmissores
   impacto da dieta cetogênica sobre, 191-192
   no metabolismo de energia cerebral, 197-198

no transtorno bipolar
   estudos de gene candidato de, 56-59
   estudos funcionais de, 45-50
   hipóteses clássicas de, 45-47, **46**
NIMH. *Ver* National Institute of Mental Health
Nível de colesterol, baixo, suicídio relacionado a, 124-125
N-metil-D-aspartato (NMDAR)
   receptor de subunidade 1, 75-76, 81-82
Norepinefrina (NE)
   nas depressões mistas, 44-47
   no transtorno bipolar
      estudos sobre, 46-50, **49**
      genética da, 56-58
      hipóteses clássicas para, 45-47, **47**
      inibição da recaptação para, 186-187
      relação clínica e biológica da, 51-52
Núcleos supraquiasmáticos, transtornos do humor e, 218-219

Obesidade
   risco de suicídio relacionado a, 118-119, 124-125
   topiramato para, 152
Objetos abstratos, perda de, 210-211
Olanzapina mais fluoxetina (COF), 167, 178-180, 220-221
   para depressão bipolar I, 184186
Olanzapina, 148-149, 220-222
   eficácia da
      no transtorno bipolar I, 162-163, 184-185
      no transtorno bipolar II, 164-165, 184-185
   experiências clínicas com, 178-180
   lítio mais, 179-180
   para risco de suicídio, 130-131
   risperidona *versus*, 185-186
   valproato mais, 179-180
Óleo MCT, 191-192
Oxcarbazepina, 151-152
Óxido nítrico, sistema de, na neurofisiopatologia, 48-50

P300 após estímulo estranho, na neurofisiologia, **50**, 50-51
P300, amplitude de, na esquizofrenia, 57-59
Pacientes hospitalizados
   desafios diagnósticos com, 27-28, 101-102
   suicídio e, 116-118, 123-124

impacto de anticonvulsivantes
sobre, 129-130
impacto de lítio sobre, 126
Paralisia plúmbea, diagnóstico de
depressão baseado em, 15-16
Paroxetina, 146-147, 220-221
eficácia da, 162-166
segurança da, 167-168
Pensamentos
acelerados
nas depressões mistas, 44-45
no diagnóstico de mania, 28-29
de morte. *Ver* Risco de suicídio/
suicídio
Pensamentos de morte. *Ver* Risco de
suicídio/suicídio
Perda parental, depressão maior
relacionada a, 219-220
Perda(s), psicoterapia para, 210-211
Perfenazina, 177-178
Períodos pós-maníacos, psicoterapia para,
207-210
Personalidade hipertímica, 19-21, **24**
mania aguda induzida por antidepressivos e, 168-169
Pesquisa
orientações futuras para, 215-226
na farmacologia, 220-222
na neurobiologia, 216-219
na pesquisa genética, 218-221
na qualidade de vida, 223-224
nos transtornos do humor, 222-223
sobre ética e política, 224-225
sobre validade diagnóstica, 215-217
tendência na
de confusão, 164-165
de medição, 167
PET. *Ver* Tomografia de emissão de
pósitrons
pH celular cerebral, 198-199
Polimorfismo de nucleotídeo único (SNP),
em estudos genéticos,
76-80, 83-84
associações de alto índice, 73-75
Políticas públicas, orientações futuras
para, 224-225
Polofarmácia, 183. *Ver também* drogas
específicas
"Ponte farmacológica", 216-217
Post, Robert, 143
Potenciais evocados, na neurofisiologia,
48-50, **50**

Potencial de membrana, no transporte de
cátion, 50-51
Pramipexol, 195-197
Prática clínica, orientações futuras para,
215, 225-226
na farmacologia, 220-222
na neurobiologia, 216-219
na pesquisa genética, 218-221
na qualidade de vida, 223-224
nos transtornos do humor, 222-223
sobre ética e política, 224-225
validade diagnóstica, 215-217
Preconceito, de psiquiatras, em relação à
psicologia clínica, 210-211
Pregabalina, 153-154
Prejuízo cognitivo
com dieta cetogênica, 192-193
como foco da terapia, 207-208, 224
sintomatologia causada por, 207-209
Prejuízo funcional
associado a transtorno bipolar, 71
orientações futuras para, 223-224
Prejuízo psicomotor, com transtorno
bipolar
diagnóstico de, 16-18
em crianças/adolescentes, 101-106
especificidade clínica de, 44-45
neurobiologia de, 46-47
risco de suicídio relacionado a, 32-33
Prevenção. *Ver* Profilaxia
Privação do sono, como terapia, 209-210
Probandos, associações genéticas de, 55-
56, 77-78, 84-85
co-morbidades com dependência de
álcool, 87-88, **89**
co-morbidades sem dependência de
álcool, 87-90, **89-91**
de alto índice, 71-78
na depressão bipolar Tipo II, 71-72
Problemas associados, psicoterapia para,
210-211
Pró-depressores, antipsicóticos como,
177-179
Profilaxia
para episódios depressivos
ácido valpróico para, 147-150
ácidos graxos ômega-3 para, 193-194
antidepressivos para, 162-166
carbamazepina para, 151-152
lamotrigina para, 145-146
lítio para, 143-145
para mania, lítio para, 143-145

para recaída
    antidepressivos e, 168169-169-170
    divalproato para, 149-150
    lítio para, 143-145, 149-150
    psicoterapia para, 210-211
para risco de suicídio, 115-116
    anticonvulsivantes para, 129-131
    lítio para, 125-130
para transtorno bipolar
    antidepressivos para, 165-167
    divalproato para, 147-150
    fluoxetina para, 166-167
    imipramina para, 165-166
Prognóstico, diagnóstico como, 11-12
Programa de Entrevista Diagnóstica (DIS), 215-216
Programa de Intensificação de Tratamento Sistemático para Transtorno Bipolar (STEP-BD), estudo, 144-145, 171-172
Pró-neurotensina, 57-58
Proteína quinase C, na neurofisiopatologia, 48-50
Proteína quinase mitogênica ativa (MAPK), impacto sobre ácidos graxos ômega-3, 192-193
Proteínas, no transtorno do humor, 222-223
Protótipo, diagnóstico por, 13-14
Psicanálise, 208-209
Psicoeducação, 205-206, 209-212
Psicoestimulantes
    abuso de substâncias de, 30-31
    estudos de endofenótipo de, 88-90
    para crianças/adolescentes, 109-111
    para transtorno bipolar, neurobiologia de, 46-48
    para transtorno de déficit de atenção/hiperatividade
        em adultos, 30-31
        em crianças, 29-30
Psicofarmacologia. Ver também classes de drogas ou agentes específicos
    anticonvulsivantes como, 143-147, 150-155
    antidepressivos como, 161, 172-173
    antipsicóticos como 177-181
    avanços na, 215, 220-222
    debate sobre o risco de suicídio, 224-225
    depressão bipolar pediátrica e implicações diagnósticas de, 107-108

para tratamento, 108-111
estabilizadores do humor como, 146-150
nova, 183, 198-199
    ácidos graxos ômega-3 como, 192-194, **194**
    agonistas de dopamina como, 195-197
    dieta cetogênica como, 190-193
    indicações para, 183-184
    metabolismo de energia cerebral e, 196-199
    mioinositol como, 193-196
    neurolépticos atípicos como, 183-187
objetivo de remissão de, 224
para intervenção no risco de suicídio, 134-135
    anticonvulsivantes, 129-131
    antidepressivos, 130-132, 134-135
    antipsicóticos atípicos, 130-131
    lítio, 125-130
lítio como, 143-145
    para crianças e adolescentes, 108-109
Psicologia clínica, intervenções baseadas na, 205, 211-212
    abordagens comuns, 205-207
    antidepressivos mais, 205-206, 211-212
    diretrizes norte-americanas para, 206-208
    experiências clínicas na, 205-206
    para problemas associados, 210-211
    para sintomas centrais depressivos, 210-212
    para sintomas nucleares, 210-211
    preconceitos dos psiquiátricas em relação a, 210-211
    razões para, 205, **206**
    segurança *versus* eficácia de, 206-208
    terapia cognitivo-comportamental, 205-206, 210
    terapia de ritmo social interpessoal, 206-207, 210
    visão geral de tendências, 205-206, 211-212
Psicose, 16-17
    em crianças/adolescentes, 102-106
    ligação do cromossomo 13 a, 83-84
    suicídio relacionado a, 117-118, 120-121
Psicoterapia
    "eclética", 205-206
    abordagens comuns, 205-210
    antidepressivo mais, 205-206, 211-212
    baseada em evidências, 205-206, 209-210

diretrizes norte-americanas para, 206-208
modelo de Beck de, 208-209
para depressão bipolar pediátrica, 108-109
para problemas associados, 210-211
para risco de suicídio, 131-135, 207-208
   interpessoal, 132-133, 210
para sintomas centrais depressivos, 210-212
para sintomas nucleares, 210-211
razões para, 205, **206**
segurança *versus* eficácia de, 206-208
visão geral sobre tendências, 205-206, 211-212
Psicoterapia "eclética", 205-206
Psicoterapia baseada em evidências, 205-206, 209-210
Psicoterapia de bom senso, 209-210
Puberdade. *Ver* Adolescentes
PUFA (ácidos graxos poliinsaturados), 192-194, **194**

Qualidade de vida
   orientações futuras para, 223-224
   problemas associados que afetam a, 210-211
Queixas somáticas, em crianças, 102-103
Questionário de Transtorno do Humor (MDQ), 24-25, 216-217
Quetiapina, 185-187, 215, 221-222

Raiva
   diagnóstico de depressão baseado em, 17-19
   em crianças, 103-105, **104**
   psicoterapia para, 210-211
RDC. *Ver* Critérios Diagnósticos de Pesquisa
Recaída
   com transtornos do humor, 217-219
      estudos de observação de, 169-172
   em crianças/adolescentes, 109-110
   profilaxia de lamotrigina de, 129-130
   profilaxia de lítio de, 143-145
      divalproato com, 149-150
      impacto de antidepressivos sobre, 168-170
   psicoterapia para, 210-211
Recorrência
   de doença maníaco-depressiva, 22, **24**
      validade diagnóstica de, 215-217

de transtornos do humor,
   pesquisa neurobiológica sobre, 217-219
Reembolso de seguro, impacto clínico de, 224-225
Relaxamento muscular, 211-212
Remissão, como objetivo da terapia, 185-186, 224
Resposta/ausência de resposta a tratamento
   em crianças, 105-106
   eletroconvulsoterapia
      indicações, 186-187-188, 205-206
   diagnóstico baseado em, 11-15, 20-22, **22**
   neurofisiologia de, 46-47, 51-52
Resposta noradrenérgica, no transtorno bipolar, 46-48
   genética de, 56-58
   relação clínica e biológica, 51-52
Retraimento, em crianças, 103-106, **104**
Revisão de mapa naturalista
   de suicídio, 116-117
   de tratamento pediátrico, 109-110
Risco de suicídio/suicídio, 115, 134-135
   co-morbidade e, 115-116
      abuso de substâncias, 115-117, 120-124
      doenças médicas, 123-125
      impactos de intervenção, 133-135
      índice de massa corporal como, 118-119, 124-125
      transtornos da alimentação, 123-124
      transtornos da conduta, 122-123
      transtornos da personalidade, 123-124
      transtornos de ansiedade, 121-122
      transtornos psiquiátricos, 115-116, 120-122
      uso de álcool, 116-117, 120-124
   debate sobre risco relativo a, 134-135, 224-225
   em crianças/adolescentes, 102-103, **104**, 105-108
      "tarja preta de advertência" para, 110-111
   epidemiologia de, 115-117
   estados mistos associados a, 32-33, 115-116118
   fatores de risco para
      ciclagem rápida, 119-121
      co-morbidades como, 115-116
      curso clínico, 117-120
      fase da doença, 117-118

início de doença precoce, 119-120
proeminente, 132-133, **134**
psicose, 120-121
intervenções de prevenção para,
115-116, 125-126
intervenções de tratamento, 125-133
anticonvulsivantes, 129-131
antidepressivos, 130-135
antipsicóticos atípicos, 130-131
focalizadas na família, 115-116,
132-133
lítio, 125-130
psicoterapia, 131-135, 207-208, 210
mania aguda induzida por
antidepressivos e, 168-169,
207-208
modelo de avaliação para, 132-134
na disforia irritável crônica associada a
antidepressivos, 171-172
previsão de, 132-135, **134**
vulnerabilidade genética a, 124-126
Taxas de suicídio
impacto de psicofarmacologia sobre,
125-126, 131-135
na vida, 115-117
Risperidona, 179-180, 183-185
olanzapina *versus*, 185-186
Ritmo circadiano
estudos de endofenótipo de, 88-90
orientações de pesquisa para, 217-219
Robins, Eli, 11-12, 115-117
rTMS (estimulação magnética transcraniana
de taxa rápida), 187-189

Sangramento, com dieta cetogênica, 192-193
Schneider, Kurt, 11-12
Segurança
de antidepressivos, 166-167, 172-173
de estimulação magnética
transcraniana, 188-189
de intervenções psicológicas, 206-208
Sensibilidade à rejeição, na depressão,
15-16, 44-45
Sensibilização comportamental, na
depressão recorrente,
55-56, 217-218
Sentimento de perda, psicoterapia para,
210-211
Sentimentos de culpa, psicoterapia para,
210-211-211-212
Serotonina 5-HT$_{2A}$, receptor de
bloqueio de, 178-179

predisposição a suicídio e, 124-125
Serotonina tipo 2A, gene receptor de,
83-84
suscetibilidade a suicídio e, 124-126
Serotonina, no transtorno bipolar
estudos de gene com, 83-85
candidato, 56-57, 85-87, **86**
estudos sobre, 47-50, **49**
hipóteses clássicas para, 45-47, **46**
uso de nicotina e, 122-123
Sertralina, 165-167
Sexualidade. *Ver* Libido
SIGECAPS, para diagnóstico de depressão,
13-14
Síndrome de Stevens-Johnson, 109-110,
220-221
Sintomas centrais depressivos. *Ver*
Abordagem de sintomas
Sintomas neurovegetativos,
diagnóstico de depressão baseado em,
15-16
Sintomas nucleares, psicoterapia para,
210-211
Sistema endócrino, alterações diagnósticas
no, 47-48, 217-218
Sistema glutamatérgico, 50-51
ligação do cromossomo 16 a, 75-76
talâmico, 57-58
Sistema límbico, transtornos do humor e,
218-219
Sistema nervoso central (SNC)
impacto da dieta cetogênica sobre,
191-192
papel na doença, 216-217, 222-223.
Ver também Neurobiologia;
anatomias específicas
Sistemas de transporte de membrana
neurofisiologia de, 50-52
no metabolismo de energia cerebral,
196-198
Sistemas sinalizadores de célula, na
neurofisiopatologia, 48-50
SNC. *Ver* Sistema nervoso central
Sociabilidade. *Ver* Fatores psicossociais
SPECT (tomografia computadorizada por
emissão de fóton único), em
estudos neurofisiológicos,
51-53
Stanley Foundation Bipolar Network,
123-124, 183
STEP-BD (Programa de Intensificação de
Tratamento Sistemático

para Transtorno Bipolar), estudo, 144-145, 171-172
Stevens-Jonhson, síndrome de, 109-110, 220-221
Substância branca
  estudos de endofenótipo sobre, 88-90
  estudos de neuroimagem sobre, 52-53, 198-199
Substância cinzenta, estudos de neuroimagem de, 52-53, 198-199
Sullivan, Harry Stack, 210

Tabaco, abuso de, suicídio relacionado a, 122-124, 134-135
Tabagismo, suicídio relacionado a, 122-124, 134-135
"Tarja preta de advertência", para risco de suicídio, 110-111
TCC. *Ver* Terapia cognitivo-comportamental
TDA (transtorno de déficit de atenção), em crianças, 107-108
TDAH. *Ver* Transtorno de déficit de atenção/hiperatividade
TDT (testagem de transmissão/desequilíbrio), na análise de ligação de genoma, 82-84
TEB. *Ver*. Transtorno de espectro bipolar
Tecido cerebral
  consumo de nutrientes por, 196-197. *Ver também* Metabolismo de energia cerebral
  estudos de gene candidato de, 57-58
  percentual de peso corporal de, 196-197
Técnicas de autocontrole, 209-210
Técnicas de manejo, 209-210
  terapia comportamental para, 210-212
Técnicas de relaxamento, 211-212
Temperamento, estudos de endofenótipo sobre, 88-90
Tendência
  de psiquiatras, na psicologia clínica, 210-211
  na pesquisa
    de confusão, 164-165
    de medição, 167
Tendência de confusão, na pesquisa, 164-165
Tendência de medição, na pesquisa, 167
Terapia cognitivo-comportamental (TCC), 205, 222-223
  para depressão bipolar, 108-109

  para depressão bipolar pediátrica, 207-210
  eficácia de, 205-207
  para depressão unipolar, 208-210
  para risco de suicídio, 132-133
Terapia comportamental cognitiva
  para depressão bipolar, 207-210
  para sintomas centrais depressivos, 210-212
Terapia interpessoal com um componente de ritmo social (IPSRT), 206-207, 210
  para risco de suicídio, 132-133
Terapia interpessoal, 205-206
  de Klerman, 210
  para depressão bipolar pediátrica, 108-109
Terapia psicodinâmica, 210
Testagem de transmissão/desequilíbrio (TDT), na análise de ligação de genoma, 82-84
Teste de Stroop, 53-54
Teste de supressão de dexametasona (DST), 47-48
Testes laboratoriais, para diagnóstico, 11-12, 47-48
Testes neurofisiológicos, 48-54
TH, gene, 73-74
Tiagabina, 153-154
Tirosina hidroxilase, na neurofisiopatologia, 73-74
Tolerância, a antidepressivos, 21-22
Tomografia computadorizada por emissão de fóton único (SPECT) em estudos neurofisiológicos, 51-53
Tomografia computadorizada, em estudos de neurofisiologia,
  emissão de fóton único, 51-53
  orientações futuras para, 217-218
Tomografia por emissão de pósitrons (PET), em estudos de
  metabolismo de energia, 197-198
  neurofisiologia, 51-54
  orientações futuras para, 217-218, 222-223
Topiramato, 152
Transmissão sináptica, impacto da dieta cetogênica sobre, 191-192
Transporte de potássio
  neurofisiologia de, 51-52

Transporte de sódio
  neurofisiologia de, 50-52
  no metabolismo cerebral, 196-198
Transporte iônico
  neurofisiologia de, 50-52
  no metabolismo de energia cerebral, 196-198
  potencial de membrana para, 50-51
Transtorno da conduta
  em crianças/adolescentes, 101-102, 105-108
  suicídio relacionado a, 122-123
Transtorno da personalidade *borderline*
  ácido valpróico para, 149-150
  excesso de diagnóstico bipolar relacionado a, 30-32
Transtorno de apego reativo, na infância, 107-108
Transtorno de déficit de atenção (TDA), em crianças, 107-108
Transtorno de déficit de atenção/hiperatividade (TDAH)
  em adultos, 29-31
  em crianças/adolescentes
    diagnóstico diferencial de, 106-108
    implicações do diagnóstico de, 28-30, 102-103, **104**, 106-107
    tratamento de, 109-110
  excesso de diagnóstico relacionado a, 28-31
Transtorno de oposição, em adolescentes, 105-106
Transtorno de pânico, em crianças/adolescentes, 102-103
Transtorno desafiador, em adolescentes, 105-106
Transtorno do espectro bipolar (TEB)
  definição proposta de, 23-24, **24**
  dieta cetogênica e, 191-193
  evolução de, 22-23, **23**
  hipóteses de neurotransmissor para, 45-47, **46**
  mania no, 22, **22**
  modelo de cérebro de rato de, 195-196
  prevalência pediátrica de, 101-103
Transtorno esquizoafetivo, tipo bipolar (TETB)
  associações genéticas, 73-74, 79-81, **89**
  quetiapina para, 185-186
Transtorno por uso de álcool (TUA), suicídio relacionado a, 116-117, 120-124

Transtorno por uso de substâncias (TUS), suicídio relacionado a, 115-117, 120-124
Transtornos afetivos
  bipolares, em crianças, 101-105
  co-mórbidos
    associações genéticas, 87-90, **89**
    orientações de pesquisa para, 216-218
  esquizo-, tipo bipolar, ligações genéticas, 73-74, 79-81, **89**
  relacionados a suicídio, 116-117, 124-125
  impacto de lítio sobre, 127
Transtornos da alimentação, 152
  suicídio relacionado a, 123-124
Transtornos da personalidade
  excesso de diagnóstico bipolar relacionado a, 30-32
  suicídio relacionado a, 123-124
Transtornos da personalidade do Grupo B, suicídio relacionado a, 123-124
Transtornos de ansiedade, como co-morbidade, 87-90, **89**
  em crianças, 102-103
  suicídio relacionado a, 121-122, 134-135
Transtornos do Eixo I, do DSM-III, taxa de suicídio com, 115-120
  impacto do lítio sobre, 127
Transtornos do Eixo I, DSM-III, taxas de suicídio com, 115-120
  impacto do lítio sobre, 127
Transtornos do humor
  critérios diagnósticos para, estudos de validade de, 215-217
  estudos genéticos de, 57-58, 76-77, 82-83
  recorrência de, pesquisa neurobiológica sobre, 217-219
  risco de suicídio relacionado a, 115, 120-124
    como prognosticador, 131-132, **134**
    impacto do lítio sobre, 128
Transtornos do sono
  diagnóstico de depressão baseado em, 15-17, 19-20, 44-45
  diagnóstico de mania baseado em, 28-29
  estudos de endofenótipo de, 88-90
  na disforia irritável crônica associada a antidepressivos, 171-172
  terapia comportamental para, 211-212

Transtornos psiquiátricos
   co-mórbidos, em adolescentes, 102-108
   suicídio relacionado a, 115-116, 120-2
Tratamento
   anticonvulsivantes como, 143-147, 150-155
   antidepressivos como, 161, 172-173
   antipsicóticos como, 177-181
   estabilizadores do humor como, 146-150
   orientações futuras para, 215, 225-226
      na farmacologia, 220-222
      neurobiologia e, 216-219
      pesquisa genética e, 218-221
      sobre ética e política, 224-225
      sobre qualidade de vida, 223-224
      sobre transtornos do humor, 222-223
   intervenções psicológicas como, 205, 211-212
   lítio como, 143-145
   para depressão bipolar pediátrica, 107-111
   novo, 183, 198-199
      ácidos graxos ômega-3 como, 192-194, **194**
      agonistas de dopamina como, 195-197
      dieta cetogênica como, 190-193
      eletroconvulsoterapia como, 186-188
      estimulação do nervo vago como, 189-191
      estimulação magnética transcraniana como, 187-190
      indicações para, 183-184
      metabolismo de energia cerebral e, 196-199
      mioinositol como, 193-196
      neurolépticos atípicos como, 183-187
Tratamento focalizado na família (FFT), 205, 209-210
   para depressão bipolar pediátrica, 108-109
   para prevenção de suicídio, 115-116, 132-133
Tratamento gerenciado, impacto clínico do, 224-225
Tratamento novo, 183, 198-199
   ácidos graxos ômega-3 como, 192-194, **194**
   agonistas de dopamina como, 195-197
   dieta cetogênica como, 190-193
   eletroconvulsoterapia como, 186-188
   estimulação do nervo vago como, 189-191
   estimulação magnética transcraniana como, 187-190
   indicações para, 183-184
   metabolismo de energia cerebral e, 196-199
   mioinositol como, 193-196
   neurolépticos atípicos como, 183-187
Triglicerídeos de cadeia média (MCT), dieta, 191-192
Triptofano
   depleção de, 47-50
   estudos de endofenótipo de, 88-90
Triptofano hidroxilase, 56-57
Tristeza, em crianças, 102-105, **104**
TUA (transtorno por uso de álcool), suicídio relacionado a, 116-117, 120-124

UPR (depressão maior recorrente), associações genéticas, 79-81, 87-88, **89**
Uso/dependência de nicotina, suicídio relacionado a, 122-124, 134-135

Val66met, alelo, 57-58, 74-75
Valproato, 51-52
   alvos cromossômicos de, 80-82
   olanzapina mais, 179-180
   para crianças/adolescentes, 109-110
Venlafaxina, 163-167
Ventrículos, cerebrais, estudos de neuroimagem de, 52-53
VITESSE, para análise de ligação de genoma, 78-79
VNS (estimulação do nervo vago), 189-191

WFS1, gene, 72-73
Wolfram, gene, 72-73

X-GENEHUNTER, para análise de ligação de genoma, 73-74

Ziprasidona, 186-187

Gráfica
/\ETRÓPOLE

www.graficametropole.com.br
comercial@graficametropole.com.br
tel./fax + 55 (51) 3318.6355